经方实验录

—— 全 本 ——

曹颖甫　著

姜佐景　编按

卜俊成　薛爱荣　李　宁　校注

全国百佳图书出版单位

中国中医药出版社

·北 京·

图书在版编目（CIP）数据

经方实验录/曹颖甫著；姜佐景编按；卜俊成，薛爱荣，
李宁校注. —北京：中国中医药出版社，2022.12
ISBN 978-7-5132-7788-4

Ⅰ.①经… Ⅱ.①曹… ②姜… ③卜… ④薛… ⑤李…
Ⅲ.①医案-汇编-中国-民国 Ⅳ.①R249.6

中国版本图书馆 CIP 数据核字（2022）第 163246 号

中国中医药出版社出版

北京经济技术开发区科创十三街 31 号院二区 8 号楼
邮政编码 100176
传真 010-64405721
三河市同力彩印有限公司印刷
各地新华书店经销

开本 710×1000 1/16 印张 24.75 字数 275 千字
2022 年 12 月第 1 版 2022 年 12 月第 1 次印刷
书号 ISBN 978-7-5132-7788-4

定价 88.00 元
网址 www.cptcm.com

服务热线 010-64405510
购书热线 010-89535836
维权打假 010-64405753

微信服务号 zgzyycbs
微商城网址 https://kdt.im/LIdUGr
官方微博 http://e.weibo.com/cptcm
天猫旗舰店网址 https://zgzyycbs.tmall.com

校注说明

《经方实验录》刊刻于 1937 年，记述了清末至民国年间著名经方大家曹颖甫和其弟子姜佐景等数十年运用经方治疗疾病的经验。

一、作者生平及成书

曹颖甫（1867—1938），名家达，字颖甫、尹孚，号鹏南，晚号拙巢老人，江苏江阴人，是我国近代著名中医临床大家和中医教育家。其少攻科举，后绝意科举，隐志于医，精研《伤寒论》《金匮要略》等中医典籍，学术思想专宗仲景，临床以善用经方而闻名，是经方派的重要代表人物之一。其曾任教于中医名家丁甘仁创办的上海中医专门学校，培养了众多优秀的中医工作者，近代名医秦伯未、章次公、程门雪、丁济万、严苍山、张赞臣、姜佐景等是其弟子中的杰出代表。

《经方实验录》收录的主要为曹颖甫运用经方诊治疾病的验案，由其门人姜佐景收集、整理、阐发而成。其中，姜佐景还在书中加入了自己和同门师兄弟在恩师曹颖甫的指导下运用经方治疗疾病的验案。全书共计 100 则验案，每则验案后附有曹颖甫自己诊治疾病用药的思路，以及姜佐景对曹颖甫用药的感悟和姜佐景自己运用经方的体会等。该书最终由曹颖甫审定刊刻，因为涵盖师徒运用经方的经验，以及真实记录了经方治疗疑难杂症疗效显著的病案，故名《经方实验录》。

二、版本源流及底本、校本的选择

《经方实验录》现存 1937 年 5 月大东书局初版，1947 年 5 月千顷堂书局再版，1959 年 12 月香港实用书局三版，1979 年 1 月台湾文光图书有限公司三版删减版共计四种版本。其中，该书三版及三版删减版都不同程度地删减、增加了部分内容。

为展现《经方实验录》的全貌，此次校注以 1937 年大东书局初版为底本，以再版、三版及三版删减版为校本，以《伤寒论》《金匮要略》《伤寒发微》等书为他校本，收录初版、再版的全部内容，并将三版及三版删减版增加的内容一并全部补录，最终形成《经方实验录》全本。

三、校注原则及体例

本次校注以尊重原著、尽量保持原貌为原则，主要对底本进行了标点、校勘及注释。具体如下：

1. 底本为繁体字竖排，本次整理改为简体字横排，并加以规范的现代标点符号。

2. 底本有误，据校勘依据出是非校记；底本与校本互异，义均可通，底本义胜者不出校记，校本义胜者出校记。

3. 凡底本中的异体字、俗写字、古字径改为通行简化字。通假字保留，在首见处出注，并予以书证。

4. 底本中的冷僻字予以注音，采用汉语拼音加同音字注音的方法。对费解的字和词、成语、典故等，予以训释，用浅显的文句解释其含义，力求简洁明了，避免烦琐考据。

5. 底本中的"右""左"表示"上""下"之义时，径改为"上""下"；"左"表示"男"，"右"表示"女"之义时，保持原貌。

6. 底本字形属于一般笔画之误，如"日"与"曰"，"未"与"末"等，根据文义直接改正，不出校记。

7. 底本古今意思相同但写法不同的字词，统一按照现今习惯写法修改。内容大致如下："题辞"为"题词"，"流览"为"浏览"，"辨症"为"辨证"，"全愈"为"痊愈"，"星加坡"为

"新加坡"，"覆诊"为"复诊"，"姜豆"为"豇豆"，"黄蘗"为"黄柏"，"只壳"为"枳壳"等。

8. 底本目录原分置于卷首、上卷、中卷、下卷之首，本次整理将目录重新编排并置于卷首之前。

9. 底本序言目录内为"曹颖甫先生序""章次公先生序""邵餐芝先生序"等，但正文中为"经方实验录序""章序""邵序"等，现把目录和正文统一规范为"曹颖甫先生序""章次公先生序""邵餐芝先生序"等。

10. 底本中夹注的内容，以括号另标。

11. 底本中姜佐景"按"的内容用楷体字标示。

12. 底本中第一〇案、第一一案等，按照现代数字应用规范，改为"第十案""第十一案"等。

13. 底本名为《经方实验录（第一集）》，此书刊刻后，并未再出第二集。书中《经方实验录》即指《经方实验录（第一集）》。

14. 底本上卷、中卷、下卷正文前有"江阴曹颖甫先生医案""门人瑞安姜佐景编按"，上卷、中卷、下卷末尾有"经方实验录第一集上卷终""经方实验录第一集中卷终""经方实验录第一集下卷终"，校注时删去。

15. 底本正文中穿插"江阴曹颖甫先生著《伤寒发微》《金匮发微》特价通告"，"《国医正言》月刊""北平《明日医药》杂志"发行启事等广告，校注时删去。

由于校注者水平有限，错漏之处在所难免，恳请读者批评指正。

校注者
2022 年 3 月

目 录

卷首

曹颖甫先生序

予自髫年①即喜读张隐庵②《伤寒论注》，先君子③见而慰之，以为读书之暇，倘得略通医理，是亦济世之一术也。年十六，会先君子病洞泄寒中，医者用芩、连十余剂，病益不支，汗凝若膏，肤冷若石，魂恍恍而欲飞，体摇摇而若堕，一夕数惊，去死者盖无几矣。最后，赵云泉先生来投以大剂附子理中加吴茱萸、丁香之属。甫进一剂，汗敛体温，泄止神定，累进之病乃告痊。云泉之言曰：今年太岁在辰，为湿土司天；又当长夏之令，累日阴雨，天人交困，证多寒湿；时医不读《伤寒·太阴篇》，何足与论活人方治哉！予自闻此语，然后知仲景方治果足脱人于险也。

厥后，予治举子业，辍而弗理。光绪中，赴试金陵，途中卧病。偕行者略知医方，日以藿香、佩兰进之，汗出而热不除。抵金陵，病益殆。适先表伯陈葆厚先生来同寓，诊予脉，曰：病当速愈，但累经发汗，津液已耗。因向药肆中购荷叶露三大瓶，及哀家梨④十余枚，曰：渴即饮之，饥即啖之。予从其言，半日而尽。抵暮，携药及煎粥之器及米、炭来，予睡方醒。闻

卷
首

1

---

① 髫（tiáo 条）年：幼童时期。

② 张隐庵：即张志聪，字隐庵，清初医家，钱塘（今浙江省杭州市）人，著有《素问集注》《灵枢集注》《伤寒论集注》《金匮要略集注》等。

③ 先君子：对已故父亲的尊称。

④ 哀家梨：梨的一种，相传汉秣陵哀仲家种梨，实大而味美，时人称为"哀家梨"。

药香，葆伯令侍者进一瓯，自觉满身沾渍。中夜，衣被俱湿，葆伯为予易衣被。问其方，则曰：桂枝白虎汤也。予至是全体舒畅，呼粥尽二碗，安眠达旦，非复病夫之故态矣。予至是益信经方，然以家君子期望予掇取科名，未暇尽瘁研究。

自甲辰礼闱①后，诏罢科举，家君子亦于是年弃养②。然后浏览《伤寒》《金匮》全文，予年已三十有八矣。嗣是以来，慨然兴救世之志，然其端实起于家庭：用大剂附子理中，则自先母邢太安人病洞泄始；用皂荚丸，则自母氏病但坐不眠，时吐浊痰始；用十枣汤，则自母氏病痰饮始；用甘草粉蜜汤，则自家婢病蛔厥始；用大黄牡丹汤，则自若华母潘氏病肠痈始。莫不随时取效，其应如响。然则仲景之书，岂金元四家所能窥见万一哉！所谓仁人之言，其利溥③也。

予年过五十始来上海，其间用经方取效者十常八九。顾④性疏懒，耽吟咏，于活人方治，境过情迁，略不措意，故存稿绝少。即偶焉录存，复为从游者携去。甲戌年，姜生佐景来，掇拾方案，左以解说，名之曰《经方实验录》。数载之中，裒⑤然成集。行将刊布问世，丐序于予。予笑谓姜生曰：此书一出，其于予《伤寒金匮发微》有光矣！爰本平素趋重经方颠末，拉杂书之。

丙子立秋后二日江阴曹家达序于上海寓斋

---

① 礼闱：古代科举考试之会试，因其为礼部主办，故称礼闱。
② 弃养：指父母逝世。
③ 溥（pǔ普）：广大。
④ 顾：只是。
⑤ 裒（póu抔）：聚集。

章次公①先生序

　　成之从曹师游也，于今十七年矣。师以经方治病几于数见不鲜，成之心好之，故每遇重证往往以师为法，即当时有曹派医生之目，予亦弗之辩也。盖观师方治往往如己所欲出，故于师之验案亦若不甚珍惜，窃谓取法其意足矣，安用此琐琐者？为若必汇而录之，仲景原书固自在也。

　　姜君佐景自近三年中始游师门下，乃辑师验案及己所效用之经方，解说而详述之，名曰《经方实验录》。其意适与成之相反，此何说欤？成之所以不录验案但师其意者，为一身之学术计也。今姜君广搜验案使天下人知经方之有实用者，为全国之学术计也。然则独善其身何如兼济天下之为广博哉？然后叹予向日之所见为拘墟②，不免对姜君而益滋惭恧③也。

　　　　　　　　　　　　丙子重九日同学章成之序

---

　　① 章次公：即章成之（1903—1959），字次公，号之庵，现代医家，今江苏省镇江市丹徒区人，师从丁甘仁、曹颖甫等，著有《药物学》《诊余抄》《章次公医案》等。

　　② 拘墟：亦作拘虚，比喻孤处一隅，见闻狭隘。

　　③ 惭恧（nù jù）：羞惭。

邵餐芝先生序

复古不已，终必达于本，凡事尽然。今夫长沙之术，体实而用玄，事有征验①。乃时师倒植，转尊叶、吴新学，无识猥邵欧美，盗憎主人②杂然同辞，夏璜③楚玉视同粪土，此所谓以二缶钟惑④也。可不大哀乎？

予自辛未先人患痰饮，辗转误治，以至不起。恨市医害道，始闭户单精专⑤究伤寒大论，发愤寝馈，搜购注疏，殆遍旁及诸家医案，密栗⑥比勘，稍稍出所学，为人诊病时获奇效。尝治壮夫痰厥，半夏重用至二两；治小儿吐蛔，赭石重用至二两四钱；又治小儿头面如焚而下利不止，用《金匮》麦门冬汤；治妇人血瘀，脉伏如狂，用《伤寒论》桃核承气汤；治妇人崩漏，师《内经》茹蘆乌鲗丸意，用张氏固冲汤出入损益；阳明燥结兼结胸，则任大承气合大陷胸汤；痰饮，则用苓桂术甘五味姜辛半夏汤、小青龙加石膏汤；疟，则用白虎汤加半夏；妇人病后脉弱，则用真武汤加薯蓣，其茯苓、半夏皆重至二两，石膏、薯蓣皆重至四两，附子重至五钱，服后瞑眩者达半日许。每任重剂，见者咋舌，然皆覆杯取效，余乃亟叹经方功用之神奇，岂金元诸家与夫吴下派所能梦见万一者。

---

① 征验：证据，事实根据。

② 盗憎主人：盗贼憎恨被他所盗窃的物主，比喻邪恶的人憎恨正直的人。

③ 夏璜：美玉名。

④ 二缶（fǒu 否）钟惑：弄不清缶与钟的容量，比喻弄不清普通的是非道理。

⑤ 专（zhuān 专）：专一。

⑥ 密栗：缜密。

今年春，以文字因缘得交姜子佐景，而经方大家曹公颖甫者，姜子问业师也。二人者曾为拙著《伤寒论新诠》损序。兹《经方实验录》将行世，则师案而弟子编者载之空言，固不如见诸行事之为深切著明矣。间如神志恍惚以阙上蒸热，用大承气；小儿脉微细但欲寐，舍四逆而取麻附甘草，几于入虢望色，神妙欲到秋毫之颠矣。又如肠痈病，数千年所不经见，西方医所无奈何；大陷胸证，恽铁樵疑莫能明；葶苈泻肺汤，张锡纯希见著录。此书皆历历详之，非夫黄中通理①独造幽奥者能乎？斟其淑静，味其奇侅②，可以遣东西下士之鄙，执而寻仲师坠绪③于微芒，虽达于本不难矣。其视东洞、丹波、汤本何如哉？彼徒拾掇欧美皮毛。与夫冀得为叶、吴之后世者，将皆夺魄焉。所愧者，郢人能垩其鼻端若蝇翼。吾斫之未能运斤成风，佛头着粪④，余数有讥矣。

柔兆⑤困敦⑥辜月⑦浙婺邵餐芝序

---

① 黄中通理：以黄色居中而兼有四方之色，指通晓事物的道理。

② 奇侅（gāi 该）：奇异，非常。

③ 坠绪：指行将绝灭的学说。

④ 佛头着粪：原指佛性慈善，在他头上放粪也不计较。后多比喻不好的东西放在好东西上面，玷污好的东西。

⑤ 柔兆：岁阳名之一，指太岁在丙。

⑥ 困敦：十二支中"子"的别称。

⑦ 辜月：十一月。

叶橘泉先生序

中医存废问题，在目下确尚未能解决。中医改进方针，现在可谓主张纷歧。主废弃者谓中医说理太荒谬，不合真际，此言确属实情。主保存者谓中医治疗有不可思议之实效，能补科学方法之不及，此亦不可磨灭之事实。前者谓中医治疗的功效在药而不在医，故中医当废而中药不可废；后者谓中医之学理是哲学，无在不合于科学，中西学说只须加以汇通，即是中医科学化。于是编刊物，印专著，纷纷出版，几如雨后春笋。然而一检其内容，非撷拾①陈言，即妄逞臆说，或猎取一二科学名词，硬凑五行气化、经络运气等腐说，如中学为体，西学为用，以及中西沟通等，连篇累牍，汗牛充栋之作，殊少见能差强人意者。

鄙人以为中医之治疗功效虽在于药物，然决不是各个药物单独所发挥之效力，而方剂之配合大有研究之价值。以临床之经验言，知整个之经方每能起沉疴大疾，若杂凑药物以成方剂，则治效即大减。后人妄谓古方不宜于今病，而臆造时方，此中国医学所以至元明而退化也。盖古人由体验得来之整个经方，其组织自成为一种混合的药效，故某方有某方的主治症候。如麻黄汤主治太阳病脉浮、头项强痛而恶寒之无汗脉浮紧；桂枝汤主治同类症候之有汗、脉浮缓等是也。

治中医者除深究药物之外，尤须注意经方方剂及主治症候之研究。证候者，人体因病理的变化而所显的征象也。古医之无病理学固不可讳，而证候之认识为方药治疗之相对的凭藉。

---

① 撷（zhí 直）拾：采集。

若废弃中医，而专研药物，则试问抛弃数千年经验之凭藉——根据证候而投方药（经方），而另起炉灶，迂迂远远的化验药物，那不但舍近就远，而且不易得到效果，此所以主废弃者未免流于偏激也。至于主保存者，于中西绝不可通之中，硬求汇通，牵强附会，以图整理改进，窃以为亦徒劳而少功，此所以主保存改进者之方针亟宜瞄准也。

医学重实验，欲求治验之效速而确，舍经方莫属。方剂治疗之对象是证候，欲究证候之所由来，则细胞病理之机变不可不知。推而至于生理、组织、解剖、病理、药理等，均为必修之科。鄙人承海内同志不弃，佥①以识途老马相视，纷纷来函，询以中医改进之方针，及所应读之医药书籍。或以新出医书之良劣为询，或要求介绍最精良之近代作品，书函叠积，苦不胜答。因藉报端刊启事，介绍同志所应读者，以科学的生理、解剖、病理、药理等外，中医书籍惟《药物》《方剂》《伤寒》《金匮》《千金》《外台》等经验的古方，证候治疗的学术而已。

神交姜君佐景所编之《经方实验录》，适已杀青，驰书索序。喜其以忠实之笔，述经方大家曹颖甫先生之治验，周密翔实，得未曾有。姜君更阐发其病理药理，治案有姓名与住址，复影印曹先生之原方，以真确之事实，报告最有实用之经方治验于医界。使人对于经方减去畏葸②过虑之观念，其功实不在仲景下也。此书出而果子药③敷衍塞责之时风或可稍杀，其对于改进中医前途，宁不大哉！爰书所感以应之。

时民国二十五年叶橘泉书于苏州存济医庐

---

① 佥（qiān 千）：众人，大家。

② 畏葸（xǐ 洗）：畏惧，害怕。

③ 果子药：讥称效力微弱而又香甜的药剂为"果子药"。

熊世琳先生序

近世俗医于仲景之学入之不深，对经方辄多畏避，创为辛凉轻剂以欺世盗名，乃使仲景之道郁而不彰。今佐景先生以其纵横矫健之笔，将其师曹颖甫先生平日历奏奇效诸经方为之阐幽抉奥，疏通证明，裒成一帙，颜①曰《经方实验录》，以大声疾呼于医界。

吾知是书一出，不惟可以医病，亦且可以医医，诚足以振聋发聩，羽翼仲景矣！凡治医者，尚能将是书精究而熟玩之，更进而与曹氏《伤寒发微》及《金匮发微》二书相互印证，则于治病立方必有左右逢源之乐，其津逮②后学，沾溉③医林，夫岂浅鲜哉！予受读既竟，特勉缀数语弁诸简端④，非敢云序，亦聊以赞扬于万一云尔。

　　　　　　　岁在丙子仲夏南昌熊世琳绎言拜撰于种杏医庐

---

① 颜：指题字于匾额或书籍封面上。
② 津逮：由河道渡口而到达，常比喻指引后辈做学问的途径。
③ 沾溉：沾濡浇灌，比喻恩典、德泽。
④ 弁（biàn 汴）诸简端：放在书籍的前面。

殷子正先生序

昔人有言曰："良医之功，等于良相。"此褒医之语也。而又有言曰："学书费纸，学医费人。"此贬医之词也。褒之贬之，孰言足信？余今敢立于现代医界之基石而宣告于众曰：褒之殊未必当，而贬之则近乎是也！世之人有疑吾言倾于偏激者乎？然余固滥竽医界中之一人也！且请一罄余言何如？

余自肄习医学以至开业问世，迄今凡十数寒暑。医风腐化，习俗卑趋，瓦釜雷鸣，黄钟尘覆①。不学无术者，固无足论矣。即有一二高明之士，亦常为环境所囿，未敢轻用大方，启人疑畏。而社会间好事者，复多一知半解之流，甚至医界中人亦复助长其风，逐致一方既出，众议纷纭。不曰若者寒若者热，即曰斯者轻斯者重，而对于方之意义，药之组合，既无整个之认识，复乏深层之研究，而辄狺狺②狂吠，沾沾骄喜，以致形成社会间一种"避重就轻""习非成是"之风气，医道遂于以大难，学术乃不复可问！明末大贤顾亭林③氏所著之《日知录》中曾有论医一则曰："古之时，庸医杀人；今之时，庸医不杀人亦不活人，使其人在不死不活之间，其病日深，而卒至于死……今之用药者，大抵泛杂而均停。既见之不明，而又治之不勇，病所以不能愈也。而世但以不杀人为贤……《易》曰：裕父之蛊，往见吝。奈何独取夫裕蛊者？以为其人虽死，而不出

---

① 瓦釜雷鸣，黄钟尘覆：陶锅发出雷鸣般的响声，黄钟蒙尘废弃比喻无德无才的人占据高位，有才德的人被弃不用。

② 狺狺（yínyín 吟吟）：犬吠声，比喻议论中伤之声喧嚷；争辩不休。

③ 顾亭林：即顾炎武（1613—1682），本名顾绛，字宁人，人称亭林先生，南直隶昆山（今江苏省昆山市）人，明末清初杰出的思想家。

于我之为。呜呼！此张禹之所以亡汉，李林甫之所以亡唐也！"于此足征医多庸才，或意存躲避责任者，固自古已然，第^①于今益烈耳！所谓"学医费人"之语，宁不可信？而其欺世之深，为祸之久，可胜慨哉！可胜慨哉！余既不幸置身斯境，临症疏方，轻则恨无以驱病毒，重则惜无以祛人疑，其精神之痛苦，几欲弃医而更他业。常闻余师有一诗句曰："深悔当年误学医！"余初过耳若忘，何期今日身历其境，始知此语固大堪玩味者乎？

吾兄旧曾告余一联云："儿女性情，英雄肝胆；神仙手眼，菩萨心肠。"余一闻而善之，且甚觉若用此语以绳医为最切。医界先哲孙思邈先生亦有言以勖医者曰："胆欲大而心欲小，智欲圆而行欲方。"余何人斯？讵敢妄以道义自诩？惟念医家动作，辄与病家之幸福在在攸关，稍一不慎，非徒个人之精神、物质、生命均将感受牺牲，甚至大家庭全民族亦或蒙受相当之损害。吾人倘稍具良知，又安敢轻忽？余自秉兹旨趣，献身社会以来，虽日处恶劣环境之中，固未敢一日忘其责任，以自欺欺人也！对于临床施治，辄不禁战战兢兢，时以"小心辨证，大胆处方"八字悬为座右铭。盖以小心辨证，庶可期其毋失；大胆处方，始可责其必效耳！以历年之经验言之，殊觉经方之效能，常具神妙之功绩。方既精纯，药亦锐利。倘果投之得宜，无不有绝大之收获。

以个人之方案言之：例如前五年间，曾以大青龙汤一药而愈病经两旬、医更三四之所谓"冬温"症。前年秋，又以桂枝加大黄汤治愈病八九月、日二三行之"肠澼"症。去夏间，又曾以附子汤合桂枝人参汤（桂用桂心）治愈时逾一载、日辄两次之"滑泄"症；又以桃核承气汤合排脓散治愈当脐剧痛、每便下血之"肠风"症。其余如叠以大柴胡和调胃承气汤治愈身热脘痞、胁满腹痛之"胃实"症；小建中汤合四逆散治愈中焦嘈杂、四末清冷之"脾虚"症。其类甚多，不遑缕举。凡此所述，仅就一时记忆所及而语，非敢妄以治绩自炫。盖难在用方中肯，尤难在投药负责，姑略举数例如是耳！

友好中常有以勿用重药以致惊世骇俗，而或影响业务相劝者。余曰："盛意良感！惟君非医者，似不知个中真理之所在。盖疾病之发生，乃生理之反常；药物之矫治，系利用其偏性。质言①之：则病与药之关连，正相反相成者耳！以故方药之运用，无所谓轻重；医者之胆量，亦无所谓大小。用之当，则附桂正所以生人；用之非，则参芩适用以祸世。药之功罪，固用者之功罪，何预于轻重大小之本身哉？倘明致谨慎之名，阴成委责之实，则恐恶斯甚矣，过莫大焉！君果知其中之因素乎？余今之所为，亦但行其心之所安而已！非然者，纵可徇俗求荣，盗名欺世，君又奚取？"诸友闻言，辄憬然若悟，无以难而退。

惟自顾学识浅薄，技术平庸，纵稍具袜线之长，讵敢效器小之量？既懔于"医司人命"之责，复味于"学无止境"之艰，爰自忘其愚陋，对于医学之进修，时未敢忽。最近叠于各医刊中获见颖甫大师所历试，佐景先生所编述之《经方实验录》多则，虽仅一鳞半爪，已征良将宏韬。拜读之余，不禁作"旷世一有""人间那得几回闻"之想，而自惭所学有若小巫也。

---

① 质言：如实而言。

余景仰颖甫大师之德望，固非自今日始，而于读此书后则尤甚。盖所记述之方案，无一非卓识负责，精旨独到之结晶品。以此而知大师拯救疾苦，造福病黎之灵且确，伟且著也。昔贤有言曰："独善何如兼善？"今大师不私平日宝贵之心得，而慨然由佐景先生搜集编按，著之简素，贡之社会，是则愿移独善其身之行，而扩为兼善天下之举也。大师之德，固足麟炳千秋，昭垂万世，而佐景先生赞襄发皇之力，更安得以常功衡计耶？余至愿此书一出，环宇风行，一药"正虚邪实"之医林，与夫"舆论杀人"之社会也。敢秉心香一瓣，昕夕①祷之。

今全书出版有期矣。辄不避"辞费"之嫌，而摅其所怀，抒其所感如是，其亦能免夫"着粪佛头"之讥乎？

民国二十六年元旦殷子正序于安庆

---

① 昕夕：朝暮，谓终日。

杨志一先生序

自"轻可去实"之说兴，经方遂不为人所重视，医者但求无过，避重就轻，即偶有用之者，病家亦顾而却步，竞相效尤，风靡一时，而仲景之方几成寡和之曲矣。噫！时方流行，去实验益远，欲求中医之振兴，进而与西医抗衡，安可得乎？

民国十一年，志一负笈①上海中医专校时，曹师颖甫讲授医经，兴味益然。次年秋，志一以饮食不慎，身染霍乱，吐泻肢冷，势濒于危。同学章君次公邀师来诊，投以大剂四逆汤，二剂而安，经方之神效固早已尝试之矣。问世以来，服膺②师训，悉心体验，深知功效宏而应用广者，固舍经方莫属。除四逆汤之于霍乱（虎列拉）外，如麻杏石甘汤之治喉痧（猩红热）、小青龙汤之治肺风（急性肺炎）、栀子厚朴汤之治湿温（肠窒扶斯）、大黄牡丹汤之治肠痈（盲肠炎）、十枣汤之治悬饮（肋膜炎）等，苟对症施用，靡不立竿见影，化险为夷，此其彰明较著③者也。

师著行《伤寒发微》《金匮发微》二书后，同学姜君佐景编师医案成《经方实验录》一书，复加按以伸其义，痛砭时弊，独标真谛，俾④世之以玄学相视者，亦知吾国医学确有实验可据，绝非空言所能左右；挽医林颓风，新世人耳目。然则本书之作，其价值宁可以道里⑤计哉？

丙子十二月一日拙师门下同门吉安杨志一谨序

---

① 负笈：背着书箱，指游学外地。
② 服膺：铭记在心；衷心信奉。
③ 彰明较著：指事情或道理极其明显，很容易看清。
④ 俾：使。
⑤ 道里：路程，里程。

尹逸夫先生序

曩者①肄业医校，与秦子伯未、张子雄飞、许子半龙以诗请业于颖师门下。师邃于医而娴于诗，诗源汉魏而医宗长沙。无如当时诸子皆舍医论诗，故得力于诗者多，而致力于医者少也。盖学者有大患二：急于行道者，弃经方而不敢用；好臆断者，非不知经方可贵，辄随翻数章，若有所悟，寻以卷目浩繁，难撮纲要，辍而弗读，此医道之所以常不明也。

医籍最古者，莫如《伤寒》《金匮》，而诸家笺注者又不能澈②其底蕴，而改其讹误，令读者多明昧参半之处。吾师乃不畏艰深，独殚思竭虑，潜志阐扬，治迹多以经方奏功，盖仲圣有嗣音矣。迹其心力所萃，已梓行者有《伤寒发微》《金匮发微》，其余师说验案，二十年来颇多散失。

逸夫衣食奔走，久违师训，辄用愧恧。乃姜君佐景受师亲炙③，不过在三数年间，慨然以搜集散佚诸什为责，积案若干，都为一集，附以按语，成《经方实验录》。寿之梨枣④，闻者壮之。语云：学于古训乃有获，发仲圣之秘者，吾师也；公吾师不传之秘者，姜君也。问世有期，用缀小言。而予年未四十，颓状都陈，倘吾师仍以不屑教诲也，而教诲之乎！

二十五年云南起义纪念日上虞尹逸夫识于题凤庐

---

① 曩者：以往，从前，过去。
② 澈：通。
③ 亲炙：指直接受到传授、教导。
④ 寿之梨枣：指刻版刊印书籍。

张治河先生序

姜君佐景，余千里外志同道合之交字交也。上年初，翻阅各刊，拜读其《经方实验录》，三复①之下，觉有羽翼《伤寒》《金匮》之价值。因欲窥其全豹，俾开茅塞，故不揣冒昧，上书姜君，旋蒙惠赐医案多篇，征余评语。余感姜君垂青之盛意，故亦不辞谫陋②，贡献刍言③，复蒙录登各刊。由此益加接近，遂成契友④。

最近，姜君应各地学者之请，将成书付梓，向余索序。余思姜君此举不独加惠于医林，抑可发扬国粹，推行国药，诚有益于民生之事也。现在吾国医药日渐衰颓，西洋医药大有取而代之之势，外溢之金钱不计其数。考吾国医药非不良也，其发明之早，成绩之优，药物出产之丰富，方剂组织之精密，允称世界之冠军。特因汉唐以降，五行之玄说盛行，学者竞尚空谈，凭幻想而用药，谓之"时方"。古人确具科学性质之经验良方反弃而不用，造成近代中衰之现象，良可慨也！此时若不急起复古，提倡经方，使收伟大之治绩，以挽回民众之信仰，则中医必陷灭亡，民生更不堪设想。

当知中医所以得长存至今者，不赖虚玄之学理，而在灵异之药效，为其能起沉疴比比⑤也。试问起沉疴者，果系桑菊平肝，银翘清肺，木蝴蝶、路路通、丝瓜络、荷叶筋等轻描淡写

---

① 三复：犹言三遍，谓反复诵读。
② 谫（jiǎn简）陋：浅陋。
③ 刍言：浅陋的言论。
④ 契友：意气相投的朋友。
⑤ 比比：频频，屡屡。

之果子药耶？抑系麻桂硝黄等之仲景方耶？将不辨而自明矣。今姜君抱济世之宏旨，述实验之经方，余知长沙绝学自此复兴，民生受益将永永无穷匮矣！爰不揣固陋，而为之序。

民国二十五年十二月益林张治河序

吴凝轩先生序

拙巢夫子①少事举业，精诗古文辞；中年治仲景书，批郤导窾②，精审绝伦，所处医案泰半③直录经方，绝鲜损益。以其见之真、辨之审，故方无不用，投无不中，视危难险证蔑如④也。居尝喟然叹曰：予之治医，岂故好古而远俗哉？徒以江南无正伤寒之谬说行，仲景活人之大道湮，而生民之厄运至，勉挽狂澜不得已也。顾老夫耄矣，不能复有进益尔。曹英年尚其勉旃⑤，凝轩闻命之下，窃凛然有所惧焉。

退思我国医学，以汉代为鼎盛，唐孙思邈有《千金方》传世，尤为近古。自宋以迄明清诸家，挟其偏见，各树一帜，竞以虚无渺茫之论，测脏腑实质之病，驯至⑥说理以玄妙为尚，用药主轻灵为巧，以是求愈人疾，岂不难哉？间有一二杰出之士，能秉笔注《伤寒》《金匮》，观其文，标新立异，非不动人也。无如临诊处方，又悉平淡下品意。若著书为一事，临诊又一事。不啻阳尊仲景若天人，阴畏经方若蛇蝎，自为矛盾，曷胜浩叹。

降至近年西学东渐，又有人焉不自量力，谬以陈腐不经之

---

① 拙巢夫子：即曹颖甫。
② 批郤（xì 细）导窾（kuǎn 款）：指从骨头接合处批开，无骨处则就势分解。比喻善于从关键处入手，顺利解决问题。
③ 泰半：大半，过半。
④ 蔑如：没有什么了不起。
⑤ 旃（zhān 瞻）：文言助词，相当于"之"或"之焉"。
⑥ 驯至：逐渐达到。

说与西医相搏，其被摧残拉朽，固在意中，犹曰：我能斩将搴旗①，是亦腼颜而已，曷足贵乎？盖中医之长不在乎理论而重在辨证，果能凭证用方，已可生死人而肉白骨。夫医以愈病为职者也，得此尚何他求哉？独怪仲圣以后之人，舍本逐末，浑浑噩噩，以迄今日举目中流求一砥柱，而不易覯②有之。其惟拙巢夫子乎？

夫子临诊四十年，著有《伤寒发微》《金匮发微》二书，至所处方案率多散佚，其中大案险证不可胜数，学者惜之。学长姜君佐景乃奋起以表扬师道为己任，穷数载之心力搜集编纂，卓然成《经方实验录》，凡二集。集中逐案附以按语，如抽丝如剥蕉，大能启发阅者之巧思，间亦附以己之治验，其精湛几与夫子相埒③。盖君之治医，一以夫子为法，同以实验为依归者也！夫子尝称之曰：能得我真传者，丹徒章次公之后，佐景一人而已。其能得师心有如此者。

是书在各医药杂志中发表未久，而读者赞许之函已纷至沓来。君乃徇众请先刊首集，行见问世之后，不胫而走。于是乎，经方之价值彰，而医界颓风扫。苏子不云乎：言有大而非夸者，达者信之，众人疑焉。世有能读此编者，当不以斯言为阿好④也。

　　　　民国二十五年冬月拙师门下学弟吴凝轩拜序

---

① 斩将搴（qiān千）旗：拔取敌旗，斩杀敌将。形容勇猛善战。
② 覯（gòu勾）：遇见。
③ 相埒（liè列）：相等。
④ 阿好：迎合别人的爱好。

姚世琛先生序

在医学前进的史上，演到了清朝的一页，已将古方渐渐地推翻，而递嬗①到"轻灵派"了。因为这时有叶天士先生创"温邪上受，首先犯肺，逆传心包"的学说，于是他一辈子是"轻描淡写"。这在他的大著《临证指南》上尽可看到的。

后来吴先生鞠通出世，因为崇拜叶氏的缘故，将圣人张仲景的"六经学说"暂且撇开，并很巧妙地主张利用那"三焦论治"，而成立了一部《温病条辨》。于是中国如江浙皖闽以至边远的各省，就相率地引用这些成方，师传其徒，父诏其子，因此形成一个"薄荷牛蒡"的世界！

然而这些都是叶、吴的罪戾②么？近今很有一部分人是这样抽象地固执地批评说。但是这些批评都已错误了！我们过去的一些诅咒和嘲骂，终究是太亏负了他们了！这是什么原故呢？因为那时叶先生正生长在鼓舞喧阗③的姑苏，吴先生亦悬壶于南方偏中的淮阴，所诊皆王公贵人、富贾大商。这些人却因为平时的养尊处优，贪腹纵色，稍有不适，也不过是偶然的感冒，轻微的疲劳罢了。所以风寒不需要麻、桂，至多不过荆、防、羌、独；不汗出而烦躁，用不着大青龙，仅以普通疗法取胜。遇着胸痞，正如叶氏所说："如近俗之杏、蔻、橘、桔，具流通之品可耳。"诸如此类，不胜枚举。这全是环境关系，往往自然而然。

---

① 递嬗：依次更替，逐步演变。
② 罪戾：罪恶过失。
③ 喧阗（tián 田）：喧哗，热闹。

可是，从此我们大部分神经过敏的同志，既把这个主观看得非常错误，而又养成一个颠扑不破的惯例了。积日愈久，也好像只知有这样两部"金科玉律"，而将那"宝藏待发"的圣经《伤寒论》竟就束诸高阁（或许没有看见）！

这他们的观念有五：（一）师徒互相传授，习惯使然。（二）《伤寒论》系属汉文，词简意奥，不如《指南》《条辨》比校容易批读，浅学者流，因此不愿寓目①。（三）误解叶、吴学说，一意孤行，迷惘日深。（四）因执《伤寒论》原为古来学说，不能适合现实，避之如虎狼不啻。（五）现在病家心理，大都喜轻避重，一般狡黠的医师，固此乘机取悦。就是一两个明达之士，心欲发挥《伤寒》效能，又恐遭人忌讳，相率裹足不前。此外，加之那些所谓"时方派"的大吹大擂，社会心理的逐日积压，所以遂使一部仲圣精英的读本，因此奚落得不堪闻问！我想，这倒不是叶、吴的作俑，好像还是我们误解了罢！

至于追究前人之著温病书者，也未尝把《伤寒论》丢在眼外。例如吴氏曾这样说过："是书虽谓温病而设，实能羽翼《伤寒》。若真能识得伤寒，断不至疑麻桂之法不可用……"且开篇即以桂枝论治。周禹载氏著《温热暑疫全书》也说："仲景于《伤寒论》中，温热森森具载，黄芩、白虎等汤，是其治也。后之学者，苟能引申此意，便可变化不穷，神明千载；不能细察其理，反执以为治伤寒之法，盍②思本汤既无外解之功，又无内夺之力，圣人立法，果何谓乎……"其卷一、卷二、卷三，并首述仲景正文。吴又可在其《温疫论》自述之中，又有下列

---

① 寓目：过目。
② 盍：何不。

记载："仲景以伤寒为急病，仓卒失治，多致伤生，因立论以济天下后世，用心可谓仁矣……"所以由此种种看来，他们虽然把伤寒与温病分成一条鸿沟，但其理论基础，大都仍建筑在圣人身上。其他如金元四家，以及清之论温热病者如王孟英、陈平伯、凌嘉六、薛生白、澹然子、戴麟郊、柳宝诒辈（以上诸公，限于笔者曾经见其作品而言），虽然思想各有所偏，或自狭于一家，然而他们的着眼立足之点，也可说从来没有违背《伤寒》。

再进一步说，《金匮》（前人与《伤寒论》并称。因仲圣原著《伤寒杂病论》合十六卷，《金匮》方论悉在其中，自王叔和编次，始分为二）确是一部主治杂症的矩矱①。翻开了一本普遍通行的《医方集解》，所记载的《伤寒》《金匮》的方子，几乎占了整个的十分之四。这不是圣人伟大的一个证明吗？又如自魏晋以后，虽然名贤辈出，但他们对于杂病的理论学说，实质能超出仲圣的遗训，究竟有几个呢？白虎、黄芩、承气、泻心等汤应用于我们的临床，似乎不见的时候还很少罢？周扬俊《二注玉函》自序所谓："……其间推测病由，如六淫之气，七情之感，脏腑之伤，及汤丸之补泄，气味之缓急，罔不毕备……"这真是一个确切不磨的定评啊。

我们总括来说：全是我们自己错误了！我们既不得踏进仲圣的堂奥②，又不能步趋前贤的天才，百余年来因袭着上述的因素，误解了一切的事实。因此，具有真正价值的许多宝贵的经方，也就是这样轻轻地放过了！这是多么可惜的事情呢？

但是，我们就这样任意地因循么？笔者以为，这是绝对不

① 矩矱（yuē 约）：规矩法度。
② 堂奥：厅堂和内室。喻深奥的义理；深远的意境。

能的。因为柯先生韵伯曾那样愤慨地表示过："仲景之道，至平至易；仲景之门，人人可入……"这样一个强有力的遗训，总要使无负于这个先贤的深心，这才是我们后人应尽的义务呢！所以我们应该上追圣人的典模，下尽各个的苦心，将《伤寒》整理成一有系统而具有科学化的学说，使整个有一个共同进取的标的。一方面要发挥经方的效能，使前面所说的那些人知道经方的功用，因而引起了他们研究经方的兴趣；使他们渐渐步入圣人的阶梯，造成了"家弦户诵"的习惯，革除了从前一切的积弊。俾人人知道麻黄桂枝之不宜避忌，青龙、白虎之亟应取用，慢慢地走入"改进"的道路上来，这的确是未来的中医界一件唯一而伟大的工作呀！

江阴曹颖甫先生是海上的名医，这是谁都知道的。他生平工诗词，而又长于丹青。对于医学的研究，则一宗圣人的遗法，一往直前，绝无旁顾。四十年来，以经方治愈的病人，我们正不知如何可以胜数！真可说是近代一个纯粹的"经方家"了。他先后有《伤寒发微》《金匮发微》两书问世，前者是演述《伤寒论》深层的意义，可以看作整理完成的某一部分；后者乃参入了他的治验，并附列了许多新的收获。例如申明一物瓜蒂汤的所以疗治太阳中暍，瓜蒂绝不具有吐下的力量，不过使病者微汗即愈。别怀深识，诚能一扫前人的陈说（笔者按：《本经》与《心典》均言能吐能下；《衍义》虽明知水行皮中，而皮中者属表，惜仍随文敷义，而含糊曲解者正复如此）。他如言甘草粉蜜汤之粉为铅粉，不落赵以德注胡粉之窠臼；蒲灰散之蒲为大叶菖蒲，一改尤在泾言香蒲之旧例；蜘蛛散之蜘蛛并无毒（诸家大都谓有毒），可以治狐疝之如神；蛇床子散本治阴中痒（蛇床子原具杀菌之功效，所以笔者常疑蛇床子散条的

"寒"字或为"痒"字所错误；而"温"字作一"熏"字或"洗"字解，庶几于症方皆符合）而温阴寒之坐药，当是吴茱萸蜀椒丸；等等。这样在发挥经方的功效外，实在又具有一些深切的创造工夫了。

不过先生为性很孤僻，往往视记录学验为不屑为。是以除这两部"前侔①古人，后启来兹"的著述外，要求先生实录的人，这就很是难能的事情了。所好现在先生的高足姜先生佐景氏，以数年来侍诊余闲的光阴，把先生平日的方案和学验，陆续地裒成了一帧，名之为《经方实验录》。于是从前大家所希冀所仰望的问题，将给我们一个圆满的解决！

但是，这其间决不是曹先生单纯的学验和方案。因为除曹先生的学说将永远留给后人仰慕外，姜君曾鼓起了他的"纵横矫健"之大笔，那样很详确地敏捷地加入他的"按语"了。而这"按语"也决不是肤浅平凡的"附作"，试看在本书未出版前发表于各大刊物的一部，是怎样的令人钦佩呢？例如桂枝汤证其四按内，他对于桂枝汤之研究，解释桂枝汤和他条白虎汤、桂枝白虎汤、大陷胸汤等的真际之药理，是多么的简括而透澈，多么的耐人寻味啊！他如详述服药后之反应，使读者见之可获知"左右逢源，触类旁通"之妙处，以及对事实能旁敲而侧击，对说理能反复以推详，这样使曹先生的深理与奥义，益发跃然于吾人之目前，其功岂下于柯氏之阐发圣意而成为《来苏集》，尤氏之注疏《金匮》而作成《心典》吗？

总之，我们对于本书要有深层之认识，进而精究于曹氏之前著。我们要无负于古人之劘②心，要无负于曹先生之渊博，

---

① 侔（móu 谋）：相等，齐。
② 劘（mó 摩）：砺，磨。

要无负于姜君之精探。希望继本书而行世的关于进窥经方之医籍，要不断地表见①着，这是有期于现在和未来的同志的！

一九三六年岁暮东皋后学姚世琛于病中叙

① 表见：记述，记载。

中华国医学会题词

题为姜佐景先生编纂曹颖甫《经方实验录》

意沦功深

中华国医学会

朝鲜桂山医学研究所题词

真理不灭

朝鲜桂山医学研究所

张怀霖先生题词

丙子冬月集仲圣句奉题佐景道长编按曹颖甫夫子临证医案

留神医药，精究方术；上以疗君亲之疾，下以救贫贱之厄，中以保身长全；乃勤求古训，博采众方，并平脉辨证，尽愈诸病；自非才高识妙，岂能探其理致哉！

吴门后学张怀霖

范灵昭先生题词

轩岐嗟不作，吾道日以差。伪医充市井，居然多名家。出入富贵门，鲜衣乘高车。发汗辄豆卷，驱风惟菊花。治病若儿戏，误人宁有涯。目击滋心伤，无计克群邪。拙巢曹夫子，词章有声华。余事及刀圭，宗法张长沙。《伤寒》《金匮》书，钻研兴偏赊。大剂起沉疴，美誉赢交加。名作登梨枣，精严无疵瑕。一编堪寿世，独以经方夸。

岁在丙子十二月常熟晚学范麟灵昭未是稿

杨医亚先生题词

颖甫先生雅鉴

阐发秘奥

杨医亚题

宋永祥先生题词

佐景先生伟辑

证治模范

如皋宋永祥拜题

汪剑嵩先生题词

《经方实验录》出版

事实胜于雄辩

汪剑嵩题赠

谢敏言先生题词[①]

仲景医师宏著《经方实验录》三版问世纪念

悬壶三十载，美誉早宏扬。书得南阳秘，学追莘野长。

驻颜传妙药，起废缵经方。良相功同论，苍松晚傲霜。

湘阴谢敏言敬题

---

① 谢敏言先生题词：此篇为《经方实验录》（第三版）新增，今依1979年台湾文光图书有限公司出版的《经方实验录》（第三版）删减本补录。

本书读者评语之一斑

曹炳章先生自绍城来函云："令业师曹颖甫先生经方医案，经先生条注发明，曹公学说博古通今，弟甚钦佩。再加先生新的理解，更增色彩。际此国医改进时期，此书一出，定卜不胫而走，全国欢迎。弟虽老眼昏花，亦欲一新耳目。"

田载五先生自南通来函云："《经方实验录》一书，各方同仁盛称其能开茅塞，其内容之可观，定当如韶乐之尽美又尽善。而欲登长沙之室者，犹虑无阶梯乎？不佞①竟不觉悠然神往，欲此大作到手，几同'朝闻道，夕死可之'慨焉！"

言金声先生自吴县来函云："颖大师诚今世之国手，仲圣之功臣也。一生验案不可胜数，先生详细论注，使阅者于临证得莫大利益。一似面受师训，而病者少冤屈之事；挽颓风于既倒，发古今之奇观……"

刘康宁先生自四川广安县来函云："仆最喜读《伤寒》《金匮》，以故备其注释不同者，无虑十数部，然皆对于经方无详明确切之正解。其他医案方书又非采用经方，何由阐明？本论前于《光华志》获见大著，极为钦佩。曾托该社代购，苦不得；拟逐案抄录，又苦残缺不全。今闻发行之讯，不禁欢喜欲狂。"

吴匊方先生自江西景德镇来函云："尊录出版在即，不胜欣盼，欲窥全豹，已形梦寐。"

涂用之先生自四川乐至县来函云："贵录用方神妙，非常人所及，向欲读此书而不可得。"

---

① 不佞：谦辞，犹言不才。

张惠臣先生自无锡来函云：“布刻医书不可有错字，一字之误，性命系之。××医书竟不可读，此不仅张之洞呵为靡费已也。”（佐景按：谨拜命）

李翰卿先生自太原来函云：“本书须力求普及，庶于中医前途，有莫大之希望。”

孟聘卿先生自山东长山来函云：“杰作启迪后学，嘉惠来兹，实非浅鲜。”

秦绍先生自山西宁武来函云：“读《经方实验录》，钦佩之至。其中片玉零珠，殊切实用。”

顾也白先生自嘉兴来函云：“仆在各志拜读大作，诚觉各案丝丝入扣，打破苏派医生轻淡之恶习。然仅窥一鳞半爪，未获全豹为憾。今悉问世，不胜雀跃，此后医界皆可斗胆使用经方。拙巢先生不啻今之仲圣，岂过誉哉？”

王聚璠先生自龙游来函云：“尊编按《经方实验录》，确甚佳良，弟喜研读。至希印行，俾经方大著于世，幸孰甚耶！”

杨正新先生自太原来函云：“尊录乃空前绝后之巨作。”

姜白鸥先生自金山来函云：“拜读拙巢大师医案，恒令人悠然神往，而恨不能一觌芝颜得列门墙……大论之与大著，不啻锁之与镏①也。”

陈泽东先生自天津来函云：“贵师曹颖甫先生大作甚高，佩服之至。”

熊世琳先生自南昌来函云：“《发微》二书以至犀利之笔，达至幽隐之理，读之有并剪哀梨之爽，诚足使人叹羡于无已也……《经方实验录》如有余册，希觌我全份，以开茅塞。”

---

① 镏（lún 伦）：金。

吕图南先生自广州来函云："尝读先生验案及颖甫先生之《发微》，医论宏深，发前人之所未发。"

黄申如先生自福州来函云："闻贵籍出版，不胜欢喜。夫经方为诸方之祖，并于案后作按，尤为难得。"

柳剑冰先生自如皋来函云："阅《经方实验录》桂枝汤证及道长伟论，足使后学欣羡无已。家师黄星楼先生亦极赞扬大著能阐发仲圣精义，使后之学者能信用古方，有功医林，实非浅鲜，后学亟欲窥其全豹。"

王骋贤先生自贵阳来函云："曹师二书发古人所未发，昌明仲圣心法，不胜纫服。兹承先生收集曹师医案，嘉惠医林。"

林竹亭先生自山东文登来函云："各医志载有盛誉多日，各地渴望出版之贵录。"

张照鳞先生自山西平遥来函云："鄙人对经方主张尤力，希望贵录以便利经济为主旨。"

丁涤烦先生自奉贤来函云："曹老先生医案，前曾于舍表妹曹三省处抄得。王慎轩先生当时侍诊所录各案，读之更晓经方效验之神，且向往曹先生无限也。兹闻阁下加按诠释，俾同嗜者得窥全豹，无任①欣幸式样，宜保存古色古香。"

王学海先生自广州来函云："每阅曹公经方大著，茅塞顿开，获益良多。"

刘俊英先生自广东兴宁来函云："年来遍观各志，多见先生之创作，相信可为拙老之亚。"

许寿平先生自青浦章练塘来函云："弟之愿任《经方实验录》校勘，实为钦仰颖老先生暨阁下之学问文章，并欲为我国

---

① 无任：非常，十分。

医界尽一分义务。"（佐景谨按：许先生精研小学，且邃于医理，本书承宠赐校勘，实大幸也。谨先谢谢！）

邵餐芝先生自兰溪来函云："细读《经方实验录》，案案名贵。如此名著，请早日刊出。海内讲经方者，不过数人。兄能如此，为吾党放异彩，快慰之至。"

汪剑嵩先生自杭州来函云："见《经方实验录》，虽经方是旧货，而能引人入胜，证以事实，殊足可贵。吾读《伤寒》《金匮》《千金》《外台》，心虽有得，终不若如此丰富。俗谓'做到老，学不了①'，则吾侪②对于此类刊物，益当重视。"

姜白鸥先生自金山来函云："仆读《经方实验录》，虽所见不过一二则，已使仆爱不忍释。大师宗师仲景，此编一出，并世③医案，将有愧色。"

黎天如先生自新加坡来函云："弟为南洋华侨，素喜研究中医中药，惜无善本参考，以偿素愿。偶阅《经方实验录》悬饮一案，内容丰富，述病之情，如画如绘，论证之确，水浅沙明，洵后学之良规，亦医学中之暗室明灯也。"

林民治先生自檀香山来函云："读颖甫先生之《伤寒发微》《金匮发微》，发挥精义，词简义赅，捧诵之下，获益殊多。而先生新发表之《经方实验录》，贡献医林，诚非浅鲜，确为医者临证之导师。"

王一如先生自汕头莲阳来函云："接读样本，深佩先生心存医世，不以师传验法私自珍秘，为之演绎注释，其嘉惠来学，

---

① 做到老，学不了：古人常谓："学到老，做到老；学不了，做不好。"
② 侪（chái 柴）：辈，类。
③ 并世：同时代。

诚非鲜觌①。仆于斯道，研求颇酷，综览近贤著作，如曹先生之胆识湛深、学验丰足者，殊不多觌。而先生复以新知沟通，虽样本寥寥数则，深知全书价值之伟大，当世莫及。"

杨卓寅先生自南昌罗家塘来函云："先生此次汇集拙师医案，公诸于世，其嘉惠于医林，殊非浅觌。岂仅经方之效验得以永存而不堕？即我国医之学术亦得从斯而光辉。先生固拙师之高足，亦仲师之功臣，而实为吾道复兴之健将也。鄙人自束发受书以来，即有志于斯道。平日对于经方，颇生兴趣。每欲将师友所用经方治验汇而录之，以资揣摩。今先生先我而行之，其节我脑力者良多，雀跃何似？"

吴作元先生自江西大庚来函云："奉读台按拙巢先生《经方实验录》，增益我之雄心不少，向来不敢轻用之方，今屡次依证用去，觉收效之速，有难言喻之妙。初集若已出版，希将后集赶即付印，以满足所望。一集如已出版，勿俟延至月底，因弟现在立候书到，以免时时形诸梦寐。"

宋希仁先生自建瓯来函云："昨接读尊编颖甫先生《经方实验录》样本，具见大家风范，卓然不群。而先生又不欲私其所好，将其学扬诸海内，以坚后学对于经方之信用。仁心仁德，至为钦佩。"

胡健公先生自北平来函云："从各医学杂志上得窥尊师曹颖甫先生之医案，觉启发我人之智慧不少，如去秋曾治一盲肠炎，而效亦得之于《经方实验录》。请早日将该书由邮寄下，俾得窥全豹，不胜盼祷之至。"

李奇山先生自甬绍线来函云："《经方实验录》内容佳极，

① 觌（xiǎn 显）：少，罕。

出刊后必可风行一世。价目亦必须减轻至最少限度，庶贫寒者亦可勉力购买。"

王世雄先生自武昌来函云："医道骎①微，经方日晦。先生从事于《经方实验录》之编著，将来出版，允为时医之迷津一筏、暗室一灯，价重千金，可预卜也。既承征求印刷设计，敢陈敝意如下：一、价廉；二、质朴；三、序次明晰；四、校订精确。能备此四者足已。"

汪浩权先生自上海西南乡来函云："尊著《经方实验录》一稿引用古说，说理详明，确为中医临床实验最完善之本。"

李春熙先生自淮阴来函云："尊辑《经方实验录》，允称佳作。近世不讲伤寒者多矣，此集之出，询为仲景功臣，将使《伤寒》经方人人得放胆用之，但得脉证相合，方方皆有起死回生之效，其功可不伟哉！"

扈大中先生自广州来函云："《经方实验录》另有新发明，实于医学大放光明。望先生能出二集、三集，以导后学。"

佐景按： 叠奉各地读者惠函数百通，谬承奖饰，愧不敢当，略揭于此，藉示全国同人，对于经方之旨趣云尔。

---

① 骎（qīn 侵）：逐渐。

张仲景事状考

章太炎

林亿《伤寒论·序》，引甘伯宗《名医录》：张仲景，名机，南阳人，举孝廉，官至长沙太守。始受术于同郡张伯祖，时人言识用精微过其师。

《太平御览·七百二十二》引《何颙①别传》：同郡张仲景总角②造颙，颙谓曰：君用思精而韵不高，后将为良医。卒如其言。颙先识独觉，言无虚发。王仲宣年十七，常遇仲景。仲景曰：君有病，宜服五石汤。不治且成，后年三十当眉落。仲宣以其贳③长也，远不治也。后至三十，病果成，竟眉落，其精如此。仲景之方术，今传于世。

皇甫谧《甲乙经·序》：仲景见侍中王仲宣时，年二十余。谓曰：君有病，四十当落眉，眉落半年而死。令服五石汤可免，仲宣嫌其言忤，受汤勿服。居三日，见仲宣。谓曰：服汤否？仲宣曰：已服。仲景曰：色候固非服汤之诊，君何轻命也？仲宣犹不言。后二十年，果然眉落，后一百八十七日而死，终如其言。此事虽扁鹊、仓公无以加也。仲景论广《伊尹汤液》为数十卷，用之多验。

《抱朴子·至理篇》：仲景穿胸以纳赤饼。

案：何颙在《后汉书·党锢传》：南阳襄乡人。《别传》言

---

① 何颙（yóng 鳎）：字伯求，东汉末年名士，南阳襄乡（今湖北省枣阳市）人。
② 总角：童年时期，幼年。
③ 贳（shì 世）：宽纵。

同郡张仲景，则《名医录》称仲景南阳人信矣。颙于郭泰、贾彪为后进，而能先识曹操、荀彧。仲景与操、彧殆行辈相若者也。颙《别传》载王仲宣年与《甲乙经·序》不同。寻《魏志·王粲传》：建安二十一年，从征吴；二十二年道病卒，时年四十一。然则《甲乙经·序》称年四十眉落，后一百八十七日而死。视何颙《别传》为得实。

仲宣终于建安二十二年，前二十年遇仲景，时建安二年也。《魏志》：粲年十七，以西京扰乱，乃之荆州依刘表。仲景生南阳，仕为长沙太守。南阳、长沙，皆荆州部，故得与仲宣相遇。然据《刘表传》及《英雄记》：长沙太守南阳张羡叛表，表围之，连年不下。羡病死，长沙复立其子怿，表遂攻并怿。《桓阶传》：太祖与袁绍相拒于官渡，表举州以应绍，长沙太守张羡举长沙及旁三郡拒表，则建安四五年间事也。羡父子相继据长沙，仲景不得为其太守。意者先在荆州，与仲宣遇。表既并怿，仲景始以表命官其地，则宜在建安七年后矣。南阳张氏，自廷尉释之以来，世为甲族，故《广韵》列张氏十四望。南阳次于清河，仲景自序，亦称宗族素多。其与羡、怿或为一宗，表亦无所忌。观《桓阶》说羡拒表，城陷自匿，表尚辟为从事祭酒，则于张氏同族，愈无嫌恨可知也。

何颙常与王允谋诛董卓，未遂而卒。计卒时未笃老，仲景则为其所奖进者。自序称建安纪年以来，犹未十稔，是在建安七八年中，《伤寒论》于是始作。上与何颙相校，其时不过中身也。

《抱朴》称仲景穿胸以纳赤饼，其绝技乃与元化①相类，而法不传。魏晋间人，多以元化、仲景并称，其术之工相似也。计元化长于仲景，盖数十岁，何以明之？《魏志·华佗传》：时人以为年且百岁，而貌有壮容，为太祖所收。荀彧请舍宥②之。太祖曰：不忧，天下当无此鼠辈邪。遂考竟佗。或以建安十七年死，元化死复在其前，而年且近百岁。其视仲景，盖三四十年以长。然两人始终无会聚事，穿胸之术，亦不自元化得之。《抱朴·至理篇》：淳于能解颅以理脑，元化能剖腹以浣胃。此则仓公已有剖治之术，仲景、元化盖并得其传者也。

元化临死出一卷书与狱吏曰：此可以活人。孙奇以为即《金匮要略》，亦无据。寻《抱朴·杂应篇》：余见戴霸、华佗所集《金匮绿囊》，崔中书《黄素方》及《百家杂方》，五百许卷。明元化书亦称《金匮》，奇乃误以仲景相传耳。仲景处荆州，元化谯人，踪迹多在彭城、广陵间，故两人终身不相遇。且《甲乙经·序》称华佗性恶矜技，焉肯谓他人书能活人也？仲景在《后汉书》《三国志》皆无传。《史通·人物篇》曰：当三国异朝，两晋殊宅。若元化、仲景，时才重于许洛；何桢、许询，文雅高于扬豫，而陈寿《国志》、王隐《晋书》，广列诸传，遗此不编。今谓仲景事何颙，依刘表，交王粲，所与游皆名士，疑其言行可称者众，不徒以医术著也。

佐景按： 今日我国有医学足言者，以存《伤寒论》及《金匮要略》故也。二书原或合为一编，名曰《伤寒杂病论》，合

---

① 元化：即华佗（约公元 145 年—208 年），名旉，字元化，汉末沛国谯（今安徽省亳州市）人，东汉末医学家，与董奉、张仲景并称为"建安三神医"。

② 宥（yòu 右）：宽容，饶恕，原谅。

十六卷，为东汉长沙太守张氏仲景撰述，经晋太医令王叔和编次，自晋下迄隋唐或显或晦，其传不一。又有合二书改称《金匮玉函经》者，其中条目较今世所传二书为多，其为后人增益或传写遗脱，皆不可知。

唐真人孙思邈谓江南诸师秘仲景伤寒方法不传，及其晚年著《千金翼方》时，始获见《伤寒论》。至《金匮要略》，传为宋翰林学士王洙从馆阁蠹简中录出。二书先后获显，医道赖以不坠。盖张氏工于治疗，尤精经方，所著论若干篇，其文辞简古奥雅，古今治医者，未有能出其右者也。

宋臣林亿等本晋皇甫谧序《甲乙针经》之旨，称仲景本伊尹之法。伊尹本神农之经，得不谓祖述，大圣人之意乎！故历代尊张氏为医中之圣。惜《后汉书》无张氏传，清元和陆氏九芝博采群籍为之补作，近贤黄氏竹斋又撰《医圣张仲景传》，悉当参读。而章氏所撰本篇尤精，故特录于此，以树楷模而资景仰云。

医圣张仲景赞

汉传灵素，绍述轩岐。书虽非古，结精覃思。强合五行，实惟骈枝。张氏有作，辨析纯疵。责实道明，无取玄之。十有六卷，方案昭垂。以决死生，若蓍与龟。以济生命，化险而夷。卓哉南阳，为万世师。

后学曹家达撰

曹颖甫先生小传

姜佐景

先生，江阴人，名家达，字颖甫，别号拙巢老人。擅文学，工诗词，各种著作颇多。其已出版者，有《汉乐府评注》《诸子精华录》《梅花诗集》各若干卷。然先生笃好医学，著有《伤寒发微》《金匮发微》两书，尤为平生精心绝诣之作，足以长留天地间，而千古不朽者也。

方先生十二龄时，读张隐庵注《伤寒论》，觉其文字奥衍，悠然神往。越年，研习阳明一篇。适邻有老妪，卧病缠绵，更医者屡，久不得效。先生试诊之，脉实，大便多日未行，腹胀而拒按。曰：此大承气汤证也。斗胆投之，功如桴鼓①。乃叹曰：仲圣之方，若是其神哉！越二年，先生之尊人病下利，势几殆矣。延老医赵云泉先生投四逆、理中辈起之。后十一年，先生赴南京应秋试，病寒热濒于危。幸遇姻丈②陈葆厚先生，用白虎加桂枝汤，获庆更生。自是先生于仲景书，识解益深，信仰益坚，而寝馈不释卷矣。

嗣丁甘仁先生创中医专门学校于沪上，又广设施诊给药之善堂于城内外，乃聘先生主教务，兼主同仁辅元堂医务。一时四方学子负笈来归者济济如也，而贫者病者皆庆幸歌颂。岁月不居，时先生年近六十矣。课余诊暇，二老乃互研医学之奥旨，阐扬历圣之功绩，而技以益精。其时从先生游者，多能以经方大剂，起沉疴，愈废疾，时人有曹派之目，章氏次公则其尤著

---

① 桴（fú 浮）鼓：鼓槌与鼓，比喻相应迅速。

② 姻丈：对姻亲长辈的尊称。

者也。自丁翁作古，先生眷念故人，郁郁寡欢，乃专志闭户著书，讲经授徒。或以诗请益，或以医求教，先后出先生门下者，毋虑数百人，今皆为超群拔俗之士。

夫悬壶海上，岂易事哉？以海上之人好浮夸而无定识，畏瞑眩而喜淡药。见有医者焉，居高堂华屋，御轻裘汽车，声价之高，非质不允命驾；执业之繁，虽昏不临病家。众曰：此名医也。群聚而归之，不遑计其诊费之昂焉。及名医至，则曰：我虚，不胜攻，请用补。名医不获已，疏淡药以与之，众誉为稳妥，而病人之迁移转变不知也。若先生则俭朴自安，恬淡自守，急人之急，忧人之忧。有来乞诊者，不为风雪阻。及临诊，则曰：此易耳，一剂而愈之。而其人以为病本轻，初可勿药矣，于是先生之道不盛行。不第①是也，海上之人好尤人。及病之不起，乃延谙律法者讼医于官。官转询于医会。医会曰：此药不能伤生，伤其生者病也，于是医无罪。

呜呼！医乃仁人之术，原具割股之心。设天不延其人之寿，医复有何力以胜天耶？与其求胜天以受谤，毋宁但顺天以保身。卒也时尚所趋，淡药风行。伊谁之过？吾不暇细辨，吾但知先生则不肯随俗俯仰也。盖先生之临险证也，明知其难治，犹必殚精竭虑，为之立方而后安。曰：毋有方而不用，宁不效而受谤。又曰：必求其生而不可得，则死者与我皆无遗憾也。卒也赖以生者多，而出怨谤者鲜。然而先生之道不盛行也如故，抑亦奇矣！傥所谓阳春白雪，曲高和寡者耶？昔柯氏韵伯在世之日，绝无籍籍大名。后人读《来苏集》一书，方知其为仲圣功臣。近贤章氏太炎在日，且欲搜集其遗著，以传来兹。然则当

---

① 不第：不但。

日之卑论侪俗者，何损柯氏毫末哉？故吾于先生亦云。

今岁丙子，适值先生七秩诞辰。诸弟子假广益中医院，为先生称觞①。王氏一亭致贺联云："广恻隐心仁者寿，有布施德福无疆。"信乎哉！先生哲嗣湘人，能传衣钵，女公子昭华、若华，均深精医理云。

---

① 称觞：举杯祝酒。

曹颖甫先生近影

曹颖甫先生方笺

曹颖甫先生亲笔方笺之一

曹颖甫先生亲笔方笺之二

曹颖甫先生亲笔方笺之三

曹颖甫先生亲笔方笺之四

曹颖甫先生亲笔方笺之五

曹颖甫先生亲笔方笺之六

曹颖甫先生亲笔方笺之七

曹颖甫先生亲笔方笺之八

曹颖甫先生亲笔方笺之九

曹颖甫先生亲笔方笺之十

曹颖甫先生亲笔方笺之十一

曹颖甫先生亲笔方笺之十二

中医中药治愈盲肠炎之铁证

　　上函具名者陈浩先生，供职于上海枫林桥市政府地政局。函内所述其三公子国桢曾一度患盲肠炎者，现肄业于上海城内一粟街尚文小学六年级。病情及方药悉详载本书七十九案按语中，观此足证中医中药能治本病。姑表出之，以供病家之参考。至肋膜炎、肺炎等种种病证，本书中悉有治验，希阅者察之。

　　　　　　　　　　　　　　　　佐景志　二十六年三月

编按者自序

佐景既稍稍知医，目睹世人疾苦，辗转床席，世之医者，曾莫能识。有大医焉，隐于市，能愈废疾、起沉疴，而人反莫之知。又因中西医论战之亟，而中医学之真髓，竟莫能道之。不禁心怀悲愤，作《经方实验录》，以告当代之治医者，并以告当代之延医者。

丁丑孟春瑞安姜佐景志

三版校后记①

民国二十六年春，本录第一集在上海发行预约。当时全国读者，远自四川、两广、南洋，纷函约订，计在千部以上。是年下出版，寄递预约书甫毕，淞沪战事爆发。国内交通逐渐阻梗，佐景急回浙江原籍，本书行销遂告停顿。

三十六年秋，值抗战胜利之后，时局安定，初版经已无存。乃到沪再版，交由千顷堂总售。曾几何时，国内变乱复作，又阻挠是书之推行，深觉遗憾。

三十八年冬，佐景自大陆迁台，设诊所于基隆，并尝分诊于台北。终日碌碌，与病家周旋，兼理乐标药丸业务。十数年如一日，竟少暇咎，顾及本录之重刊，良用惭恶。

近数年来，政府维护国粹医药，而吾医药界先进亦多能励精奋发，埋首钻研。先是由胡筱川同道等之请愿，立法院筹设中医学校及中医研究机构之决议。旋见国立中国医药研究所之创设，由李焕燊博士主持，发行《中国医药》月刊，登高一呼，多方响应。继有中国医药学院之开办，培植新进人才，济济如也。

团体方面，有中华民国中医药学会之创立，先后由赖少魂、陈九如两同道领导，今支会分设各市，并发行中药医刊物。由张百塘同道董其事，又与中国针灸学会合办针灸研究班，由修养斋曹成章、黄维三、魏章坦、崔杰诸同道指导。嗣台北市针灸学会主办中国针灸研究班，系吴惠平理事长、陈一清班主任

---

① 三版校后记：今依1979年台湾文光图书有限公司出版的《经方实验录》（第三版）删减本补录。

主持。学术交辉，成绩斐然。至职业团体之计划辉煌，更无论矣。

若私人方面，如陈继文同道连续举办中医讲座，并手著《伤寒》《金匮》新释，及《处方指南》三种，眼光独到，毅力堪佩。奚复一同道创办《医界春秋》月刊，按期出版，精彩绝伦，兼著治癌症，治鼻炎诸书，立说清新，不同凡响。又有《癌症治疗之研究》一书，为赵峰樵先生著，中西互通，并创制丸散膏丹验方特多，诚佳作也。谢涤庸同道编辑《中国医药复兴实录》，及《中医药教育问题》各一册，源源本本，发人深省。黄维三同道著风湿病专书，着重针灸，允称独步。

至专研中国药物者，有许鸿源、邢奇、许乔木、甘伟松、于立忠诸先生，各编专著，分本单行。又有林枫庵同道自办医院，实行中药提炼，审定地方病名，不愧为吾道之佼佼者。近中国医药研究所更出版书刊多种，内有《难经提要》一册，系严宾杜老医师作，斲轮老手①，的是不凡。其他同业各出心得，名作如麻，不胜阐述。顿令吾固有之医药学术呈蓬勃之气象，信可喜也。

适香港医药书局航函相告，略称《经方实验录》素在南洋各地广获读者赞誉，惜缺书已久，急宜续刊，以副诸方殷望。佐景不敏，忝居医界之列，乃不敢长此藏拙。爰假方汉城同道所藏本录原书一部，重付排印。倘问世之后，稍可助吾中医学术复兴之气氛，俾克宣扬古圣之伟绩，更慰吾先师曹公在天之灵，是所馨香祷祝者矣。三版校竟，随笔记之。

一九五九年十二月姜佐景志

① 斲（zhuó 卓）轮老手：斫木制造车轮，指经验丰富，水平高超的人。

凡 例

一、本书以吾师曹颖甫先生之医案、医话为主,此乃吾师四十年治医之结晶。附以编按者之医案笔记为辅,虽细流莫益大海,而吾师弟之学一脉相承,两可贯通,傥免续貂之讥乎!

二、本书将医案、医话混合编制,在体裁上别树一格,但两者均以不离经方之实验为主。

三、本书以经方为经,以实验为纬,以理论为花纹。经方求其纯,实验求其真,而理论求其新。

四、吾师弟二人对于医学理论之见解,间有不同之处。例如,吾师主"不弃营卫",而编按者则主"不恋营卫"是也。好在经纬不改,纵花纹稍异不妨任之。

五、本书中每案之成必请吾师批阅一过,师直书批语于其后,凡起首见"曹颖甫曰"四字者即是。

六、案后间见"拙巢注"三字者,乃当日临床时,吾师之自注也。

七、本书首揭"融温热于伤寒"之旗帜,冀自此了却伤寒温热之纷争,知我罪我在所不计。

八、本书每案按语内容,窃不喜重复,或述服后之瞑眩,或叙证情之传变,或释解经文奥旨,或检讨煎服古法,或发为疑问以辟钻研之途,或略道笑语用舒沉闷之思,错综陆离,似无定局,还盼读者触类旁通,别求会意,慎毋拘泥于此可也。

九、仲圣原书间言服药瞑眩之象,如"覆取微似汗""服汤已渴者""得快利""新血下如豚肝""有脓当下""大便当如漆""当大便出宿食恶物""黄从小便去"之类,均是惟文简而约，后人每不经意。本书于此种反应现象记载独详，使医者知所预防，病家免却惊疑。

十、本书关于病情之记载，力求详尽真切，使读者恍如身临其境。逢险证死证之终于不治者，亦悉从实写出，一洗前人著书恒喜粉饰之陋习。

十一、本书对于"证"字极为着重。惟当知仲圣之所谓证，并非如一般中医误解之所谓证，更非西医所谓对症疗法之症。

十二、本书对于"方"同样重视。每一主方之前身后影、旁形侧观，必详尽描写，俾学者知方与方间之连锁关系，于是进则能攻，退则能守。

十三、本书对于药量之重轻，不遗纤微，使医者临诊有所依据。不似前贤之医案，每有方而无量，或竟有法而无方，徒令后人多揣测之苦。

十四、本书本"知之为知之，不知为不知"之义，述其所知，表其所不知，故鲜模棱两可之语，更无颟顸①自欺之句。

十五、本书为求趋重通俗，使一般病家可以阅读、参考起见，故对于中医学中之玄说类多避免，非谓其尽属不经之谈也。

十六、本书之讲解，由浅入深，由简而繁，俾学者易于领会，时或用归纳法，时或用演绎法，俾学者易于推寻。故本书之论述，乃有系统中无系统，无系统中有系统。

十七、前贤著书传后，启迪来者，厥功无穷，吾人绝对敬仰。惟为讨论学术、研究真理起见，乃不能不略辨其是非，彰其功过。所敢自信者，此中毫无对人之私见也。

---

① 颟顸（mānhān）：糊涂而马虎。

十八、编按者对于西医及中医之时方派，敬抱他山攻错之旨，决不效兄弟阋墙之争。故本书逢关于西医及时方派之记载，绝对根据事实，毫无歧视之意。

十九、日本皇汉医家研究仲圣之学，成绩卓尔，堪作借镜，而说解之未尽善处，间亦有之。本书所载一切病理、药理，悉重自力搜讨，不敢掠美以为荣也。

二十、同仁临诊可携带本书，以便检示病家，作为佐证，而坚信仰。故本书版本特求玲珑。

二十一、读者如未有用方之经验，但欲效法本书用药者，请先阅本书附录中《大胆和细心》一篇。

二十二、本书中各案病者住址，就现在所知者列于姓名之下，以示真实。其迁居无定，或日久不明者任缺之。

二十三、本书勉应各方读者之请，匆促间分卷出版，谬误必多，还祈贤达诸公，不吝匡教。

编按者谨志

致　谢

曹师颖甫慨然授以数十年实验医案，宠命编按行世。佐景无似仰见吾师济世心切，活人愿宏，谨献无上之敬意。

海内外诸名家及医药团体惠赐序文、题词多篇，谨伸谢悃。

上海《医界春秋》《光华医药》《现代中医》诸杂志，及《苏州国医杂志》《北平文医半月刊》等惠允转载名贵作品，特志谢忱。

读者诸公曾赐本书印刷设计，并惠予指导宣传，无任感荷。

许寿平、顾伯埙二先生赐为本书义务校勘，精审非凡，厚费清神，感激之至。

吴凝轩师兄时出高见，增光篇幅，益我良多。

童公邃内兄、唐培生仁弟先后助理缮写，均谢谢。

姜佐景谨志

上卷

第一案　桂枝汤证其一（颖师医案）

汤（左，二月十八日），太阳，中风，发热，有汗，恶风，头痛，鼻塞，脉浮而缓，桂枝汤主之。

川桂枝（三钱）　生白芍（三钱）　生甘草（钱半）　生姜（三片）　红枣（六枚）

佐景按：明窗净几，焚香盥手，恭展《伤寒论》凝神细读，恍然见标题曰"辨太阳病脉证并治上"数大字。窃谓在此寥寥数大字中，仲圣垂教之精义，仿佛尽之矣。何谓脉？人谁而知之。何谓证？人谁而勿知之。何者？证其所谓证，非仲圣之所谓证也。人以发热为一证，有汗为一证，恶风为一证，头痛为一证，等而推之。仲圣则统发热、有汗、恶风、头痛，等等，合称曰证。是犹合桂、芍、姜、甘、枣五味为一方，而不可称独桂也，独芍也，皆方也。是为证之真义。

何谓治？与病人以方，去其邪，助其正，一剂知，二剂已，不待其传，必免其危之谓也。故仲圣之学，可以简称曰："脉证治法"。仲圣在千百年前之昔日，以此法治病，"既至京师，为名医，于当时称上手"。吾人在千百年后之今日，以此法治病，亦"用之多验"，与昔几无以异。推而广之，后人在千百年后之他日，以此法治病，亦必效如桴鼓，与今日无殊。

夫医，求其效而已矣。孰能效者？是即为新。故窃谓仲圣之书历万古而常新者，义在此也。若眩于机械之新奇繁缛，震于解剖之精微细致，惑于提炼之纤巧玲珑，而治效却渺如者，犹曰：此新医药也，窃有疑焉！

大论曰："太阳病，发热，汗出，恶风，脉缓者，名曰中风①。"又曰："太阳病，头痛，发热，汗出，恶风②，桂枝汤主之。"观此二条，知桂枝汤证又名曰中风。所谓"名曰"者，知前人本有此名，仲圣不过沿而用之。惟严格言之，桂枝汤证四字，其义较广；中风二字，其义较狭。易言之，中风特桂枝汤证之一耳。

又此中风非杂病中之中风，即非西医所谓脑溢血、脑充血之中风。中医病证名称每多重复，有待整理，此其一斑耳。至考此所以异证同名之理，盖为其均属风也。中之者浅，则仅在肌肉，此为《伤寒论》之中风。中之者深，则内及经络，甚至内及五脏，此为杂病之中风，所谓风为百病之长也。

仲圣方之药量，以斤两计，骤观之，似甚重。实则古今权衡不同，未许齐观。历来学者考证，达数十家，比例各异，莫知适从。且古今煎法服法悬殊。古者若桂枝汤但取初煎之汁，分之为三，曰一服，二服，三服。今则取初煎为一服，次煎为二服，是其间不无径庭。姑摒此种种勿论，简言之，吾师之用量，大抵为原方之什一，例如桂枝、芍药原作三两者，师常用三钱是也。佐景视证之较轻者，病之可疑者，更减半用之，例如桂、芍各用钱半是也。以此为准，利多弊少。

曹颖甫曰：桂枝汤一方，予用之而取效者屡矣。尝于高长顺先生家，治其子女，一方治三人，皆愈。大约夏令汗液大泄，毛孔大开，开窗而卧，外风中其毛孔，即病中风，于是有发热自汗之证。故近日桂枝汤方独于夏令为宜也。

---

① 名曰中风：据钱超尘等整理之《伤寒论》，为"名为中风"。
② 恶风：据钱超尘等整理之《伤寒论》，为"恶风者"。

又按： 近世章太炎以汉五铢钱考证，每两约当今三钱，则原方三两，一剂当得九钱，再以分温三服折之，每服亦仅得三钱耳。由是观之，原方三两，今用三钱，于古法正无不合也。

难疗之渴

虞洮，字少卿。五代时，初佐蜀。董璋久患渴疾，遣押衙李彦求医于孟蜀。蜀遣虞往，既至，董曰：璋之所患，经百名医，而无微瘥者，何也？对曰：君之疾，非惟渴浆，而似渴士，得其多士，不劳药石而自愈矣。董公大悦。

时董公有南面之志，故以此言讥矣。洮又曰：大凡视听至烦，皆有所损，心烦则乱，事烦则变，机烦则失，兵烦则反，五音烦则损耳，五色烦则损目，滋味烦则生疾，男女烦则减寿。古人于烦，莫不戒之。公今日有万思，时有万机，乐淫于外，女淫于内，渴之难疗，其在此乎。

第二案　桂枝汤证其二（颖师讲授，佐景笔记）

师曰： 余尝于某年夏，治一同乡杨兆彭病。先，其人畏热，启窗而卧，周身热汗淋漓，风来适体，乃即睡去。夜半，觉冷，覆被再睡，其冷不减，反加甚。次日，诊之，病者头有汗，手足心有汗，背汗不多，周身汗亦不多，当予桂枝汤原方：

桂枝（三钱）　白芍（三钱）　甘草（一钱）　生姜（三片）　大枣（三枚）

又次日，未请复诊。后以他病来乞治，曰："前次服药后，汗出不少，病遂告瘥。药力何其峻也？"然安知此方乃吾之轻剂乎？

佐景按： 仲圣之"脉证治法"似置病因、病原、病理等于不问，非不问也，第不详言耳。惟以其脉证治法之完备，吾人但循其道以治病，即已绰有余裕。故常有病已愈，而吾人尚莫明其所以愈者，或竟有尚不知其病之何名者。此非荒唐欺人之语，凡属仲圣信徒，皆当默许也。然则仲圣何以不详言病因、病原、病理乎？曰：殆仲圣以为果言之，将不餍①后人之望，反令《伤寒论》不能成万世之新书乎？然乎否乎，我不敢必，惟窃以今日之中医，亦当就病因、病原、病理种种方面，略事研究，以补不足，则中医药之进步方无艾②乎？

病有病原，西医所谓细菌、原虫是也。一旦虫菌侵犯人体，则病，此通例也。顾历观下级社会之土人，蓬头垢首，赤体跣足，居常伍犬豕，食不避蚊蝇，此其受虫菌侵袭之机缘为如何？乃彼辈壮硕长寿，不减都会人士。然则病原尚非疾病之惟一主因，彰彰明甚。故中医不重病原，但重病因，西医所谓诱因是也。

本案示桂枝汤证病因之一，所谓"风"是也。方人醒时，风来适体，不致为病。及其入睡，体温降低，防御骤弛，而清风之徐来也依旧，于是病原得随以长驱直入，比醒，病矣！

曹颖甫曰： 仲景非不言病因、病理也。夫邪风外乘，乃病中风，欲救邪风者，宜桂枝汤，此非病因乎？卫不与营和，乃自汗出。风中肌肉，着于营分，而卫气不伤，故卫强而营弱。行水之卫气不伤，故毛孔自能出汗；行血之营气受困，故肌腠不能作汗，致皮毛与腠理显分两橛③，而不能相合，故曰不和。不和者，不合也。用桂枝汤以发肌理之汗，而营卫自和矣。此非病理乎？读书能观其通，则思过半矣。

上卷

59

---

① 餍（yàn 厌）：满足。

② 无艾：没有尽头。

③ 两橛：两段。

一舌千金

王规，字子亨，游京师，会盐法更变，有大贾睹揭示，失惊吐舌，不能复入。经询食不下咽，尪羸[1]日甚，医不能疗，其家忧惧，榜于市曰：有治之者，当以千金为谢。规应其求。既见贾之状，忽发笑不能制，其家人怪而诘之。规谬为大言曰：所笑者，辇毂[2]之大，乃无人治此疾耳。语主人曰：试取《针经》来。规谩检之，偶有穴与其疾似者，急针舌底。抽针之际，其人若委顿状，顷刻舌遂伸缩如平时矣。自是翕然[3]名动京师。

第三案　桂枝汤证其三（颖师讲授，佐景笔记）

师曰： 我治一湖北人叶君，住霞飞路霞飞坊。大暑之夜，游大世界屋顶花园，披襟当风，兼进冷饮。当时甚为愉快，觉南面王不易也。顷之，觉恶寒，头痛，急急回家，伏枕而睡。适有友人来访，乃强起坐中庭，相与周旋。夜阑客去，背益寒，头痛更甚，自作紫苏、生姜服之，得微汗，但不解。次早乞诊，病者被扶至楼下，即急呼闭户，且吐绿色痰浊甚多，盖系冰饮酿成也。两手臂出汗，抚之潮，随疏方，用：

桂枝（四钱）　白芍（三钱）　甘草（钱半）　生姜（五片）　大枣（七枚）　浮萍（三钱）

加浮萍者，因其身无汗，头汗不多故也。次日，未请复诊。某夕，值于途，叶君拱手谢曰："前病承一诊而愈，先生之术，可谓神矣！"

---

① 尪（wāng 汪）羸：瘦弱。

② 辇毂：皇帝的车舆，代指京城。

③ 翕然：忽然，突然。

佐景按: 一病一证之成,其病因每不一而足。本案示"风"之外,更有"冷饮"是也。外为风袭,内为饮遏,所谓表里两病。是犹国家不幸,外有强邻之侵,内有异党之扰,两相牵制,证情杂矣。

本案见证较前多一"吐"字,可见病人之证随时变化,决不就吾医书之轨范。而用药可加减,又岂非吾医者之权衡,观本方用生姜五片可知矣。

曹颖甫曰: 此公系同乡高长佑先生之友。予因治其妻神经病,始识之。盖其妻饮食如故,但终日歌唱,或达旦不寐。诊其脉滑疾,因用丁甘仁先生法,用猪心一枚剖开,内藏辰砂二钱、甘遂二钱,扎住,向炭炉煨枯,将甘遂、朱砂研成细末。一服而大下,下后安眠,不复歌唱矣。后以十全大补汤收膏调之,精神胜于未病时。附录之,以资谈助。后迁古拔路,今则四五年不见矣。

第四案　桂枝汤证其四（佐景医案）

谢先生,三伏之天,盛暑迫人,平人①汗流浃背,频频呼热。今先生重棉叠衾,尚觉凛然形寒,不吐而下利,日十数度行,腹痛而后重,小便短赤,独其脉不沉而浮。大论曰:太阴病,脉浮者,可发汗,宜桂枝汤。本证似之。

川桂枝（钱半）　大白芍（钱半）　炙甘草（钱半）　生姜（二片）　红枣（四枚）　六神曲（三钱）　谷、麦芽（炒,各三钱）　赤茯苓（三钱）

佐景按: 本案乃余所亲历,附丽②于此者也。谢君先是应

---

① 平人:普通人,一般人。

② 附丽:附着,依附。

友人宴，享西餐，冰淋汽水，畅饮鼓腹。及归，夜即病下利。三日不解，反增剧。曾投轻剂，乏效。愚则依证治之，虽三伏之天，不避桂枝。服后果表解利稀，调理而瘥。

本案不吐而下利，又异于前案，所谓证有变化是也。吐者为胃不和，利者为肠不和。然而能吐能利，胃肠尚有抗毒逐邪之机能，病未得为进也。

大论《太阴篇》云："太阴病，脉浮者，可发汗，宜桂枝汤。"舒氏疑本条有误，当以理中为主，内加桂枝云云。说似有见。然而理中加桂枝为偏里，桂枝汤为偏表，今脉浮，表证重，故宜桂枝汤。况曰"宜"，而不曰"主之"，其宾主层次之分了然矣。

曹颖甫曰：本案桂枝汤证其四实为太阴病。盖桂枝汤为证见脉浮之本方，虽重棉叠衾，尚觉恶寒，有似麻黄汤证，不知桂枝汤证原自有啬啬恶寒者，况脉浮而不紧，其不为麻黄汤证明矣。因下利之为食滞也，加六神曲、炒谷麦芽；因小便短赤也，加赤茯苓，可以悟随证加减之法矣。

佐景又按：本年（二十五年）六月二十四日起，天时突转炎热，友人沈君瘦鹤于其夜进冰淇淋一客①，兼受微风。次日，即病。头胀，恶风，汗出，抚其额，微冷，大便溏泄，复发心悸宿恙，脉遂有结代意。与桂枝、白芍、炙草各钱半，生姜一片，红枣六枚（切），夜服此。又次早醒来，诸恙悉平。惟心悸未愈，乃以炙甘草汤四剂全瘥。诸方均不离桂枝。

又越日，孙椒君以进梅浆，病下利，恶风，冷汗出，头胀，胸闷，骨酸，腿软，不欲食而呕，一如沈君，给方与沈同。惟

---

① 一客：点餐时常用的量词。

孙君以午夜市药，药肆不备红枣，任缺之。服后，一时许，热汗漐漐①遍体，舒然睡去。翌早醒来，不知病于何时去。

然则桂枝汤实为夏日好冷饮而得表证者之第一效方，又岂惟治冬日北地之伤寒而已哉？夫伤寒而必限于北地，北地而必限于冬日，抑何固执之甚邪？俗医无识，以耳为目，使其见我治沈孙之方，必曰："桂枝、生姜皆辛热之品，值此炎令，何堪抱薪救火？甘草、大枣又悉甘腻之物，甘增中满，腻能恋邪。若芍药之酸收，更属不合。综药五味，乃无一可用者。"向使病者无坚决之信仰，聆此评语，得毋击节叹赏，而撕吾方纸乎？

呜呼！鱼目混珠，燕石乱玉，亦安知不合理之论？按之事实，不几相去万里乎？设有医者焉，遇上述之证，信吾此说，愿用此方，但恐药味太少，药值太廉（原方价仅一角许），不足以壮观瞻，而坚信仰，则薄荷、藿香、佩兰、苡仁、谷芽、麦芽、灯心、茯苓、豆卷、扁豆之属，不妨邀作陪客，聊凑热闹。但切勿用桂枝二分，还须泡汤代水，免致无效，反损吾经方声价。不特此也，倘有识者见此，抑虑其笑坏牙齿乎？呵呵！

然则桂枝汤证之病理果如何？桂枝汤之药理又如何？至此，不能不有所解说。在余未陈己意之前，姑略引诸家之说，以资参考。《医宗金鉴》略云："桂枝辛温，辛能散邪，温从阳而扶卫。芍药酸寒，酸能敛汗，寒走阴而益营。桂枝君芍药，是于发汗中寓敛汗之意。芍药从桂枝，是于固表中有微汗之道……"陆氏九芝曰："桂枝者，能入营而出卫者也。太阳主开，今风乘之，而过于开，则必祛风外出，而太阳之气始复其常。但中风为虚邪，营气已弱，是宜慢泄。又风邪已近肌肉，即为肝气乘

---

① 漐（zhí 直）漐：出汗的样子。

脾，故君以桂枝，而必以养血和中者为臣。风能化热，以芍药之凉者监之……"柯氏韵伯曰："此为仲景群方之魁，乃滋阴和阳，调和营卫，解肌发汗之总方也……"此皆不离营卫以为说。然而营卫茫茫，试问读仲圣书者，有几人能真个了解乎？

先贤有谓桂枝汤中不应有酸寒之芍药，而时贤祝味菊先生则曰："本汤之组合，应以芍药为主药，桂枝为重要副药。盖适用本方之标准，在皮肤蒸发机能亢进，而自汗出者，故用芍药以调节其亢进之机能。桂枝则不过补助心脏之作用而已，故麻黄汤中亦用之，其非主药可知也。"此二说也，相左特甚。汤本右卫门①《皇汉医学》云："余之经验，凡用芍药、大枣、甘草之证，必诊得筋肉挛急，而于直腹筋最为明确……可为三药之腹证……亦可为本方之腹证……以上纯属理论，实际上当随师论，准据脉证外证，可以不问腹证也。"此说前后参差，亦堪商矣。众说纷纭，吾将安从？

虽然本书以实验为名，自当从实验中求解决，安可囿于前贤近哲之说，以自锢也哉？今有桂枝汤中风证患者于此，恶风头痛，发热汗出，诸状次第呈现。顾汗出不畅，抚之常带凉意，是可谓之曰"病汗"。设其人正气旺，即自疗机能强者，其发热瞬必加甚，随得畅汗，抚之有热意，于是诸状尽失。可知一切毒素（包括外来之病原物，及内壅之排泄物），已随此畅汗以俱去，此所谓"法当汗解"是也。设其人正气不足以办此，则必须假外物或动作以为助，例如啜滚热之茶汤可以助汗，作剧烈之运动，就温水之沐浴，亦皆可以助汗。方法不一，致汗则同（当炎暑之日，吾人周身舒适无汗之时，偶作此三事，则致

① 汤本右卫门：即汤本求真，原名汤本四郎右卫门。

汗甚易，可为明证）。及此汗出，病亦寻瘳。然而中风证之重者，又非此简易疗法所可得而几，何况啜水太多，胃不能容，运动就浴，又易伤风，于是乎桂枝汤尚矣。

及服桂枝汤已，须臾，当饮热稀粥一小碗，以助药力，且卧床温覆。一二时许，将遍身絷絷微似汗出（似者，续也，非"似乎"也），病乃悉去。此汗也，当名曰"药汗"，而别于前之"病汗"也。"病汗"常带凉意，"药汗"则带热意，病汗虽久，不足以去病；药汗瞬时，而功乃大著，此其分也。有桂枝证者来求诊，与桂枝汤，告之曰："服此汗出，病可愈矣。"彼必曰："先生，我本有汗也。"夫常人不知病汗、药汗之分，不足为责。独怪一般医家尚有桂枝汤能发汗、能止汗之辩，呶呶相争，无有已时。不知以中风证而服桂枝汤，"先得药汗"，是"发汗"也，"病汗"遂除，亦"止汗"也。是故发汗、止汗二说，若以为非，则均非；若以为是，则均是，惜乎未观其通，尚差一筹耳！

试陈桂枝汤之真际①药理。曰：桂枝能活"动脉"之血者也，芍药能活"静脉"之血者也。动脉为阳，故曰桂枝为阳药。静脉为阴，故曰芍药为阴药。动脉之血由心脏放射，以外达于微丝血管，其地位由小而大，桂枝助之，故曰桂枝发散为阳。静脉之血由微丝血管收回，以内归于心脏，其范围由大而小，芍药辅之，故曰芍药收敛为阴。桂枝内含"挥发油"，故能发散。芍药内含"安息酸"，故能收敛。收敛之后，继以发散；发散之极，转又收敛。二者互为起讫，如环无端，依道运行，周而复始，是故收敛并无停滞之意，发散更非不复之谓。所以分

① 真际：真义，真谛。

名之者，盖但示其运行之方向不同已耳。由是可知桂、芍之分工，实乃合作。

况微丝血管之周布于身，无远勿届，与肌肉、神经、汗腺等杂沓而居。故动静脉血运加速之后，势必生热，较前此之发热尤甚。热蒸汗腺，势必汗出。与吾人剧烈运动之后，心脏鼓动加速，脉搏加速，血运加速，全身发热，因而汗出，理正相同。惟此运动而生之汗，不必有若何毒素于其间。若夫先病后药，因而得汗，其汗必含毒素无疑。吾人虽未经显微镜之检察，事实故如此也。本汤煎服法中曰："遍身漐漐，微似有汗者益佳……若不汗，更服……又不汗，后服小促其间……若汗不出，乃服至二三剂……"仲圣谆谆垂教，娓娓叮咛，以求一汗而后已者，抑亦何哉？曰：盖惟借此"药汗"，方能排除一切毒素故耳！毒素既去，是即西医所谓根本疗法。顾排毒素于体之外，而不杀毒菌于身之内，其间又有上下床之别矣。

炎暑之日，汗流浃背，诚能畅进冰制饮料，汗乃遂止。所以然者，冰能凉胃故也。然则凉胃既可以止汗，今欲出汗，又何可不温胃？于是温胃之良药，兼可以止呕之生姜为必需之品矣。又恐汗出过多，将伤胃液，于是用大枣以摄持之（说详见附录吴著大枣之主治）。又虑肠居胃下，胃失和，则肠有受传之虞，于是预用甘草以安之（说详见附录吴著甘草之主治）。要之，姜也，枣也，草也，同为温和胃肠之圣药。胃肠性喜微温，温则能和，故云。胃肠既受三药之扶护而和，血液循环又被桂芍之激励而急，表里两合，于是遍身漐漐汗出。若其人为本汤证其一、其二之表证者，随愈；即有本汤证其三之吐者，亦愈；或有本汤证其四之利者，亦无不愈。使更能明其孰轻孰重，加以权衡，则仲圣复生，亦犹是乎？

试更由此返溯桂枝汤证之真际病理。曰：一言以蔽之，胃肠虚寒，血运不畅而已。身热者，血运自起救济，以蒸肌肉（包括神经、汗腺），惜乎救济之力不足，终不能解除困苦。故大论曰："桂枝本为'解肌'。"汗出恶风者，毒素阻于汗腺，排之不能尽，凉风袭于身旁，抗之无余力故耳。头痛者，殆头部神经不堪充血之压迫，因而不舒。以上所言，殊嫌抽象简略，深自愧赧，然而大致不错，却可引以自慰者。

　　执此以论，然后知营卫之说，本属渺茫，谈者娓娓，听者未必津津，其定义既无一定，更不得一般学者之公认。故余以为营卫之说虽古，暂殊不必借重，转滋纠纷。独柯氏随证用药，不拘六经中伤之说，卓尔不群，不愧仲圣功臣。若言桂枝汤不用芍药，岂非独活动脉之血，难竟促进血运之全功？反之，以芍药为主药，又岂非矫枉过正？余如三药治挛急之腹证，既自破其说，将何以令人信服？夫远哲近贤著书立说，留为吾读，是皆吾师，我敬之爱之。然而我爱吾师，我尤爱真理。苟真理之所在，我不能违之，以受师说。孟子曰："予岂好辩者？予不得已也！"窃有同慨。

　　余与吴君凝轩，先后并肩事拙巢夫子。每遇一医学难题，必互相争辩，务求得到真理而后快。于桂枝汤证，何莫不然？故余于本汤之一知半解，初非一人之独得也。然而截至最近，吾二人对于本汤意见，尚有分歧之处，并未趋于完全一致之途。可见学术问题之争执，虽同窗密友不可以假借阿好若此者。吴君尝作《闲话桂枝》一文，述其对本汤之意见甚详。此文并前述吴著各篇，均收入本书附录中，以资参证。

　　曹颖甫曰：以上所陈说，甚有意味。惟破除营卫之说，则殊有未安。仲师于桂枝汤条文问，不曰卫不与营和乎？盖中风一证，皮毛本开，卫气之行于皮毛中者，自能挟太阳寒水作汗外泄，故病常自汗出。风邪在肌肉腠理，卫闭不开，营气之于肌腠中者，乃不能自发其汗。皮毛中自汗，故曰卫强；肌腠凝闭不能作汗，故曰营弱。脾主肌肉，故曰系在太阴。而《太阴篇》中桂枝汤条问，与《太阳篇》更无差别。吾尝谓桂枝汤为扶助脾阳之剂，岂不然乎？

论物性

李惟熙，宋舒州人，通医学，善论物性。尝曰：菱芡皆水物，菱性寒而芡性暖者，盖菱开花背日，芡开花向日故也。又曰：草木花皆五出，惟栀子与雪花六出，此殆阴阳之理。若桃花、杏花六出者，结实双仁，双仁者杀人，失常故也。果类入水皆浮，不浮者亦杀人。果之蠹者必不熟，熟者必不蠹。

第五案　桂枝汤证其五 （佐景笔记）

佐景曰：虞师舜臣尝曰："一·二八之前，闸北有一老妇，其子服务于邮局。妇患脑疽病，周围蔓延，其径近尺许。启其所盖膏药，则热气蒸蒸上冒。头项不能转侧。余与余鸿孙先生会诊之，三日不见大效。四日诊时，天色已晚，见病者伏被中，不肯出。询其故，侍者曰：每日此时恶寒、发热、汗出。余乃悟此为啬啬恶寒、翕翕发热之桂枝汤证。即用桂枝五分，芍药一钱，加姜、草、枣轻剂投之。次日，病大减。遂逐日增加药量，至桂枝三钱，芍药五钱，余三味亦如之，不曾加他药。数日后，竟告痊愈云。"

佐景按：脑疽，病也。虞、余二先生先用治脑疽法治之，三日不见大效。及察知患者有桂枝汤证，试投桂枝汤。用桂枝不过五分，芍药不过一钱，姜、草、枣又皆和平之品，谅其为效也当仅矣。然而功出望外，毋怪虞师之惊奇。且用独方而竟全功，更可见惟能识证者方能治病。何况仲圣方之活用，初非限于桂枝一汤，仲圣所以于桂枝汤加减法独详者，示后人以楷模耳。果能将诸汤活而用之，天下尚何不治之病哉？由是细研，方知吾仲圣"脉证治法"之真价值。以视彼西医之斤斤于病，而不知证者，其间实不可以道里计矣。人曰：西医长外科，中医长内科。或曰：西医长急救，中医长调理。我则曰：皆非也。当曰：西医长在病，中医长在证。彼身为中医，不知从证字发挥，而以病与西医争短长者，是未知中医学之真谛故也。我惜之！

曹颖甫曰：丁甘仁先生有言，脑疽属太阳，发背属太阳合少阴。二证妄投凉药必死。旨哉言乎！尝记予少时，居江阴东乡之后塍①，有蒋昆田者，中医也。尝患脑疽，家居不出，三日，先考遇之于市上，问所患，曰：愈矣。问何法治之，曰：桂枝汤耳。问用桂枝几何，曰：四分耳。似四分之桂枝，能愈脑疽，宜虞生用五分之有特效也。惟蒋之证情轻，故四分已足。老妇之证重，故加至三钱。若狃②于蒋之四分，而援以为例，设遇重证当用三四钱者则殆矣。

楮实豇豆

吴廷绍，南唐人，为太医令。烈祖喉中痒涩，进药无验。廷绍进楮实汤，服之顿愈。宰相冯廷已尝病脑痛，医工旁午，累日不痊。廷绍至，先诘其家人曰：相公酷嗜何物？对曰：每食山鸡、鹧鸪。廷绍进豇豆汤，一服立瘥。群医默志。他日以

---

① 塍（chéng 成）：田间的土埂子，小堤。
② 狃（niǔ 扭）：因袭，拘泥。

楮实汤治喉痒，以豇豆汤治脑痛，皆无效，或问其故。廷绍曰：烈祖常服饵金石，吾故以木之阳实胜之，木王则金绝矣；冯公嗜山鸡、鹧鸪，二鸟皆食乌头、半夏，豇豆分解其毒耳。群医大服。

第六案　桂枝汤证其六（佐景医案）

王（右），无表证，脉缓，月事后期而少，时时微恶寒，背部为甚，纳谷减，此为血运迟滞，胃肠虚弱故也，宜桂枝汤以和之。

川桂枝（三钱）　大白芍（三钱，酒炒）　炙甘草（三钱）　生姜（三片）　大枣（十二枚）

佐景按：吾国旧式妇女平日缺少运动，每致食而难化。冬日限于设备，又未能勤行沐浴。而家庭组织庞杂，妯娌姑嫂每难和睦，因而私衷抑郁，影响气血。始则气逆脘痛，纳谷不畅，自称曰肝胃气，书则谓木侮土。名虽有雅俚显晦之分，实则无二致也。驯至头晕，心悸，经事不调，成西医所谓贫血症。按其脉，常缓而无力。若贫血甚者，反成细小而数。不待风寒之侵袭，而常萧瑟恶寒，尤其在冬日为甚。余逢此等证状，常投桂枝汤原方。病者服后，陡觉周身温暖，经脉舒畅，如曝冬日之下，如就沐浴之后。此无他，桂芍活血之功也。

而向之大便难者，今乃得润滑而下，因甘草安肠，本有缓下之力。若大便仍坚踞不动，不妨加大黄每剂一钱以微利之，生者固佳，制者亦可。二三剂后，便乃畅行，且胃开矣。其用甚妙，亲历者方能言之。若嫌大黄近于霸道，则不妨改用研麻仁，每剂四五钱，亦可缓缓奏功。况又有姜枣以刺激其胃机能，令化谷食为精微，渊源既开，血乃渐滋。吾师常以简括之句表本汤之功曰："桂枝汤功能疏肝补脾者也。"盖肝主藏血，血行既畅，神经胥①得涵养，可杜烦躁之渐，故曰疏肝，亦曰平肝。脾本概括消化系统而言，今肠胃既健，故曰补脾，善哉言乎。

于此有一要点须注意及者，即本案王（右）服桂枝汤后是否汗出是也。曰：不汗出，但觉周身温暖而已。然则桂枝汤果不能发汗乎？曰：发汗与否乃服后之现象。服后之现象等于方药加病证之和，非方药可得而独专也。详言之，桂枝汤必加中风证，乃得"药汗"出。若所加者非中风证，而为如本案之里证（姑名此以别于太阳中风之表证），必不得汗出，或纵出而其量必甚微，甚至不觉也。吾人既知此义，可以泛应诸汤。例如服麻黄汤而大汗出者，必其人本有麻黄汤证；服承气汤而大下者，必其人本有承气汤证。反之，加麻黄汤于承气证，加承气汤于麻黄证，则欲下者未必剧汗，欲汗者未必剧下，有可断言者。然而病之形能既乱，于是坏病成矣。

或问曰："桂枝汤既能治表证，又能治里证，表里不一，方药却同，亦有仲圣之言可资证明乎？"曰："师曰：妇人得平脉，阴脉小弱，其人渴，不能食，无寒热，名妊娠，桂枝汤主之。"夫曰"无寒热"，非即无表证之互辞乎？曰"不能食"而"渴"，非即胃肠虚寒，不能化谷食为精微乎？曰"名妊娠"，非即谓无病而更无表证乎？问者又曰：请更作以譬喻，以开茅塞。曰：可。我前不云乎，桂枝汤者功能促进血运，温和肠胃也。此二事也，适犹国家整饬军旅（依西医说白血球能扑灭病菌），筹备钱粮（依《内经》脾胃为仓廪之官）然。夫军旅张，钱粮足，可以御外侮，然而欲消内患，亦莫不赖此。是故胃肠

---

① 胥：文言副词。皆，都。

温和，血运畅行者，既可以消内病，更可以却外邪，所谓"进可以攻，退可以守"者是也。

或又曰：若是论之，桂枝汤直是一首补方，纵令完全无病之人，亦可服此矣。曰：何莫不然？平人服此，亦犹稍稍运动，略啜咖啡而已。陆自量先生曰："余亦曾以桂枝汤（桂枝、白芍各四钱）于无病时试服十数剂，服后绝无其他影响。此系以身作则，非子虚之谈也。"（文见《苏州国医杂志》第六期）可为明证。实则并非无细微影响也，盖亦犹入芝兰之室，久而不闻其香耳。惟严格言之，平素肠胃实热，血压亢进之人，究不甚宜，毋须一试。但亦决无"桂枝下咽，阳盛则毙"之事。余亦属湿热之体，平时不耐辛辣煎炒之品，偶因受寒泄泻，必进桂枝二剂，良佳。若夫素体虚寒之老人及妇女服此，诚有意想不到之效力，胜世之成药徒持广告为号召者多多。故仲圣以本汤为温补主方，加桂即治逆气冲心；加附子即治遂漏不止；加龙骨、牡蛎即治盗汗失精；加白芍、饴糖即治腹中痛；加人参、生姜、芍药即治发汗后身疼痛；更加黄芪、当归即泛治虚劳；去白芍加生地、麦冬、阿胶、人参、麻仁，即治脉结代、心动悸，无一非大补之方。综计《伤寒论》中，共一百一十三方，由桂枝汤加减者乃占二十余方。然则仲圣固好用补者也。谁谓伤寒方徒以攻劫为能事乎？

上述各节，聊表桂枝汤之妙用，然而桂枝汤之妙用却不绝不尽于此。一言以誉之，有病治病，无病养身，其桂枝汤之谓乎。奈何仲圣以后之人，每阳誉其功曰：是能调和营卫；却阴畏其峻曰：我虑下咽则毙。许叔微曰："仲景一百一十三方，桂枝独冠其首，今人全不用，何也？"然则当日之医士，其伎俩原若是而已。而桂枝汤抑何寋运其甚耶？汪讱庵曰："仲景治伤寒用麻黄、桂枝，而全不用羌活、防风，是古人亦有所未备也。"嘻，不明其功，而责其缺，抑何陋耶？吴鞠通著《温病条辨》，假三焦，抗六经，又不肯舍桂枝汤之效，故强列为第一首要方，乃受时医之讥讽，信矣。章次公先生曰："自有清中叶苏派学说盛行以后，桂枝之价值遂无人能解。病属外感，既不敢用之解肌；病属内伤，更不敢用之补中，不免有弃材之叹……苏派医生所以不敢用桂枝，其理由之可得而言者，不外'南方无真伤寒'，仲景之麻桂仅可施于北方人，非江南体质柔弱者所能胜。故若辈一遇热病，无论伤寒温病，一律以大豆卷、连翘、桑、菊应付之。于此而欲中医之不式微①，难言之矣……"呜呼！起式微而中兴，伊谁之责耶？我辈学者，盍共奋起！

73

曹颖甫曰：本案桂枝汤证其六亦当属诸太阴。盖桂枝汤一方，外证治太阳，内证治太阴，仲师于两篇中既列有专条矣，此又何烦赘说！惟以此治太阳证，人所易知，以之治太阳病之系在太阴者，为人所不信。自有此验案，益可见仲师之言，初无虚设矣。夫仲师不云太阴病，腹满而吐，食不下，自利腹痛乎？设太阴病遇浮缓之太阳脉，即桂枝汤证矣。

以死争乎

文挚，春秋战国时宋人。齐闵王疾，使人至宋迎之。文挚诊王疾，谓太子曰：非怒则王疾不可治，怒王则文挚死。太子曰：苟已王疾，臣与母以死争之，愿先生勿患也。文挚曰：诺。与太子期而往，不当者三，齐王固已怒矣。文挚至，不解履登床，履王衣问疾，王怒不与言。文挚因出陋词以重王怒，王叱而起，疾遂已。王不悦，果以鼎生烹文挚，太子与母合争之不得。

---

① 式微：指事物由兴盛而衰落。

第七案　麻黄汤证其一（颖师医案）

范（左），伤寒，六七日，形寒发热，无汗，而喘，头项腰脊强痛，两脉浮紧，为不传也，麻黄汤主之。

麻黄（一钱）　桂枝（一钱）　炙草（八分）　杏仁（三钱）

佐景按： 此吾师早年之方也，观其药量之轻，可以证矣。师近日所疏麻桂之量，常在三五钱之间，因是一剂即可愈疾。师常诏余侪曰："予之用大量，实由渐逐加而来，非敢以人命为儿戏也。夫轻剂愈疾也缓，重量愈病也迅。医者以愈病为职者也，然则予之用重量，又岂得已也哉？"

何公度作《悼恽铁樵先生》文中之一节云："……越年，二公子、三公子相继病伤寒殇。先生痛定思痛，乃苦攻《伤寒论》……如是者有年，而四公子又病伤寒，发热，无汗而喘。遍请诸医家，其所疏方，仍不外乎历次所用之豆豉、山栀、豆卷、桑叶、菊花、薄荷、连翘、杏仁、象贝等味。服药后，热势依然，喘益加剧。先生乃终夜不寝，绕室踌躇。迨天微明，乃毅然曰：此非《伤寒论》'太阳病，头痛，发热，身疼，腰痛，骨节疼痛，恶风，无汗，而喘者，麻黄汤主之'之病而何？乃援笔书：麻黄七分，桂枝七分，杏仁三钱，炙草五分。持方与夫人曰：'吾三儿皆死于是，今四儿病，医家又谢不敏①。与其坐而待毙，曷若含药而亡！'夫人默然。嗣以计无他出，乃即配药煎服。先生则仍至商务印书馆服务。及归，见病儿喘较平，肌肤有润意，乃更续予药，竟得汗出喘平而愈。四公子既庆更

---

① 谢不敏：因自己没有才智而辞谢。常用作谦辞，表示婉言推辞。

生，先生乃益信伤寒方……"（录《现代中医月刊》第二卷第九期）

以上所引文字，不过寥寥数行。然而以吾观之，其中含蓄之精义实多。时医遇风热轻证，能以桑、菊、栀、翘愈之，一遇伤寒重恙，遂不能用麻黄主方。雁其殊者，夫岂惟恽氏三儿而已哉？此其一义也。恽先生苦攻《伤寒论》有年，及用轻剂麻黄汤，尚且绕室踌躇，足见医学之难，此其二义也。然此诸义非吾所欲讨究，吾之所求者，借以表白麻黄汤全证耳。

麻黄汤之全部脉证，厥为喘，其甚者鼻扇，两脉浮紧，按之鼓指，头痛，恶寒，无汗，或已发热，或未发热，呕逆，身疼腰痛，骨节酸疼，等等。考其简要病理：厥为寒气外犯皮毛，内侵肺脏。肺脏因寒而闭，呼吸不利，故上逆而作喘。肺脏既失职，鼻管起代偿动作，故鼻扇。皮毛因寒而收，排泄失司，故凛冽而恶寒。血液循环起救济，故发热。血运呈紧张，故脉紧。胃受影响，故呕。神经不舒，故痛。若欲求其详，虽长篇累牍难以尽之。但凭脉证以施治，已足以效如桴鼓，此仲圣之教，所以为万世法也！

鼻饮

申光逊，唐人，精于医。有友孙仲敖寓居于桂，光逊遂往谒之。仲敖延入卧内，冠簪相见，曰：非慵于巾栉也，益谓脑痛尔。光逊即命醇酒升余，以辛辣药洎胡椒、干姜等屑半杯以温酒调。又于枕函中取一黑漆筒，如今之笙项，安于仲敖之鼻窍，令吸之，至尽方就枕，旋有汗出，其疾立愈。盖鼻饮之类也。

第八案　麻黄汤证其二（颍师医案）

黄汉栋，夜行风雪中，冒寒，因而恶寒，时欲呕，脉浮紧，宜麻黄汤。

生麻黄（三钱）　川桂枝（三钱）　光杏仁（三钱）　生甘草（钱半）

拙巢注：汉栋服后，汗出，继以桔梗五钱，生草三钱，泡汤饮之，愈。

佐景按：麻黄汤全部脉证固如前案拙按所云，但并不谓必如此诸状悉具，乃可用本汤，若缺其一，即不可施也。反之，若病者体内之变化，确属麻黄汤证之病理，则虽见证稍异，亦可以用之而效。缘病者体气不同，各如其面，加以受邪有轻重之别，时令有寒热之殊，故虽同一汤证，彼此亦有差池。若前按所引，有喘而无呕，本案所载，则有呕而无喘是也。大论曰："太阳病，或已发热，或未发热，必恶寒，体痛，呕逆，脉阴阳俱紧者，名为伤寒。"窃谓此"必"字犹言"多"也，并非一定之谓。盖其人胃气本弱，或有湿痰，故牵引而作呕。若夫喘，则实为麻黄汤之主证，较呕著要多多，此吾人所当了然于胸中者也。

舍亲①童君公邃供职于江都营业税征收局，客冬来函云："弟日前也患伤寒，初起头痛，发热，胸闷，咳多而喘，脉浮而紧。微风着身，即毛骨悚然。服豆豉、葱白、杏仁、桑枝等二剂，汗仍不出，反恶寒加甚。叠被三床，亦不觉其暖。于是乃疏麻黄汤方三分之二量（佐景注：此所谓量，谅系指本书样本

---

① 舍亲：对人谦称自己的亲戚。

中本汤之药量）。半服而汗出，愈矣。当其未服之先，同事无不阻之。而阅历深富之邢上名医亦言不可服。弟以各证既具，长沙必不我欺，毅然决然而行之。不及二小时之久，而疾顿瘳。可见时医不读书往往如此，可叹也！"如皋姚世琛先生亦惠书相告曰："客冬余与内人形影同患伤寒，发热无汗，体痛呕逆，呼吸窒促，乃共以麻黄汤治之。一剂既已，因笃信仲圣之学。"云云。足见有此证，用此方，得此方，消此证，时不分古今，地不分中外，曾无二致也。

朱杰，宋江宁人，治目如神，针甫下，而翳旋彻。

第九案　麻黄汤证其三（颖师讲授，佐景笔记）

师曰：予忆得丁甘仁先生逝世之一年，若华之母于六月二十三日亲至小西门观看房屋，迨回家，已入暮。曰：今夜我不能亲视举炊，急欲睡矣。遂盖被卧，恶寒甚，覆以重衾，亦不温。口角生疮，而目红，又似热证。腹中和，脉息浮紧有力。温覆已久，汗仍不出，身仍无热。当以天时炎暑，但予：

麻黄（二钱）　桂枝（二钱）　杏仁（三钱）　甘草（一钱）

服后，温覆一时，不动声色。再作一剂，麻、桂均改为三钱，仍不效。更予一剂，如是续作续投，计天明至中午，连进四剂，了无影响。计无所出，乃请章生次公来商。次公按脉察证曰："先生胆量何其小也？"曰："如之何？"曰："当予麻、桂各五钱，甘、杏如前。"服后，果不满半小时，热作，汗大出，臭气及于房外，二房东来视，掩鼻而立。人立房外内望，见病者被上腾出热气。于是太阳病罢，随转属阳明，口干渴，

77

脉洪大而烦躁，乃以调胃承气下之。嗣后病证反复，调理月余方愈。周身皮肉多作紫黑色，历久乃退。

佐景按： 本案示证重药轻难能去病之例，医者所当深晓。惟窃意药之能起瞑眩，亦当待相当时间。麻黄汤虽号峻方，其服后之致汗出当亦需三五小时。若分量过峻，求功过急，则出汗固得，而汗后之过分化燥，亦当并顾及之。故医者宜权衡轻重，不当有偏执之见也。若夫世之一般时医，视麻黄若蛇蝎，终身不以入药笼者有之，或谓麻不过三（分）、桂不过五（分）者有之，是所谓畏首畏尾，身其余几？余恐一家之言犹不足以信服读者，爰再引选论一则，以为佐证。

墊烨先生作《麻黄用量实验记》曰：麻黄为利尿发汗药，表剂之猛将。然其用量尚未有确切之考定也。仲景大青龙汤麻黄之药用量多至六两，近世医家之用麻黄，其量自三分至钱半而止，未闻有至三四钱者。然以余近日所身受之经验考之，则麻黄之药用量固不止钱半而已。今岁季夏六月，壮暑酷热，挥扇成风，汗下如雨。余性好游泳，体格壮实，腠理坚强，苦热尤甚。每日必游泳三四小时，始能适意，否则郁郁终日，神气不舒也。

某日假期往浴，入水凡七小时。泳时赤日悬空，赤帝施威。归途，忽密云作态，沛然下雨。地上起白气一阵，余大意吸之，归而遂病。脉浮而紧，一息六至，头疼恶寒，发大热，全体如焚，神思愦愦，昏不知人，但全身干燥无汗，亦不渴耳。请甲医诊之，投以桑菊饮加栀子五钱，二剂热退，而他证如故。乙医以杏苏饮、新加糯苏饮投之，也如故。后续投以清络饮，倍其分量，二剂弗效。迁延二来复，热虽退而胸满气喘，兼有咳声无痰。至三星期后，乃就诊于本地颇有时誉之刘医，断为伤暑伏热，脉沉紧而微，法仍当主表，投以滑石、羌活等清暑利湿之药，用麻黄三钱半。

余初意颇畏之，后以古人用之有至六两之先例，且现今医界正以其用量未得解决，亦何妨亲身一行实验也，遂如量煎服之。服后三十分钟，觉脉搏增加，血行旺盛，体温略觉增高，出汗三次，量不甚多，微透衣襟而已。五小时内，小便者三次，量较未服药前约增二分之一。此外并未感觉其他不良副作用之发生。翌日复诊，脉之紧张者已去其泰半，后进以他剂二服而安，今已还我健康矣。以余之实验推之，则麻黄之药用量可至四钱也。海内贤彦其有所研究讨论而昭示焉，斯不独余个人之幸，亦医林之幸也。（录《医界春秋》第六十四期）

经验之言，弥足珍贵，所谓"出汗三次，量不甚多"堪作"微似汗"或"微续汗"三字无上妙注。然则大论麻黄汤方后云"覆取微似汗"，又岂非至真之言？我愿天下医士遇麻黄汤重证，能大胆用麻黄汤！

第十案　麻黄汤证其四（颖师讲授，佐景笔记）

师曰：予友沈镜芙之房客某君，十二月起，即患伤寒。因贫无力延医，延至一月之久。沈先生伤其遇，乃代延余义务诊治。察其脉，浮紧，头痛，恶寒，发热不甚，据云初得病时即如是。因予：

麻黄（二钱）　桂枝（二钱）　杏仁（三钱）　甘草（一钱）

又因其病久胃气弱也，嘱自加生姜三片，红枣两枚，急煎热服，盖被而卧。果一刻后，其疾若失。

按：每年冬季气候严寒之日，患伤寒者特多，我率以麻黄汤一剂愈之，谁说江南无正伤寒哉？

佐景按：《内经》一日太阳，二日阳明，三日少阳……之说，殊不足以为训。若本案所示，其人作麻黄汤证，不服药者一月之久，而麻黄汤证依然存在。及投以麻黄汤，一剂而愈，其效又依然如响。是盖其人正气本旺，故能与邪久持也。

余在广益医院施诊，曾遇一小儿惊厥之恙。目瞠神呆，大便不行，危在旦夕。迭用承气下之，白虎清之，数日方定。旋竟转为少阳寒热往来之证，予以小柴胡汤加味。如是数日，又略安，意其愈矣。某日偶巡视邻近某善堂，惊见此儿又在。其母曰：多谢先生再造之恩，活此小犬。昨日作卦占兆，谓有方向吉利故，改就此处调理，云云。予更细察其病情，则寒热日数度发，又是麻桂各半汤之证矣。屈指计之，距其起病之日，已近一月。观其病变曲折，仿佛"离经叛道"，是又岂一日二日之说，所得而限之哉？

针驱虫

李明甫，宋东阳人，精针法。义乌令，病心痛垂死，明甫视之曰：有虫在肺下，药力所不及，惟砭之可愈。乃绐谓于背上点穴，密取水以噀之。令方惊而针已入，既而腹大痛，下黑水数升，虫尽出，疾遂愈。

第十一案　麻黄汤证其五 <small>（颖师医案）</small>

俞（右，住高昌庙维德里一号），伤寒，头项强痛，恶寒，时欲呕，脉紧，宜麻黄汤。

麻黄（五钱）　桂枝（五钱）　杏仁（三钱）　生草（三钱）

佐景按：病者服此方后，绝不汗出。阅者或疑余作诳言，安有服麻、桂各五钱，而无反响者乎？非也，有其故在。缘病者未进药之先，自以为大便不通，误用泻盐下之。及其中气内陷，其脉即由浮紧转为微细，故虽服麻黄汤，而汗勿出。二诊，师加附子以振心阳，救逆而瘥，此不汗出之因于误治者也。

余更目睹师治史惠甫君之弟，发热，恶寒，无汗，用麻、桂各三钱，一剂，亦绝不汗出。二剂加量，方得微似汗解。其故安在？盖史君弟执业于鸿昌造船厂，厂址临江，江风飒飒，史弟平日督理工场之间，固曾饱尝风露者，此不汗出之因于地土者也。

又余在广益医院治一人，衣冠楚楚，发热，恶寒，无汗，头痛，与麻、桂各三钱，余药称是。次日二诊，谓服药后，了无交化。嘱再服原方。三诊又然。予疑院中药量不足，嘱改从药铺购服。四诊，依然未汗出，予百思不得其故。及细询其业，曰："吾包车夫也。"至是，予方恍然。盖若是之人，平日惯伍风寒，本不易受风寒之侵袭。若果受其侵袭，则其邪必较常人为重，此不汗出之因于职业者也。然凡此诸例，其不汗出，犹可理解。

余又曾治一妊妇肿病，面目手足悉肿。一时意想所至，径予麻黄汤加味。次日复诊，肿退其半。问曾汗出否？曰：否。问小便较多否？又曰：否。然余未之信也，予原方加减。三日，肿将退净，仍问其汗与小便各如何？则又绝口否认。倘其言果属真切，则若不曰：水化为气，无形外泄，而承认生理学上之所谓"潜汗"，直无理足以释之。嘻，病情万变，固有不可以常理格之者，惟亲历者能信是言。

曹颖甫曰： 发热恶寒无汗，而两脉浮紧者，投以麻黄汤，无不应手奏效。辛未六月，有乡人子因事居舍弟裔伯家，卒然觏①病，发热恶寒，拥被而卧，寒战不已。长女昭华为疏麻黄汤。服后，汗出神昏，裔伯大恐。不踰时，沉沉睡去，日暮始醒，病若失。大约天时炎热，药剂太重，以致神昏，非有他也。

今年阴历十一月初一日，予在陕西渭南县，交通银行行长曹欣庄之弟志松病，发热无汗，脉浮紧，予用麻黄三钱，桂枝四钱，生草三钱，杏仁五钱，服后，微汗出，脉微，嗜卧，热退，身凉，不待再诊，病已愈矣。

又记昔在丁甘仁先生家，课其孙济华昆季，门人裴德炎因病求诊于济万，方治为荆、防等味，四日，病无增减，亦不出汗，乃招予往诊。予仅用麻黄二钱，桂枝一钱半，杏仁三钱，生草一钱。明日，德炎不至，亦不求再诊，予甚疑之。越日，德炎欣然而来曰：愈矣。予按伤寒始病脉之所以浮紧者，以邪正交争于皮毛肌腠间，相持而不下也。一汗之后，则皮毛肌腠已开，而邪正之交争者解矣。世人相传麻黄多用亡阳，而悬为厉禁②，然则病太阳伤寒者，将何自而愈乎？

佐景又按：以上录桂枝、麻黄二汤证既竟，请再略申数语，以明二汤之异趣。前人恒谓桂枝汤治风伤卫，麻黄汤治寒伤营，即今日之学子亦有笃奉此说者，窃意此说大非，当辟之。

余曰：桂枝汤为治太阳病之属于肠胃虚寒者，麻黄汤为治太阳病之属于肺脏寒实者。故余伸述桂枝汤之义，凡六则，计八千余言，独不及一肺字。及述麻黄汤证，即着重肺字，此其彰明较著者也。为桂枝汤为治虚，故余曰桂枝汤为补方；麻黄汤为治实，故余麻黄汤为攻方。为其为补方，故桂枝场可以常服；为其为攻方，故麻黄汤未可妄试。攻补互异，此二方之所攸分。惟其对象同是寒，故曰二汤为伤寒（广义的）之主方。为此二证常见于伤寒（广义的）之初起，故曰二汤为太阳之主方。试更以西医之名词为说，则可曰桂枝汤为消化器系之感冒方，麻黄汤为呼吸器系之感冒方。学者能知乎此，方明二汤之真趣，更当审风寒营卫之旧说，将不堪一击矣！

夫曰风以喻邪之轻，曰寒以喻邪之重，犹可说也。独不闻卫气为肺所主，既知麻黄汤为治肺之良方，当曰麻黄汤主治寒伤卫乎？独不闻营气为血之精，既知桂枝汤有活血之桂芍，当曰桂枝汤主治风伤营乎？明明颠倒是非，人乃熟视无睹，抑亦何哉？岂其大论《辨脉法篇》有"风则伤卫，寒则伤营"之文，遂致贤贤相传，造成此失耶。然而《辨脉法篇》，非仲圣原文，又固尽人所知。即《太阳篇》中言营卫处，每亦自相矛盾。例如原文曰："病常自汗出者，此为营气和，营气和者外不谐，以卫气不共营气和谐故尔。以营行脉中，卫行脉外，复发其汗，营卫和则愈，宜桂枝汤。"又曰："太阳病，发热汗出者，此为营弱卫强，故使汗出。欲救邪风者，宜桂枝汤。"夫首条言桂枝汤治营和卫不谐，次条又言本汤治营弱卫强。强固不谐之谓，若夫弱又安得谓之曰和？仲圣之言岂竟若是纷乱耶？又《太阳篇》原文，营卫必相提，且必与桂枝汤并论。若言麻黄汤，既不及卫，更不及营。岂后人嫌麻黄汤之寂寞寡伴，乃强分桂枝汤之营以归之耶？故精凿言之，《伤寒论》中言营卫处既不多，且决不似圣口吻。然则营卫云何哉？我宁暂舍之！

或曰：子以为营卫不足恃，拜闻命矣。然则太阳经病腑病之说如何？谨答曰：是说之谬较营卫尤甚，其入人之深，贤者不免。余每笃信章氏太炎之医论，然而章氏曰："《伤寒论》之太阳病，应分别论之。初起时之麻黄汤证、桂枝汤证，仅为太阳之前驱证，犹非太阳正病也。惟水蓄膀胱之五苓散证，及热结膀胱之桃核承气汤证，斯为太阳正病。"窃意未敢赞从。考此所谓经病、腑病、蓄水、蓄血说之失，其因有三。一为本《内经》经络之旧说；二为五苓散及桃核承气汤悉列《太阳篇》中，而条文复冠以"太阳病"三字；三为五苓散及桃核承气汤中，悉有桂枝。

夫处处本《内经》之说以释《伤寒论》，无异御锦绣之衣，行荆棘之途，将无往而不掣肘，此其失一也。小柴胡汤，人皆知为少阳病之主方；四逆汤，人皆知为少阴病之主方，而悉列在《太阳篇》中，与五苓、桃核并肩，故以所列篇章而论方，此其失二也。乌梅丸中有桂枝，将以为太阳方乎？半夏散中有桂枝，将亦为太阳方乎？此其失三也。欲免诸失，当曰：桃核承气汤为阳明方，五苓散为少阳方。夫桃核承气汤中有硝、黄，与大承气汤同例，谓为阳明方，似犹近是，人或信之。独谓五苓散为少阳方，得毋离经叛道，故作惊人之论乎？曰：非也。

余作此言，有实验以为证，有病理以为说，悉详本录第二集中，兹不先赘。或曰：依君之论，太阳将仅余麻桂二方矣。曰：容或近之。故若谓麻桂二汤证为太阳正病，为六经病之前驱也可，谓麻桂二汤证仅为太阳病之前驱，犹非太阳正病，实不可也。

叙述至此，不能不连及太阳病三纲鼎立之说。孙思邈《千金翼方》首谓伤寒全论不过三方，桂枝、麻黄、大青龙汤是也，其余均为救逆之方云云。夫桂枝汤为风伤卫，麻黄汤为寒伤营，大青龙汤为风寒两伤营卫。成氏、许氏、方氏诸贤，或述于先，或继于后，千百年来，播为医林美谈。幸生韵翁快人，发为快语曰："既云麻黄汤治寒，桂枝汤治风，而中风见寒，伤寒见风者，曷^①不用桂枝麻黄各半汤，而更用大青龙汤主治耶？"吾知主三纲鼎立说之古人一闻此语，得毋俯首耶？韵翁谓大青龙汤为麻黄汤加味，不愧名言，其不能与麻桂二汤相鼎足者，彰彰明甚。若夫麻桂各半汤之所治虽与麻黄汤及桂枝汤悉异，然以其证情之重要言，以其病例之多寡言，更不能与二汤并驾齐驱。然则太阳病之主方似仅余麻桂二汤矣。

虽然尚有第三方在，但今者吾举其名以告，又恐滋君之疑，无从解君之惑。好在吾《经方实验录》一书，以经方为经，以实验为纬，以理论为花纹。敢请诸公先察经纬，慢赏花纹，而容吾述葛根汤证治如下。

第十二案　葛根汤证其一（颖师讲授，佐景笔记）

师曰：封姓缝匠，病恶寒，遍身无汗，循背脊之筋骨疼痛不能转侧，脉浮紧。余诊之曰：此外邪袭于皮毛，故恶寒无汗，况脉浮紧，证属麻黄，而项背强痛，因邪气已侵及背输经络，比之麻黄证更进一层，宜治以葛根汤。

葛根（五钱）　麻黄（三钱）　桂枝（二钱）　白芍（三钱）　甘草（二钱）　生姜（四片）　红枣（四枚）

方意系借葛根之升提，达水液至皮肤，更佐麻黄之力，推运至毛孔之外。两解肌表，虽与桂枝二麻黄一汤同意，而用却不同。服后顷刻，觉背内微热。再服，背汗遂出，次及周身，安睡一宵，病遂告瘥。

佐景按：余读《伤寒论》，至"太阳病，项背强几几，无汗，恶风，葛根汤主之"条，未尝不废书^②长叹曰："何葛根汤

---

① 曷：怎么，为什么。
② 废书：放下书，谓中止阅读。

之不幸，竟沉埋千古，无一人知其为仲圣治太阳温病之主方也！"

夫仲圣未尝曰："太阳病，中风，桂枝汤主之。"（"太阳，中风，阳浮而阴弱，阳浮者热自发，阴弱者汗自出，啬啬恶寒，淅淅恶风，翕翕发热，鼻鸣干呕者，桂枝汤主之"一条，显非仲圣原文，不论。）更未尝曰："太阳病，伤寒，麻黄汤主之。"然而后人聪敏，能合"太阳病，发热，汗出，恶风，脉缓者，名为中风""太阳病，头痛，发热，汗出，恶风，桂枝汤主之"二条为一，曰：桂枝汤主治中风也。又能合"太阳病，或已发热，或未发热，必恶寒，体痛，呕逆，脉阴阳俱紧，名为伤寒""太阳病，头痛，发热，身疼，腰痛，骨节疼痛，恶风，无汗，而喘者，麻黄汤主之"二条为一，曰：麻黄汤主治伤寒也。我今仿其例，合"太阳病，发热而渴，不恶寒者为温病""太阳病，项背强几几，无汗，恶风，葛根汤主之"二条为一，曰：葛根汤主治温病者也。我知此说一出，一般读《伤寒论》者必将惊骇诧愕，急欲问吾说之何由矣。曰：容陈其义。

学者当知今人所谓温病，非仲圣所谓温病。仲圣所谓温病，非今人所谓温病。吾人先具今人温病之概观，乃读《伤寒论》温病之条文，无怪格不相入。我姑仿狭义伤寒、广义伤寒之例，当曰仲圣所谓温病乃狭义温病，今人所谓温病乃广义温病。虽然我但愿学者心知此意，我却不愿杜撰名词，转滋纠纷。今为求名正言顺计，不妨称仲圣之所谓温病为太阳温病，如是即可别于今人之所谓温病。称仲圣之所谓伤寒，与温病对称者，为太阳伤寒，如是即可别于《伤寒论》广义之伤寒。称仲圣之所谓中风，与伤寒对称者，为太阳中风，如是即可别于杂病中之中风。命名既定，乃论大旨。

然则太阳温病之异于太阳中风、太阳伤寒者，何在乎？佐景斗胆，敢揭一旨，曰：太阳中风、太阳伤寒是皆太阳病之津液未伤者也。若其人先日伤津，续得太阳病，是即太阳温病。是故"伤津"二字，实为太阳温病之内蕴，此乃绝无可疑者。惟其内津已伤，不能上承口舌，故作"渴"。故仲圣曰："太阳病，发热，而渴……者，为温病。"且将"渴"字特置于"而"字之下，以彰其首要（义详附录中《虚字的检讨》）。惟其内津已伤，不能注输背脊，故非但头痛项强，且进而为背部亦强几几矣。故仲圣曰："太阳病，项背强几几……葛根汤主之。"是故"渴"与"项背强几几"同是"伤津"之外证，实一而二，二而一者也。奈何仲圣稍稍出之以隐笔，衬之以遥笔，千古读者遂永永蒙于鼓里耶？

学者既已知渴与项背强几几同为太阳温病葛根汤证之主证，更可由此左右推求，自得逢源之乐。例如由太阳温病之渴，可以推知太阳中风、太阳伤寒之不渴。故恽铁樵先生教学子谓：桂枝汤、麻黄汤当同以口中和为主证云云。学子遵此施治，不啻指南良针。实则口中和即不渴之易辞，不渴即由太阳温病之渴字悟来。仲圣待人以智，故遂不自觉其言之约耳。更例如由太阳温病之"项背强几几"，可以推知太阳痉病之"背反张""身体强几几然"者，乃疾病之传变也。诚以"项背强几几"尚为津伤邪袭之轻者，若治不如法，更汗下伤其津，势必"背反张""身体强几几然"，而为进一层之痉病矣。此《伤寒》《金匮》之可以通释者也。

阅者必将发问曰：然则《伤寒论》温病条下之"若发汗已，身灼热者，名曰风温"又作如何解说？答曰：此乃仲圣后人之注语，非仲圣原文也。虽然，彼为仲圣之后人，犹为吾侪之前贤，故其言非无理致。彼之意若曰："假使逢太阳温病之葛根汤证，医者误认为太阳伤寒之麻黄汤证，径予麻黄汤以发其汗，则汗虽出，表虽解，必将引起全身之灼热，必不克一剂而竟全功。若是者，其初病非为伤寒，实为温病。但嫌温病之病字与太阳病之病字重，故不若改称'风温'。因葛根汤原有麻、桂以治风，葛根以治温也。"

由是观之，风温即是温病之别名，初不必另眼视之。又此风温与近日温热家所说之风温亦异，为免除混淆计，宁削而不论。抑尤有进者，学者当知发汗已，身灼热，并非绝对坏病之谓，不过由太阳转入阳明。此时但随其证，或用白虎以清之，或用麻杏甘石以开之，或用葛根芩连以折之，其病即得全瘳，初不必过事张皇。惟经方家之治病，其可以一剂愈者，不当用二剂，即其可以用葛根汤一剂痊愈者，不当用麻黄汤使入阳明，以致二剂而愈。呜呼，历来注《伤寒论》者多矣，其有能一道及此者乎？

阅者又将问曰：然则《伤寒论》原文："风温为病，脉阴阳俱浮，自汗出，身重，多眠睡，鼻息必鼾，语言难出。若被下者，小便不利，直视，失溲。若被火者，微发黄色，剧则如惊痫，时瘛疭。若火熏之，一逆尚引日，再逆促命期。"又作如何解说？

答曰：此亦仲圣后人之言也。注家有视此为错误，任意颠倒改易，以求曲符己意者矣。是乃窃所不取。细按此条大意，重在申明二禁，一禁被下，二禁被火。何以禁下？盖下为阳明正治，今温病病在太阳，未到阳明，故不可下，下之将更伤其津。何以禁火？盖温病津液既已内伤，安堪更以火灼烁之？如此治之，是为一逆再逆。逆之重者，促命期。逆之轻者，或语言难出，或直视，或惊痫，或瘛疭，合考种种证状，无一不由津液内竭，神经失其濡养所致。或小便不利，则伤津之重者，几无余液足以外泄。或微发黄色，则津竭血溶，血液变色，尤为显明之病理。夫下与被火未始合于太阳中风、太阳伤寒之治，今独在温病条下剀切告诫者，抑亦何哉？无非中风伤寒者津液未伤，虽误下误火，逆犹不甚。今温病者津液已伤，实未许毫厘误治故也。呜呼，前贤之旨微矣！

第十三案　葛根汤证其二（颖师亲撰）

师曰：葛根汤方治取效之速，与麻黄汤略同，且此证兼有渴饮者。予近日在陕州治夏姓一妇见之。其证太阳穴剧痛，微恶寒，脉浮紧，口燥，予用：

葛根（六钱）　麻黄（二钱）　桂枝（三钱）　白芍（三钱）　生草（一钱）　天花粉（四钱）　枣（七枚）

按：诊病时已在南归之前晚，亦未暇问其效否。及明日，其夫送至车站，谓夜得微汗，证已痊愈矣。予盖因其燥渴，参用瓜蒌桂枝汤意。吾愿读经方者，皆当临证化裁也。

佐景按：本案为吾师所亲撰者，窃谨敬照录，未敢损益毫厘，拜读再四，乃恍然悟曰：夏姓妇所病者即太阳温病也。向使吾师用葛根汤原方，未始不可优治之。今更以花粉易生姜，则所谓"欲穷千里目，更上一层楼"，其技之神，叹观止矣！

虽然，读者于此，有不能释疑者在焉。曰：温病条言"不恶寒"，葛根汤条言"恶风"，风寒本属互称，如是得毋自相矛盾？答曰：此正仲圣之互文见意处，可以深长思者也。夫曰风寒为互称，此言不谬。但当知寒为重，风为轻，恶寒为重，恶风为轻。故温病及葛根汤二条合一之后，即成"恶风不恶寒"。

其意犹曰"微恶风寒",节言之,即本案吾师所谓"微恶寒"是也。为其尚不能尽脱恶寒本色,而合于太阳首条提纲之旨,故仲圣称此为太阳病。又为其兼口渴津伤,易于化热,故仲圣称此为太阳温病。

历来伤寒注家有一绝大错误,贤贤相承,莫能自觉者,即以温病为阳明病是也。佐景觉之,不容缄默。夫依吾说,温病为太阳病之一纲,判然异于阳明病固矣,然窃以为尚有辨证之法在。大论曰:"问曰:阳明病,外证云何?答曰:……反恶热也。"然则恶热者方为阳明病,其但渴而不恶热之温病得称阳明病乎?然则恶热者当用膏、知、硝、黄,其但渴而不恶热者得用辛温发散之麻、桂,仲圣于此又岂非暗暗点明乎?佐景之旨,盖在于此。今试排列太阳阳明之主证如下:

太阳伤寒	或已发热,或未发热	恶风恶寒
太阳中风	发热	恶风
太阳温病	发热而渴	恶风不恶寒
阳　明	发热谵语	不恶寒反恶热

阅者试察上表,其中层次何等分明。太阳伤寒当"或未发热""恶寒"之时,完全为寒象,且不但曰"恶风",兼曰"恶寒",显见其恶风寒之重。至太阳中风,即但曰"发热",显无"或未发热"之时,且但曰"恶风",不兼曰"恶寒",显见其恶风寒之轻。至太阳温病,不但曰"发热",且加"渴",以示其津液之伤,曰"恶风",又曰"不恶寒",显见其恶风寒之微。至阳明,其甚者曰"谵语",以示其津竭之后,神经且受热灼矣;又曰"反恶热",至此完全为热象,与太阳伤寒之完全为寒象者适相反。由是吾人可得外感疾病传变之第一原则,曰"由寒化热"是也。此原则实为吾人依经探讨之收获,而温病

之不得称为阳明病，又其余事也矣！

股无恙

李瞻，字小塘，明仪真人，以眼科著。一人患目肿火炎，而性最卞①，愈躁而疾愈炽。瞻谓曰：子目易愈，此客火将流毒于股，不十日必暴发。其人习瞻名，遂日以股为忧，至三日一药而愈，股亦无恙。

衰之以属

李奎，字石梁，明鄞县人，洞究内外经，善起痼疾。有误吞指甲者，喉哽几殆，延奎视之。奎令剪指甲烧灰服之，立愈。人疑为古方。奎曰：不然，此《内经》所谓"衰之以属"也。闻者叹服。

第十四案　葛根汤证其三（颖师讲授，佐景笔记）

师曰：予昔在西门内中医专校授课，无暇为人治病，故出诊之日常少。光华眼镜公司有袁姓少年，其岁八月，卧病四五日，昏不知人。其兄欲送之归，延予诊视以决之。余往诊，日将暮。病者卧榻在楼上，悄无声息。余就病榻询之，形无寒热，项背痛，不能自转侧。诊其脉，右三部弦紧而浮，左三部不见浮象，按之则紧，心虽知为太阳伤寒，而左脉不类。时其兄赴楼下取火，少顷至。予曰：乃弟沉溺于酒色者乎？其兄曰：否，惟春间在汕头一月，闻颇荒唐，宿某妓家，挥金且甚巨。予曰：此其是矣。今按其左脉不浮，是阴分不足，不能外应太阳也。然其舌苔必抽心，视之，果然。予用：

葛根（二钱）　桂枝（一钱）　麻黄（八分）　白芍（二

---

① 卞（biàn 便）：急躁。

钱） 炙草（一钱） 红枣（五枚） 生姜（三片）

予微语其兄曰：服后，微汗出，则愈。若不汗，则非予所敢知也。临行，予又恐其阴液不足，不能达汗于表，令其药中加粳米一酒杯，遂返寓。明早，其兄来，求复诊。予往应之，六脉俱和。询之，病者曰：五日不曾熟睡，昨服药得微汗，不觉睡去。比醒时，体甚舒展，亦不知病于何时去也。随请开调理方。予曰：不须也，静养二三日足矣。闻其人七日后，即往汉口经商云。

佐景按： 前案葛根汤证其二，乃吾师晚年医案，故其一种断轮老手，大刀阔斧之风度，跃然笔下纸上。若本案葛根汤证其三，则为吾师之中年医案，故其一种战战兢兢、如履薄冰之神情，亦显乎字里行间。行年之于学力，学力之于魄力，有如是者。亦可见吾《经方实验录》所言者，乃无一语虚讹。虽然，余录本案之义，却不在此。

《素问·金匮真言论》曰："夫精者，身之本也。故藏于精者，春不病温。"《生气通天论》曰："冬伤于寒，春必病温。"此数语也，凡习中医者类能道之。然而议论纷纷，每悖经旨。佐景不敏，请以本案袁姓少年病为《内经》之注释可也。简言之，袁姓少年宿妓荒唐，不藏于精，故生温病。治之以葛根汤，应手而起者，以葛根汤为温病之主方故也。夫精者，津之聚于一处者也。津者，精之散于周身者也。故精与津原属一而二、二而一之物。其人平日既不藏精，即是津液先伤，及其外受邪风之侵，乃不为太阳中风，亦不为太阳伤寒，而独为太阳温病；乃不宜乎桂枝汤，亦不宜乎麻黄汤，而独宜乎葛根汤。此《内经》《伤寒》之可以通释者也。

抑尤有当知者，藏精之要，初不必限于冬时，然尤以冬时为甚。故《伤寒例》曰："冬时严寒，万类深藏。君子固密，则不伤于寒。触冒之者，乃名伤寒耳。"温病之成，初不必限于春日，观袁姓少年之呻吟于仲秋可知，然尤以春日为甚。盖春继冬来，于时为迻，冬不闭藏，使扰乎阳，则春不发陈，无能随天地万物以俱生荣也。精之泄，初不必限于男女之间，凡志勤而多欲，心怵而常惧，形劳而致倦，高下必相慕，嗜欲伤目，淫邪惑心者，是皆不藏于精之类也，然尤以直耗肾精为甚。故吾人可作结论曰："冬不藏精，春必病温。"必，犹言多也。此经旨之所当达观者也。

虽然，余走笔至此，窃不禁凛然有所惧焉。所惧者何？曰：人将以本案为根据，而伸其温病伏少阴之说。盖所谓少阴云者，指足少阴经肾言也。余曰：肾精亏耗者，全身津液不足，一旦外受邪风之侵，无能祛邪，反易化热。此犹为抽象之言，差近于是犹曰：平素肠胃虚寒者易患桂枝汤证，同不失为平正之论。若必欲一口咬定温病之邪气久伏于肾，则犹曰中风证之邪气必久伏于肠胃，其可通乎？不特此也，小儿天真烂漫，肾精不耗，为何患麻疹等一类温病特多？盖为其纯阳之体，长育之日，需津既亟，化热自易，初不关肾家事也。奈何温病伏于少阴，发于他经之说，竟亦风行医林，斯乃不可解者。兹姑引选论一则，借作本说之当头棒喝。

张公山雷评议张石顽温热一案曰："谓此证（石顽原案云：徽商黄以宽，风温十余日，壮热神昏，语言难出，自利溏黑，舌苔黑燥，唇焦鼻煤。先前误用发散消导药数剂，烦渴弥甚。石顽曰：此本伏气郁发，更遇于风，遂成风温。风温脉气本浮，以热邪久伏少阴，从火化发出太阳，即是两感，变患最速。今幸年壮质强，已逾三日六日之期，证虽危殆，良由风药性升，鼓激周身元气，皆化为火，伤耗真阴。少阴之脉不能内藏，所以反浮。考诸南阳先师原无治法，而少阴例中，则有救热存阴，承气下之一证，可借此以迅扫久伏之邪。审其鼻息不鼾，知肾水上源未绝，无虑其直视失溲也。时歙医胡晨敷在坐，同议凉膈散加人中黄、生地黄。服后，下溏粪三次。舌苔未润，烦渴不减，此杯水不能救车薪之火也。更与大剂凉膈，大黄加至二两，兼黄连、犀角，三下方能成热除。于是专用生津止渴，多服而愈），即是仲师之所谓风温，诚为确论。然仲景原文明谓太阳病发热而渴，不恶寒者为温病，只以外感言之，其见证同为太阳病。

但伤寒与温病之所以异者，一则发热恶寒而不渴，一则发热不恶寒而渴，何尝有外感伏气之别？亦何尝有久伏少阴发出太阳之说？其下文风温一节，以'若发汗'三字为提纲，则又明言伤寒以恶寒不渴，故当发汗。温病既不恶寒且又加渴，则已是温热之邪，即无发汗之例。若俗子不知，误与伤寒发汗之法，则扰动阳邪，为火益烈，而身之灼热更甚，是为风温，即是误汗之变证。所以脉则阴阳俱浮，证则自汗身重，嗜卧鼻鼾，语言难出，皆汗多伤液，阳明灼热见证。

成聊摄谓发热而渴不恶寒者，阳明也。言仲景虽冠以'太阳病'三字，其实无寒且渴即是阳明热证，一语破的。可知宋金时人尚无不知是外感之温热，即至误汗灼热已为风温，亦无不知是热在阳明。聊摄于风温为病全节注文，又何尝说到少阴上去？所以近贤亦有谓是节病证皆在阳明，仲景虽未有方，然治此风温变证，宜用仲景阳明之例，以白虎为主方。言简意赅，浅显晓畅，是谓正直荡平之坦道。

所最可怪者，喻嘉言自诩绝世聪明，舍正路而不由，故意索隐行怪，以仲师风湿诸证一一附会少阴，自谓能读《素问》'冬不藏精'一语。《尚论后篇》几无一句不是牛鬼蛇神，奇形怪状，遂开后人专言伏气之谬。一似温热为病，无一不从少阴来者，直不许世间有外感之温热。盖著书者以为但讲外感为病，尽人能知，似不足显出作者识见之玄奥，必扭之捏之，说得伏气若天花乱坠，方见得入木三分，造诣独到。总是好名太过，务求其深，而不自知其走入魔道。以王孟英之临证轻奇，处方熨帖，亘古几无敌手，而《经纬》一篇尚沿袭嘉言之谬，完全比附于'伏气'二字，令人不能索解，更何论乎余子碌碌。

然每见高谈伏气者，试一察其临证用药，何尝有伏气及外感之别，则仍是见证治证，了不异人，断不能划分两路，无非故为高论，自欺欺人。即以仲景风温为病诸证言之，嘉言虽谓一一显出少阴经证，而陆九芝辨之，谓是一一皆是阳明经证。且谓嘉言所言少阴，则处处鏖牙，余所言之阳明，则句句吻合，至精且确。始于黑暗狱中，大放光明，功德及人，颐以为不下于孟子拒杨墨，放淫辞，最是吾道之绝大干城。

《世补斋》文第九卷中，论喻嘉言者三篇，诚不愧字字珠玑，言言金玉。石顽此案妄称伏气，亦中嘉言之毒，究竟壮热神昏，语言难出，自利溏黑，舌苔黑燥，唇焦鼻煤，无一非阳明热证，而乃误于发散，即是仲师所谓发汗已之风温。所显各证，亦与仲师本条处处吻合。药用凉膈加味，仍是阳明正治，又何必妄引少阴急下之例，舍近求远，治法是而持论实乖。不过好奇之心胜，而故以惊世骇俗为高明，最是医界之魔障。须知此是切理餍心实用之学，断不可故求新颖，徒托空谈。尚愿好学之士，弗再蹈此习气，庶乎易说易行，可以与人共喻。世苟有以颐为好辩者，颐亦受之而不辞。"

余读此议，不禁折节叹赏，谓为掷地有金石声，又岂溢誉之辞？张公以老成之年，发少壮之论，直可愧死今日一般青年之呆煞于旧经句下者！使当张公在日，余能早以仲圣所谓温病为近阳明属太阳一说进，谅来不受呵斥。然则今日之张公谁乎？我当师事之。

半福惠

金铬，清山阴人，精保婴术，终身不计财利，不避寒暑，不先富后贫。越俗医家多出入肩舆，铬年八十犹步行。曰：吾欲使贫家子稍受半福惠耳。

第十五案　葛根汤证其四（颖师讲授，佐景笔记）

师曰： 南阳桥有屠宰公司伙友三人，一日同病，求余往诊。诊视既毕，心甚奇之。盖三人病均头痛，身恶寒，项背强痛，脉浮数。二人无汗，一人有汗。余乃从其证情，无汗者同与葛根汤，有汗者去麻黄，即桂枝汤加葛根。服后，皆愈。后询三人何以同病，盖三人于夜半同起宰猪，深宵受寒之所致也。

佐景按： 高粱①之人，冬不藏精，春多温病，前已言之。若夫劳苦之人，用力不节，亦足耗精伤津，而得温病，本案宰猪伙友即其例也。何况宰猪者俯首从事，项背紧张最甚，更易受邪风之侵袭，故发为项背强几几，或有汗，或无汗，不过微有不同耳。其无汗者，即是刚痉②之初步。故仲圣曰："太阳病，无汗，而小便反少，气上冲胸，口噤，不得语，欲作刚痉，

---

① 高粱：即"膏粱"，肥甘厚味。
② 刚痉：为外感痉证，属寒邪偏盛，项背强直，恶寒较重，发热无汗。

葛根汤主之。"其有汗者，亦即柔痉①之先声。故仲圣曰："太阳病，发热，汗出而不恶寒，名曰柔痉。"又曰："太阳病，项背强几几，反汗出，恶风者，桂枝加葛根汤主之。"吾师本此以为治，效如桴鼓。然则苟不熟玩《伤寒》《金匮》，其能若是乎？

《本经》谓葛根主治"消渴，身大热"。盖病温者津液素伤，渴饮即消，何况太阳病，身大热，尤足灼津，惟用生津之葛根，既可以润舌止渴，更可以解肌退热。《本经》又谓葛根能"起阴气，解诸毒"。此言若译作西医语，当曰：葛根能唤起白血球，杀灭一切病菌。以此释葛根芩连汤证，更觉吻合。此《本经》《伤寒》之可以通释者也。

综上所述，余谓葛根汤主治太阳温病一说，合于《内经》，合于《本经》，合于《伤寒论》，合于《金匮要略》，合于吾师治验，合于一切理论，推而广之，将无有所不合。然则吾此说幸告成立以后，《伤寒论》一书将徒增万丈光芒，平添无限声价。何者？前人皆以大论为缺方之残书，尤其缺温病之方。今则主治温病之方赫然在目，是大论不啻为完璧之宝籍，虽撰次容或有异，无伤也已。不特此也，彼温热诸家借口《伤寒论》无温病方明文，指为散佚失传，故敢揭温病旗帜，求与伤寒抗衡。今温病之真方既显，彼温热阵之伪壁垒将不攻自破。从此大家携手，同归仲圣正道，宁非中医学之大幸也耶！

尸厥

梁革，唐时人，精于医，为金吾骑曹。按察使于敖有青衣曰莲子，以笑语获罪，斥出货焉，从事御史崔某欲购之，请革

---

① 柔痉：一作柔痓，症见身热汗出，颈项强急，头摇口噤，手足抽搐，甚则角弓反张，脉沉迟。

诊其脉，革曰：二十年无疾之人也。崔喜留之。未一年，莲子忽暴死，既殡。适遇革，革呼载归，奔告崔曰：莲子非死，盖尸厥耳，革请苏之。

崔既怒其前言之妄，又责其辟棺之谬。革曰：苟不能生之，是革术不神于天下，请就死以谢过。乃开棺使治，刺其心及脐下各数处，凿齿纳药，衣以单衣，素练缚其手足，卧空床上，置微火于床下，曰：此火衰，莲子生矣。命其徒煮葱粥以伺，曰：其气通若狂，慎令勿起，逡巡自定，定而困，困即解其缚，以葱粥灌之遂活矣。俄而莲子果醒，如其言而愈。革又以药敷缺齿处，愈月而齿生如故。

第十六案　葛根汤证其五（颖师亲撰）

师曰：镇江赵锡庠，章次公门人也，诊所在曹家渡，尝治康脑脱路忻康里四十八号蔡姓女孩，约一周岁，先病百日咳，月余未痊，忽股背间隐约有红点，咳甚剧，目赤多泪，惟身热不扬，手足逆冷，常自汗出，皮肤宽缓，颜面淡白，无出疹状。锡庠告其母曰：瘄疹①欲出，表阳虚而不足以达之，此即俗所称白面痧也。方用：

葛根（三钱）　桂枝（一钱）　杭芍（钱半）　生草（一钱）　姜（一片）　枣（二枚）

因其咳也，加前胡钱半，射干钱半，桔梗八分，象贝三钱，复加牛蒡子三钱以助其提达出表。明日复诊，颜面红疹渐显。神色虽佳，而手足尚冷，遂令再进一剂。二日后，手足温和，周身红疹透达。越二日而回，一切平安，兢咳亦愈。

---

① 瘄（cù 促）疹：疹子。

佐景按：学者既已知中风、伤寒、温病各为太阳病之一纲矣，然此犹为未足。吾今当穷根究底，为学者作进一步言，所请毋庸惊诧耳。其言曰：所谓中风，所谓伤寒，所谓温病，所谓太阳病，推而至于六经病，是皆非疾病之真名，不过疾病之代名耳。更细晰言之，六经病方为疾病之代名；所谓中风、伤寒、温病，尚为疾病中一证之代名耳。病犹戏剧之全部，证犹戏剧之一幕，故病之范围大，而证之范围小。更详尽言之，谓中风、伤寒、温病等为一证之代名，犹不切，毋宁谓之曰一证之通名。何者，知此等通名病证之方治，将可以泛应万病故也。

例如吾人知太阳温病之方治，可以泛治痓病，可以泛治麻疹，可以泛治一切类似之病。所谓痓病，所谓麻疹，方是疾病之真名。仲景之所以为圣，即在先教人以病证之通名通治（指《伤寒》），后教人以病证之专名专治（指《金匮》）。后人之所以为愚，即在不晓病证之通名通治，独龂龂①于伤寒、温病等代名之争。西医之所以不及中医，即在但讲疾病之专名专治，独不知疾病之通名通治（彼于无特效药之病，除委之于期待外，恒束手无策），更不晓何者为证（彼所谓对症疗法，与吾所谓证大异，其义另详）。而佐景之所欲大声疾呼者，亦即在使学者知仲圣通名通治之大道。柯氏曰："因知仲景方可通治百病，与后人分门证类，使无下手处者，可同年而语耶？"是柯氏宁非得道之深者。

余谓吾人既知太阳温病之方治，即可以泛治麻疹者，犹曰用葛根汤方可以治麻疹之初起也（麻疹之顺者可勿服药，服药

① 龂龂（yín 吟）：争辩貌。

而误，反易偾①事)。阅者将疑麻桂之决不可治疹病者乎，则吾师遇麻疹病之遏伏甚而不透发者，且用麻黄汤。服汤已，疹乃畅发。惟窃细心考察，间有透发之后，引起灼热者，是正所谓"若发汗已，身灼热者，名曰风温"。但余早已言及，此所谓灼热并非不得了之谓，其轻者将自已，其重者亦可以补治。惟窃意与其补治于后，宁早用葛根预防于前，故余之治小儿麻疹，葛根乃为第一味要药。回观本案赵先生方中，既用前胡、牛蒡、桔梗等开发之品，即可以代麻黄之司。故谓本方为桂枝汤加葛根加味，毋宁谓葛根汤加味，与余之方治乃密合无间也。

海上诸医视麻、桂若蛇蝎，何况"疹病宜凉"之说深入人心，谁敢以之治麻疹者。吾乃不得已变通其说，曰：葛根汤以葛根为君，麻、桂为臣，君药不可去，臣药可取而代也。若薄荷、桑叶，若牛蒡、桔梗，若西河柳、芫荽，若樱桃核、蝉衣，皆可以代麻、桂，独葛根当勿易。嘻，高价不售，降格以求，其有能谅吾苦心者乎？

实告读者，余之治太阳病，于麻黄、桂枝、葛根三药，诚有不可一日无此君之慨。故凡余之所说悉属言行合一，而绝非著书治病分作两事者。余用麻黄常由八分至二钱，用桂枝常由钱半至三钱，用葛根常由二钱至四钱，若吾师之用此三药，则更倍蓰②于是。故三药之中，以葛根最为和平。奈何今之医尚多不敢下笔，徒知拾前人之唾余，曰："葛根是阳明药，若邪未入阳明而早用之，将引邪入内。"曰："葛根竭胃汁。"呜呼，邪说重重，岂惟不必赘引，法当一焚而廓清之！用是作葛根汤

---

① 偾（fèn 愤）：败坏，破坏。

② 倍蓰（xǐ 洗）：数倍。

证按，为葛根一药呼冤，为葛根一汤表彰。欲勿废书长叹，犹待举世之觉悟也夫！

曹颖甫曰：世之论者动称温病无主方，而《伤寒论》一书几疑为专治伤寒而设。不知越人言伤寒有五，温病即在其中。今姜生佐景能于大论中发明葛根汤为太阳温病之主方，真能发前人所未发。盖葛根汤证与伤寒不同者，原以津液不足之故，故于桂枝汤中加麻黄而君葛根。中风证而津液不足者，即用桂枝汤本方而加葛根。太阳标热内陷而下利者，即用葛根芩连汤，以清热生津为主。盖人体中水分多于血分，则易从寒化，故藏于精者，春不病温。血分多于水分，则易从热化，故冬不藏精，春必病温。从寒化者，伤寒不愈，寖①成痰饮，虽天时转阳，犹宜小青龙汤。从热化者，中风误治即成热病，为其津液少也。即此意以求之，则葛根为太阳温病主药，葛根汤为太阳温病主方，不益可信乎？

佐景又按：学者既以熟稔太阳病三主方矣，乃请进论阳明病，而以白虎汤证始可也。

第十七案　白虎汤证其一（颖师讲授，佐景笔记）

师曰：住三角街梅寄里屠人吴某之室，病起四五日，脉大身热，大汗，不谵语，不头痛，惟口中大渴。时方初夏，思食西瓜，家人不敢以应，乃延予诊。予曰：此白虎汤证也。随书方如下：

生石膏（一两）　肥知母（八钱）　生甘草（三钱）　洋参（一钱）　粳米（一小杯）

---

① 寖（jìn 浸）：渐渐。

服后，渴稍解。知药不误，明日再服原方。至第三日，仍如是，惟较初诊时略安，本拟用犀角地黄汤，以其家寒，仍以白虎原剂，增石膏至二两，加赤芍一两，丹皮一两，生地一两，大小蓟五钱，并令买西瓜与食，二剂略安，五剂痊愈。

曹颖甫曰：此证二诊时，其夫名玉芳者，固一黑籍冤魂①也。靳②其资，谓予曰："此妇予甚不爱之，如不愈，先生不必再来。"予曰："汝以钱为重，我以人命为重，以后我来与否，汝可不必问也。"前后凡六诊，两易方，竟得痊可，为之快意者累日。

佐景按：本案方原为白虎加人参汤，却标作白虎汤证者，盖为求说解便利，示学者以大范故耳。石膏所以清热，人参所以养阴，养阴所以佐清热之不逮，同属于里，非若白虎加桂枝汤，桂枝加大黄汤之兼有表里者，故今姑一并及之。后人于白虎汤中加玄参、生地、麦冬之属，即是人参之变味，不足异也。

陈惠民先生《医药笔记抄》曰："浙鄞有徐姓者，居鹦脰湖滨，不农不儒，始依父兄以闲游，继有妻子而号苦。思欲养室，爱记医方，悬牌疗疾，冀得蝇头之利。人知底蕴，谁肯寄之以命。冬衣敝絮，裹以棉袍。夏衣草衫，蔽以葛衫。日逐游猎，寻病而医。人见其濯濯也，以仆隶下人视之。进而坐谈，踞身不起，必俟一饭而后归。

一日，有隔里许之姓朱者，偶触伤寒，八日而死。徐闻之，贸贸然来。入其门，其尸已移房出堂矣。徐按其胸，曰：心口尚热，可医也。朱之家属以天气炎夏，急治棺成衣，立图殡。且知其不精于医也，无人听之。徐自取楮笔书白虎汤一方，令

① 黑籍冤魂：比喻吝啬鬼。
② 靳：吝惜，不肯给予。

其侄速检药石。其弟侄曰：子非华佗，能挽人于危乎？子非纯阳，能起死复生乎？子饿难度，不如与我帮忙，同食三朝，不必以拙技尝试也。徐曰：气虽绝，胸尚热，死马还需当活马医之。子与我钱百枚，我往市中沽药，能生，乃汝家之福；不能生，算我借用此钱也。其弟侄厌其缠绕，与之。

徐自煎自熬，以汤药灌死者之口，竟顺受而下。须臾，死者手微动，而口有气。徐曰：生矣！时满堂哀哭之声毕止，于是复舁①至房，调理数日而愈。咸以此为神医也，不可貌相，谢银十两，由是名声大振，延者有人。徐欣欣得意云：白虎汤能起死回生，况病而未死之人乎？（佐景注：此言误矣！）凡遇病者就之，即开白虎汤与之。不及两月，医死者十余人，被人拷打数次，医道乃不行，而朱复活二十余年。（录《现代中医》）

按： 原案出于文人之手，而非医者之笔，故所着要②之脉证毫不知晓，本无引证之价值。姑引之者，以见白虎之活用，可以肉白骨，误用足以死病人，亦聊作吾医界之棒喝云。

曹颖甫曰： 病于寒者得火而喜，以为天下莫火若也。病于热者得水而喜，以为天下莫水若也。盖狃于一偏者，必有一偏之蔽。苟非精通医理，而随证处方，则以姜、桂取效者，或不敢用凉剂；以芩、连奏功者，或不敢用温药。甚有偏于泻者以泻药杀人，偏于补者又以补药而杀人。自非辨证精审，然后用药，无论古方时方，何在非杀人之利刃哉？庄生有言：哀莫大于心死，为其执而不化也。是故病机出入，既不能因之斡旋；方治措施，又不能决其功效，则病者之死机未动，医者之生理先亡，可不警欤！

---

① 舁（yú 于）：抬。
② 着要：关键，着重。

冷水浇头

徐嗣伯，字叔绍。房伯玉服五石散十余剂，体更畏冷，夏着复衣。嗣伯曰：此大热内伏，非冬月不能治。至冬冰雪盛时，乃令二人夹捉伯玉，解衣坐石上，取冷水从头浇之。至二十斛，伯玉口噤气绝，家人啼哭请免，嗣伯不可。又尽水百斛，伯玉始能动，背上渐彭彭有热气，俄而起坐，曰热不可忍，乞冷饮。遂以冷水与之，尽一升而病立愈。

第十八案　白虎汤证其二（颖师讲授，佐景笔记）

师曰：江阴缪姓女，予族侄子良妇也，自江阴来上海，居小西门寓所，偶受风寒，恶风自汗，脉浮，两太阳穴痛，投以轻剂桂枝汤，计桂枝二钱，芍药三钱，甘草一钱，生姜二片，大枣三枚。汗出，头痛瘥，寒热亦止。不料一日后，忽又发热，脉转大，身烦乱，因与白虎汤。

生石膏（八钱）　　知母（五钱）　　生草（三钱）　　粳米（一撮）

服后，病如故。次日，又服白虎汤，孰知身热更高，烦躁更甚，大渴引饮，汗出如浆。又增重药量，为石膏二两，知母一两，生草五钱，粳米二杯，并加鲜生地二两，天花粉一两，大小蓟各五钱，丹皮五钱。令以大锅煎汁，口渴即饮。共饮三大碗，神志略清，头不痛，壮热退，并能自起大小便。尽剂后，烦躁亦安，口渴大减。翌日停服。至第三日，热又发，且加剧，周身骨节疼痛，思饮冰凉之品，夜中令其子取自来水饮之，尽一桶。因思此证乍发乍止，发则加剧，热又不退，证大可疑。适余子湘人在，曰：论证情，确系白虎，其势盛，则用药亦宜加重。第就白虎汤原方，加石膏至八两，余仍其旧，仍以大锅煎汁冷饮。服后，大汗如注，湿透衣襟，诸恙悉除，不复发。惟大便不行，用麻仁丸二钱，芒硝汤送下，一剂而瘥。

佐景按：白虎汤证有由直中天时之热而起者，有由自身积热而起者，若前案所引是也。有非直起于热，而由寒化热者，即由桂枝汤证转为白虎汤证者，若本案所言是也。

仲圣曰："服桂枝汤，大汗出后，大烦渴不解，脉洪大者，白虎加人参汤主之。"是即由寒化热之明证。本条之意若曰："有患桂枝汤证者于此，医者认证不误，予以桂枝汤。服汤已，应热退病除，但病者忽大汗出后，反大烦渴不解，脉且转为洪大。是盖其人素有蕴热，因药引起，或药量过剂所致，但勿惧，可以白虎加人参汤一剂愈之。其属有蕴热者可以顺便除之，其属药量过剂者，此即补救法也。"本条即示桂枝汤证化为白虎汤证之一例。

人多以桂枝、麻黄二汤齐称，我今且撇开麻黄，而以白虎合桂枝二汤并论之。余曰：桂枝汤为温和肠胃（若以其重要言，当曰胃肠）之方，白虎汤则为凉和肠胃之方。桂枝证之肠胃失之过寒，故当温之，温之则能和。白虎证之肠胃失之过热，故当凉之，凉之则亦能和。和者，平也，犹今人所谓水平，或标准也。失此标准则病，故曰太过等于不及，犹言其病一也。

桂枝汤证肠胃之虚寒，或由于病者素体积弱使然，或由于偶受风寒使然，或更合二因而兼有之。白虎汤证肠胃之实热，容吾重复言之，或由于病者素体积热使然，或由于由寒化热（即肠胃机能自起救济，一发而不能自已之谓）使然，或竟由直受热邪使然，或竟合诸因而兼有之。来路不一，证状参差，而医者予以方，求其和则同。方药不一，而方意则同。桂枝汤有桂、芍以激血，生姜以止呕，同是温胃。白虎汤之石膏、知母同是凉胃，大枣免胃液之伤，粳米求胃津之凝。余下甘草一味，同是和肠，防其下传。两相对勘，一无遁形。试更妙为之譬，则患桂枝汤证者服桂枝汤，无异冬日啜咖啡茶，见白虎汤证者进白虎汤，不啻夏月饮冰雪水，温凉即得，舒适恰同。此情至真，此理至明，虽三尺童子，闻之首肯。然则幻镜拆穿，令人失笑，谁谓仲圣之道犹天高而地远耶？

吾师治白虎汤证之直起于热者，用白虎汤；治白虎汤证之由寒化热者，亦用白虎汤。无所谓伤寒，无所谓温热，是乃仲圣之正传。乃温热家硬欲分伤寒温热为尔我彼此，谓由寒化热者是伤寒，由热直起者是温热。然则治伤寒之白虎汤证用白虎汤，治温热之白虎汤证，曷不用其他神汤妙药，而终不脱石膏、知母耶？是故温热伤寒之分，废话而已，废话而已。

第十九案　白虎汤证其三（佐景笔记）

佐景曰： 友人郁祖安君之女公子，方三龄，患消渴病。每夜须大饮十余次，每饮且二大杯，勿与之，则吵闹不休，小便之多亦如之，大便不行，脉数，别无所苦。时方炎夏，尝受治于某保险公司之西医，盖友人也，逐日用灌肠法，大便方下，否则不下。医诫勿与多饮，此乃事实上所绝不可能者。累治多日，迄无一效。余诊之，曰：是白虎汤证也。方与：

生石膏（四钱）　　知母（二钱）　　生草（钱半）　　粳米（一撮）

加其它生津止渴之品，如洋参、花粉、茅根之属，五剂而病瘥。顾余热未楚，孩又不肯服药，遂止服。越五日，旧恙复发，仍与原方加减，连服十五日，方告痊愈，口不渴，而二便如常。先后计服石膏达半斤之谱。

佐景按：见其大便不通，而用灌肠法，是为西医之对症疗法。辨其脉数口渴，而用白虎汤，是为中医之脉证治法。对症疗法求疗不疗，脉证治法不治自治，此乃中西医高下之分。王儒大先生曰："夫国医，道也，形而上也。西医，器也，艺也，形下者也。人之成艺也则易，刻鹄不成，尚类鹜也。而其成道也则难，画虎不成，反类犬也，故国医之工者高出西医之工者远甚。"佐景续为之说曰：国医之道何在？脉证治法是也。

血闷

陆曦，宋奉化县人，精医术。新昌徐氏妇病产，不远二百里舆致之。及门，妇已死，但胸膛间犹微热。陆入视之曰：此血闷也，能捐红花数十斤，则可以活。主人亟购如数，乃为大锅以煮，候汤沸，遂以三木桶盛汤于中，取窗格籍妇人寝其上。汤气微，又进之。有顷，妇人指动，半日遂苏，盖以红花能活血故也。

第二十案　白虎汤证其四 (佐景笔记)

佐景曰：据舍亲童公邃君云："民国六七年间，于役①吴门，一山东人名杨宜德者，为先兄卫兵，患腹部膨胀，不更衣者二月有余，而健饭特甚，腹大几如五石瓠②，甚至行坐不得。营团各军医百治乏效，复数更外医，亦然，因就诊于曹先生沧洲。先生闵其情，复怜其贫，即令服生石膏半斤。次日，病依然，于是由半斤加至一斤。至第四日，复加至二斤，便乃大下，悉属黑粪，其硬如石，约二便桶许。体腹顿时瘦削，向

---

① 于役：服役。
② 五石瓠：可以容五石的大葫芦。

之手臂如碗者至此仅有一握，神志疲倦异常，且须倩①人扶掖，而后能行。于是先生令止服，改为四君子等大剂，凡调理三月始瘥。"

佐景按： 此病为中消，胆胃之火特重，故能健饭；胆汁不自下输，故大便不行。重用石膏以清胃热，胆汁得下，则大便通矣。其用单味石膏者，意犹白虎汤耳。曹氏之胆识固如是其骇俗乎？

前案消渴是上消，本案消食是中消。上中不同，一汤愈之，所谓通仲圣方能治百病者此也。

曹颖甫曰： 予所遇白虎汤证未有若此之重者，张锡纯用石膏不过二三两，予尝加至双倍有奇，岂料苏州宗人沧洲先生更有用至二斤者。然经方中正有用如鸡子大二十四枚者，是又不止二斤矣。

禳厌②

顾欢，字元平，南齐时吴郡人，精医学，隐于会稽山阴白石村，性仁爱，有道气，其治疾或以禳厌。尝有患邪病者造之，欢问君家有书乎？答曰：有《孝经》之篇。欢曰：可取置枕边，恭敬之当自瘥。如其言果愈。后问其故，曰：善能致福，邪不胜正故尔。

第二十一案　麻黄杏仁甘草石膏汤证其一（颖师医案）

钟（右，住圣母院路大千世界隔壁福新电料行楼上）。

初诊（十一月初三日）　伤寒七日，发热无汗，微恶寒，

---

① 倩：请（别人代替自己做事）。
② 禳（ráng 瓤）厌：谓祈求去除邪恶灾祸。

一身尽疼，咯痰不畅，肺气闭塞使然也。痰色黄，中已化热，宜麻黄杏仁甘草石膏汤加浮萍。

净麻黄（三钱）　光杏仁（五钱）　生石膏（四钱）　青黛（四分，同打）　生草（三钱）　浮萍（三钱）

佐景按：据史惠甫师兄言，钟姓少妇先因外出探望其父疾，心滋忧戚，归途白雪纷飞，到家即病。曾经中西医师杂治未痊，又因身怀六甲，家人忧惧万分。耳师名，叩请出诊，惠甫兄随侍焉。初诊时，病者面赤气喘，频频呼痛，腹部尤甚，按脉浮紧。师谓此证易治，不足忧，径疏本方。

二诊（十一月初四日）　昨进麻杏甘石汤加浮萍，汗泄而热稍除，惟咳嗽咯痰不畅，引胸腹而俱痛，脉仍浮紧，仍宜前法以泄之。

净麻黄（三钱五分）　生甘草（二钱）　生石膏（六钱）薄荷末（一钱，同打）　光杏仁（四钱）　苦桔梗（五钱）生苡仁（一两）　中川朴（二钱）　苏叶（五钱）

佐景按：据史惠甫兄言，二诊时病者已能与师对语，神情爽适，不若初诊时之但呼痛矣。稔知服药后，微汗出，一身尽疼者悉除。惟于咳嗽时，胸腹部尚觉牵痛耳。师谓本可一剂痊愈，适值天时阴雨，故稍缠绵，乃加苡仁、厚朴、苏叶等与之。

自服第二方后，又出微汗，身热全除，但胸背腹部尚有微痛，游移不居。又越一日，病乃全瘥，起床如常人。

第二十二案　麻黄杏仁甘草石膏汤证其二（颖师医案）

冯衡荪（嵩山路尊庐帐房，十月二十九日），始而恶寒，发热，无汗，一身尽痛。发热必在暮夜，其病属营；而恶寒发热无汗，则其病属卫，加以咳而咽痛，当由肺热为表寒所束，正以开表为宜。

净麻黄（三钱）　光杏仁（四钱）　生石膏（五钱）　青黛（四分，同打）　生甘草（二钱）　浮萍（三钱）

佐景按：本案脉案中所谓营卫，盖本《内经》"营气夜行于阳，昼行于阴；卫气昼行于阳，夜行于阴"之说。余则谓本案乃麻黄汤证化热而为麻杏石甘汤证耳。观其恶寒发热无汗身疼，非麻黄汤证而何？观其咳而咽痛，非由寒邪化热，热邪灼津而何？方依证转，病随药除。

桂枝汤证，或以服药故，或以病能自然传变故，可一变而为白虎汤证。同理，麻黄汤证可一变而为麻杏石甘汤证。此可证之以大论，曰："发汗后不可更行桂枝汤，汗出而喘，无大热者，可与麻黄杏仁甘草石膏汤。"此言本属麻黄汤证，予麻黄汤发汗，孰知药剂太重，竟致肺部转热，虽汗出，而仍喘。浅人无知，见无汗变为有汗，疑麻黄汤证转为桂枝汤证。初不知身无大热，热反聚于肺脏，而肺脏之邪，并非传于肠胃也。经文俱在，可以覆按。

余前谓白虎汤为桂枝汤之反面，今当续曰：麻杏甘石汤为麻黄汤之反面。此说当更易明了。何者？二汤中三味相同，所异者，一为桂枝，一为石膏。而后知麻黄汤证为寒实，麻杏甘石汤证为热实。攻实虽同，寒热不一。麻黄汤证有喘，麻杏甘石汤证亦有喘。其喘虽同，而其喘之因不一。喘为肺闭，而其所以闭之因不一。人当健时，肺部寒温调匀，启阖合度，无所谓闭。及其受寒，则闭；受热，则亦闭。闭者当开，故均用麻、杏以开之，甘草以和之，而以桂枝、石膏治其原。于是因寒而闭者开，因热而闭者亦开，仲圣制方之旨，于焉大明！

第二十三案　麻黄杏仁甘草石膏汤证其三_{（佐景笔记）}

佐景按： 前年三月间，朱锡基家一女婢病发热，请诊治。予轻剂透发，次日热更甚，未见疹点。续与透发，三日病加剧，群指谓猩红热，当急送传染病医院受治。锡基之房东尤恐惧，怂恿最力。锡基不能决，请予毅然用方。予允之。细察病者疹已发而不畅，咽喉肿痛，有白腐意，喘声大作，呼吸困难不堪，咯痰不出，身热胸闷，目不能张视，烦躁不得眠，此实烂喉痧之危候，当与：

净麻黄（钱半）　生石膏（五钱）　光杏仁（四钱）　生草（一钱）

略加芦根、竹茹、蝉衣、蚤休等透发清热化痰之品。服后，即得安睡，痧齐发而明，喉痛渐除。续与调理，三日痊愈。事后婢女叩谢曰：前我病剧之时，服药（指本方）之后，凉爽万分，不知如何快适云。意者醍醐灌顶可以仿佛形容之欤？

佐景按： 夫麻疹以透净为吉，内伏为凶，尽人所知也，而透之法却有辨别。盖痧毒内伏，须随汗液乃能外出，而汗液寄汗腺之内，须随身热乃能外泌，故痧前之身热乃应有之现象。惟此种身热亦有一定之标准，过低固不可，过高亦不佳。事实上过高者少，过低者多。故用药宜偏于温，万不可滥用凉剂以遏之。及痧毒正发之时，小儿身热往往过度，与未发前成反比。不知身热过重又妨痧毒之外透。此时热迫肺部则喘急，热蒸汗腺则汗出，热灼心君则神昏，热熏痰浊则干咳，此为麻杏甘石之的证，重剂投之，百发百中，又岂平淡之药所能望其项背哉？

疹病之兼喉病者，中医谓之烂喉痧，西医称之曰猩红热。西医治本病主先隔离，视为第一等急性传染病。中医治此，似无若此慌张。丁甘仁先生擅治此病，其治法大意略曰：喉痧当以痧为本，以喉为标，但求痧透，则喉自愈，可谓要言不烦。而本汤之治喉痧所以得特效者，即此故也。

痧毒攻喉，则喉烂而为猩红热；痧毒袭肺，则呼吸急迫而为肺炎。余尝治稔友①挚甫之大公子发麻疹，用麻杏石甘汤加味而安。其疹颇稠，其证非轻，余坦然愈之，不以为意也。越日，二公子续发麻疹，治以同法。惟其性情较为强顽，不肯听母言安睡被中，常自一床跳跃至他床。疹发已逾四日，满面悉红，尚无回意，忽加呼吸急迫，鼻扇不已。余曾见鼻扇之证甚多，但从未有若是之剧者。当其吸气时，鼻叶自动向里吸入，两叶几合而为一，又加肩动以助之；呼气之后，又如吸气，鼻叶直无宁时。使依西医法诊断，此为麻疹并为急性肺炎无疑。

时挚甫远客川中，嫂夫人仓皇无主，余乃延虞师舜臣主诊。先用开水送服琥珀抱龙丸一颗，以折其热邪，续投汤药，仍师麻杏甘石法，内用麻黄纳入芦根茎中，两头扎好入煎，并加桑白皮以透肺热。其夜，抚孩四肢，忽觉微微作冷，鼻扇略缓，面赤略淡，属吉属凶，孰能决之？此嫂夫人次早所告余者。幸自次早起，四肢即转温，颜面之疹倍稠于前，色加红，鼻扇渐定，至是方敢云出险。此又中医能治急性肺炎之一例。至西医谓肺炎乃麻疹之合并病，就医师立场之利害言，我可从之说；就医学立场之真理言，我不能无疑。何者？彼患麻疹者倘能服药合度，调护得法，即不致续发肺炎，抑亦何耶？

顾本汤之用却又不限于喉痧及肺炎，凡属肺热生痰，因痰生喘者，本汤皆能治之，且已验之屡矣。然考之西医说，于肺

① 稔友：挚友。

病有急性、慢性支气管炎，肺炎，肺水肿种种名目，究其理，不外因细菌或尘埃之侵入而生炎灶，以致支气管等部分分泌黏液，闭塞孔道，转至呼吸窒塞，预后不良，与吾中医说谓肺津为热熏灼，变为痰涎，因而痰声如锯者，如出一辙。使用麻黄、杏仁以开其肺气，生石膏以清其热，甘草以和其中，吾知其必可效也。

本汤条文曰："发汗后（又曰下后）不可更行桂枝汤，汗出而喘，无大热者，可与麻黄杏仁甘草石膏汤。"云云。而恽铁樵先生竟欲易之为无汗而喘，大热者。不知麻黄汤证，由或未发热进为发热，其证势为由郁而发。麻杏甘石汤证由身大热转为身无大热，其证势为由表入里（如邪由肺传脑，则身热更微矣）。惟其逐渐由表入里，由寒化热，故无汗渐转为汗出，独其喘则必不除，然后知"热喘"二字实为本汤之主证。得此一隅，庶几三反，而经文煌煌，乃可凭私意以涂改之耶！

恽先生又曰：本汤又治白喉初起，此言殊可商。盖真正之白喉忌表，当以养阴解毒为主。或者恽先生之所谓白喉实喉痧之误，王润民先生曾畅发此义，兹不赘。

烹鲜会

赵卿，唐时人，善以意治疾。一少年，眼中常见一小镜子，百药不效，诣卿诊之。卿约来晨以鱼脍奉候，少年如期往。卿延于阁内，忽闻客至，卿出见客，令少年少待，俄久不至。迨日中，少年饥甚，闻酢香甚美，及顾桌上止芥醋一瓯，无他物，乃轻啜之，逡巡又啜之，觉胸中豁然，镜忽不见，心大异，乃竭瓯啜之。未几卿出，少年惭谢。卿曰：君因食脍太多，酱酢不透，有鱼鳞积胸中，故眼花。适所备酱酢，正欲君因饥啜之耳，烹鲜之会，乃诳君也。

第二十四案　麻黄杏仁甘草石膏汤证其四 (佐景医案)

王（左），乳蛾双发，红肿疼痛，妨于咽饮，身热，微微恶风，二便尚自可，脉微数，舌微绛，宜辛凉甘润法。

薄荷（一钱，后下）　杏仁（三钱）　连翘（二钱）　象贝（三钱）　桑叶（二钱）　生草（钱半）　赤芍（二钱）蝉衣（一钱）　僵蚕（三钱，炙）　桔梗（一钱）　马勃（八分）　牛蒡（二钱）　活芦根（一尺，去节）

另用玉钥匙吹喉中。

佐景按：当九、十月燥气当令之时，喉病常多，其轻者但觉喉中梗梗然妨于咽饮，其略重者则咽喉两关发为乳蛾，红肿如桃。西医称此为扁桃腺肿，治之每用刀割。报载影后胡蝶尝患此，受治于西医，费千金而愈。中医治此，似不须如此小题大做，但须照上列方随意加减，可以一剂知，二剂已。计药所费，当不出一元之数，与千金较奚似？蛾退之后，悉如常态。若夫言割法，试问皮肤受蚊咬而发肿，可以削之使平乎？至若乳蛾渐由红肿而化白腐，或生白点，可加玄参一味以治之，其效如神。若更由白腐而化脓，乃可用刺法，使脓出亦愈。然使早用辛凉甘润，必不至如此地步，此辛凉甘润法之所以可贵也。

有一派喉科医生治喉，喜用苦寒之药，如板蓝根、川连、地丁、人中黄之属。服后，虽可暂折邪气，每致郁而不宣，牵延时日，甚或激成白喉之属，至堪危虑。凡患乳蛾因服苦寒药不解，续进辛凉甘润药者，则见效必较缓，甚或初剂、二剂竟毫不见效，余试之屡矣。

又有一派医生治喉，喜用重腻育阴之药，如生地、麦冬、石斛、沙参之属，竟重用至八钱、一两者。以此治乳蛾，亦不能速愈。友人谢君维岐，籍隶吴县，患喉痛小恙，名医与以育阴重剂，多费而少效。余卒用辛凉轻剂，一服见功，二服痊愈。此辛凉甘润法之所以可贵也。吾重言之，不觉辞费。

至是，读者必将哗然曰：辛凉甘润是温热家法也，今乃娓娓称之，姜佐景殆神昏谵语乎？岂其舍《经方实验录》而改作《时方实验录》乎？敬答曰：非也。辛凉甘润乃仲圣大法，温热家不过伸言之耳。何以谓辛凉甘润乃仲圣之法？曰："辛凉甘润"四字，乃麻杏甘石汤之别称也。谓：吾不信。请察下表。

吾知读者得此，必将哑然失笑曰：有是哉！然此犹为未足，我今更道其详。夫依鞠通言，所谓辛凉轻剂者，桑菊饮是也；所谓辛凉平剂，银翘散是也。我今竭此二方之药，更益以近人所习用者，分为四组，列之如下：

第一组：淡豆豉、芥穗、浮萍、薄荷、桑叶、菊花、连翘、蝉衣、佩兰。

第二组：贝母、杏仁、竹茹、莱菔、僵蚕、牛蒡、桔梗、菱皮、枇杷叶。

第三组：银花、赤芍、滑石、竹叶、苇茎。

第四组：人中黄、甘草、梨皮、蔗汁、地栗。

以上第一组药九味，功在解表，试问能出麻黄之范围否？第二组药九味，功在化痰，试问能出杏仁之范围否？第三组药五味，功在凉血，试问能出石膏之范围否？第四组药五味，功在生津，试问能出甘草之范围否？然则统辛凉甘润法之妙药，总不出麻杏甘石汤之范围，一经指出，彰彰明甚。故谓辛凉甘润药系从麻杏甘石汤脱胎，向平淡方向变化，以治麻杏甘石汤之轻证也可，若谓辛凉甘润法为温热家创作，能跳出伤寒圈子者，曷其可哉？

叶氏《幼科医案》曰："春月暴暖忽冷，先受温邪，继为冷束，咳嗽痰喘最多……夫轻为咳，重为喘，喘急则鼻掀胸挺。"此实麻杏甘石汤之的证，使及时投以麻杏甘石汤重剂，则药到病除，何致有"逆传心包"之危？依佐景临床所得，本汤证以小儿患者居多，且多发在冬春之间；与夫白虎加桂枝汤证之多发于夏日及大人者，悉相反，与叶氏所言颇合，是叶氏乃明知麻杏甘石汤者也。吴氏鞠通亦知之，故虽在《条辨》上焦、中焦二篇隐而不言，及在下焦篇第四十八条，即不复藏匿。曰："喘，咳，息促，吐稀涎，脉洪数，右大于左，喉哑，是为热饮，麻杏甘石汤主之。"

然则温热诸家果能识麻杏甘石汤证？并即以此为基础，更从而变化之，扩充之，欲自成为广义温病说，实无疑义。惜乎不肯道破根源，反欲求分庭抗礼。其学力独到处，可以令人佩仰；其礼貌未修处，殊不可效尤。独怪今之一般医师，读温热书而忘《伤寒论》，更不晓温热病在《伤寒论》中之出处，欲求愈疾，抑亦难矣。故余敢作公平之论，曰：温热家之说并非全错，时方轻方并非全不可用，但当明其与伤寒经方间之师承贯通处。然后师经方之法，不妨用时方之药，且用之必更神验，此为亲历之事实，所可忠告于同仁者也。

余前谓白虎汤证有非由桂枝汤证传变者，同理，麻杏甘石汤证有非由麻黄汤证传变者。使其一见而为麻杏甘石汤证，医必曰：此温病也。叶香岩曰："温邪上受，首先犯肺。"旨哉斯言。于是桑、菊、银翘滔滔而来，病轻者幸愈，病重者竟至"逆传心包"。呜呼！若而人者，不学无术，其安知麻杏甘石汤本可免逆传心包乎？安知首先犯肺者不但为温邪，且有时属寒邪上受，即是麻黄汤证乎？安知麻黄汤证化热之后，即是麻杏甘石汤证乎？又安知伤寒传足，温病传手，悉是杀人之邪说乎？我敢实告读者，我非神昏，我不谵语！

今岁腊月，一同乡何姓小孩，住菜市路一百号煤炭店上，病鼻扇，喘息不宁，汗出微黏，便溏带臭，身微热。先日曾经他医投辛凉轻剂，绝不见效。余曰："汗出而喘，无大热者，麻杏甘石汤主之。因即予本汤轻剂，略加蝉衣、桔梗、芦根，以助透发。次日据报，病大减，喜吮乳矣。乃就原方去麻、石，加轻药，悬拟予之。三日，病又急，不得已抽暇前往亲诊，依然赖麻、石而安。嘻！麻杏甘石之足以去病，辛凉淡药之莫能逐邪，有如是者！是故余谓辛凉甘润是发源于麻杏甘石，但治麻杏甘石之轻证一说，乃从临床实验中细心体察而来，绝非文字上之偶合。使我但借雕虫之小技，空添诸君酒后之资、茶余之助，则《经方实验录》同是可焚之书，安有价值足言？使其不然，诸君中有未曾用过麻杏石汤者，他日遇此的证，不解于他医之辛凉轻剂，乃用此汤而获效者，方是本录发扬权威之时，亦正仲圣绝学复兴之日也。

曹颖甫曰：治病用药，当观其通。苟得其空灵妙悟，则牛溲、马勃、败鼓之皮，何尝非活人之圣药？予亡友丁甘仁先生云：古人于重证始出方治，今人用之于类似之证，往往失效，非古方之不可用也，为其药石之太过也。药力太过，则当择药力稍轻者而代之。无如近代医生见避重就轻之有效，竟废古方而不用，一人倡之，百人和之，遂成积重不返之势，医道所以日于苟简①耳。今姜生具此通识，使甘仁先生可作②，吾知必许为通才，谓不料有此再传弟子也。

蛇形

任度，宋时人，精医。有患者尝饥，吞食下至胸，便即吐出。医作噎疾膈气治之，无效。度视之曰：此疾盖因蛇肉不消所致，但揣心腹上有蛇形也。病者素有大风，常求蛇肉食之。遂合硝黄以治，微利而愈。

第二十五案　葛根黄连黄芩汤证其一（佐景医案）

李（孩），疹发未畅，下利而臭，日行二十余次，舌质绛，而苔白腐，唇干，目赤，脉数，寐不安，宜葛根芩连汤加味。

粉葛根（六钱）　细川连（一钱）　怀山药（五钱）　生甘草（三钱）　淡黄芩（二钱）　天花粉（六钱）　升麻（钱半）

佐景按：李孩服后，其利渐稀，疹透有增无减，逐渐调理而安。湘人师兄亦在红十字会医院屡遇小孩发麻疹时下利，必治以本汤，良佳。又有溏泄发于疹后者，亦可以推治。

麻疹之利属于热者，常十居七八；属于寒者，十不过二三，故宜于葛根芩连汤者十常七八，宜于理中汤或桂枝人参汤者十不过二三。一或不慎，误投汤药，祸乃立至，可不畏哉！

今人每以葛根芩连汤证之利为协热利，实则葛根芩连汤证之利虽属热性，仲圣并未称之为协热利，至桂枝人参汤证之寒性利，反称之为协热而利。盖协热者，犹言挟表热也，此不可不知。

---

① 苟简：草率简陋。
② 可作：复活，复生。

太阳病，当解表，若不予解表，而用治阳明法以下之，则变证。但或从寒化，或从热化，每无定局。正气盛者多从热化，正气衰者则从寒化。仲圣云："太阳病，外证未除，而数下之，遂协热而利，利下不止，心下痞硬，表里不解者，桂枝人参汤主之。"此从寒化之例也。又曰："太阳病，桂枝证，医反下之，利遂不止，脉促者，表未解也，喘而汗出者，葛根黄连黄芩汤主之。"此从热化之例也。本条有余意，有省文，若欲知其洋，而不嫌辞赘者，可在"也"字下，加"宜葛根汤，若利不止"诸字样，则经旨明矣。意谓桂枝汤证因下伤津，利不止亦伤津，而脉促近于浮，为表未解，故宜葛根汤，以解其表，而养其津。若表解之后，内热甚炽，肺受热灼而喘，汗受热蒸而出者，当用葛根芩连汤以直折之。

余前谓桂枝汤证化热，则为白虎汤证；麻黄汤证化热，则为麻杏甘石汤证。今当续为之说曰：葛根汤证化热则为葛根芩连汤证。征之于临床，考之于经文，历历不爽，我岂好为异说，故作矜奇者哉？

曹颖甫曰：表未解者，必不汗出，盖利不止而脉促为表未解。表未解者，宜葛根汤。利不止而喘汗，为表病入里，则宜葛根芩连汤。脉促为脉紧变文，前于《伤寒发微》中已略申其旨。固知葛根芩连汤惟已经化热者宜之耳。惟其化热者宜之，而舌苔白腐，唇干目赤，乃无乎不宜，不惟热利为然也。

土地神

钱经纶，字彦朦，清康熙间秀水县人，医术精核。有人仲冬病寒，诸医杂治不效，独经纶投青蒿一味而愈。遇贫者常谢不受，值富人以厚币远来，则又却之，且谢曰：若币重，不难致他医，何必我？我邻里孤穷疾病者若而人，待我诊治，安能舍之他适哉？或道逢他方人，问钱先生安在，辄应曰：死久矣。用是名不出乡里，而贫亦如故。殁后，乡人相传为土地神。

第二十六案　葛根黄连黄芩汤证其二（佐景医案）

孙宝宝（住厅西路）。

初诊　满舌生疮，环唇纹裂，不能呒饮，饮则痛哭，身热，溲少，脉洪而数，常烦躁不安，大便自可，拟葛根芩连汤加味。

粉葛根（四钱）　淡黄芩（钱半）　小川连（六分）　生甘草（三钱）　灯心（三扎）　活芦根（一尺）

佐景按：孙君维翰，友人也。其小公子未二龄，甚活泼可爱，体肥硕，肖其父。每患微恙，余必愈之。顾以事繁，常无暇面诊，有时仅凭孙君之陈述而疏方焉。一日，孙君又言其孩身热，咳嗽，口渴，不安云云，当遥拟辛凉轻剂与之。服之二日，不瘥反剧，谓口舌生疮矣。当请面诊，允之。细察之下，乃知本为葛根汤证，今乃化热进而为葛根芩连汤证矣。葛根汤证何以化热变剧？盖辛凉轻剂不胜重任故也。

孙孩服此之后，将一剂而愈乎？曰：不然。次日，其病不增不减，仅维原状而已。何以故？盖药量不足故也，尤以黄连之量殊轻，随俗浮沉，我病不能自拔。

二诊　口疮，投葛根芩连汤，不见大效，宜进一步，合承气法。

粉葛根（四钱）　细川连（八分）　生川军（二钱）　生甘草（三钱）　淡黄芩（钱半）　枳实（钱半）　玄明粉（钱半，分冲）

佐景按：又次日，孙君来告，此方之效乃无出其右，服后一小时许，能饮水而不作痛状，夜寐甚安。越宿醒来，舌疮大退，肯吮乳。嘱减量再服，遂愈。乃知大黄内服，却胜冰硼外搽，因此散我固曾用于二三日前也。

葛根汤证化热，为葛根芩连汤证；葛根芩连汤证化热，则为承气汤证。我因失治缓治于先，故补治急治于后，不待其大便闭结，而审其即将闭结，预用硝黄以图之，此急治补治之说也。然设使我能及时重用葛根、芩、连，又何需乎硝黄？我能及时重用葛根汤，又何需乎芩、连？溯本穷源，为医者不当若是乎？

昔我治一妇人，舌尖下发一白点，渐内蚀，饮食辄痛，不能触咸味，尤不可碰热菜。我曰：此属热，宜师白虎汤，服石膏。妇服之数日，腐点不动，而胃纳反差。闻人言，服黄连可效，竟一剂而愈。我乃恍然若闻道，知葛根芩连汤与白虎汤本属并肩，各有主治，不容混淆，设使互易为治，必两不奏功。阅者倘犹以此为未足，而欲详二汤之异趣者，请续察下案拙按。

曹颖甫曰：葛根芩连汤既为化热而设，服之不效，肠胃燥实即为热病之结果，故佐景谓合承气法为进一步也。

嫡传

杜度，受业于张机，识见宏敏，器宇冲深，淡于骄矜，尚于救济，事仲景多获禁方，名著当时。

第二十七案　葛根黄连黄芩汤证其三（佐景医案）

自服方，案缺。

粉葛根（四钱）　生甘草（三钱）　淡黄芩（二钱）　黄连（一钱）　京赤芍（三钱）　密蒙花（钱半）

佐景按：本方余备以自服者也。然余不下利，不生口疮，用此安为者？曰：用此以治目赤，西医所称眼膜炎者是也。余先微伤于风，风去而目赤，晨起多眵，封目不易张，张则梗梗然若有物触犯之者，随服本方。服药之时，适史惠甫、唐崇景二兄来访。余告以病情，并请试猜药属何方，二兄莫能中也。不须再剂，不必忌口，眼膜炎退。

惠甫默识吾葛根芩连汤可治目赤之言，越日，访姨母，适见表弟病目赤不能张，身大热，神糊谵语，不下利，头中剧痛。其人服务于江南造船厂，曾经医治，不愈反剧，金谓冬温难治。惠甫与葛根芩连轻剂，不加他药。又次日，往视，神昏谵语、头痛、目痛悉愈，惟眼膜之炎未退。属服原方。又越二日往视，眼膜之炎退其半。仍嘱服原方。其痊愈可操左券①者，不待言矣。

适《北平文医》半月刊递至，内载张玉珍先生作《经方验案》一则，颇足与本案互相发明。敢摘录如下，以证吾言。

张先生："本村有张志瑞者，年六十，业农。七八年前，偶得眼鼻剧痛之症，医治月余乃愈。二十三年秋，复犯一次，半月乃愈。上月初间（旧历），旧症复发，眼睛、鼻孔疼痛异常。先延某西医眼科专家施以止痛治疗，丝毫未效。翌日，其家人向余求治。余与病者既为同乡，又为同姓，立即驰往。及至其家，见其以头触地，弓腰伏卧，呻吟呼喊之声达于户外。问之，则曰：眼睛、鼻孔疼痛异常，非如此呼喊呻吟，以头触地，不能减其疼也。且每次都是这样，惟此次又加泄利，身热耳。诊之，脉象洪数。因思《伤寒论》中阳明经证有目痛、鼻干之文，腑证有胃家燥热之说。今泄利虽非燥热，亦定为胃肠湿热所致。

① 操左券：古代契约分左右两片，双方各执其一，作为凭据，左券由债权人收执，右券由债务人收执。但亦有相反之说。"操左券"比喻事成有把握。

彼《伤寒论》中之葛根黄芩黄连汤恰与此证相合，遂以此汤加桑叶、菊花、夏枯草、滑石与之，一剂而愈。考吾国古圣之经方，苟用之对症，莫不效如桴鼓。今西医束手无策之症，而我国古方竟能一药而愈者，非一证乎？"

然则葛根芩连汤既可治下利，又可以治口疮，又可以治目赤，更可以治鼻疼，演而伸之，还可以治他病。一汤之用何其广也？曰：欲答此题，当明葛根芩连汤证之病所何在；欲明葛根芩连汤证之病所何在，当明葛根汤证之病所何在，容顺次述之。

我所谓"病所"云者，有异于西医之"病灶"也。西医所称之病灶，精而详；我所说之病所，略而约。夫约略者无如精详者美，此尽人所知也。然而精详者有时而穷，约略者乃可泛应万病。故二者高下之分，似尚未可以片言折之。今姑置此而勿论，桂枝汤证之病所，言其里，则偏于胃；麻黄汤证之病所，言其里，则偏于肺；葛根证之病所，言其里，则偏于血脉神经，而项背为脑、脊髓、神经分布之地，故患葛根汤证者，其项背独强几几。

白虎汤证之病所同桂枝汤，偏于胃；麻杏甘石汤证之病所同麻黄汤，偏于肺；葛根芩连汤证之病所同葛根汤，偏于血脉神经。故白虎汤证与麻杏甘石汤证之病所，发有定处。若葛根芩连汤证之病所，则发无定处。诚以血脉神经本周布一身，而一身之血脉神经未必尽病，不过病其一部。经云："邪之所凑，其气必虚。"即血脉神经较为脆弱之部，则受邪而病之谓。发于肠部，则为下利；发于舌部，则为口疮；发于眼部，则为目赤；发于脑部，则为痉或脑膜炎之类。观此，葛根芩连汤之所以得泛应诸病者，实以本证之病所本无定处故也。

《难经》曰："温病之脉，行在诸经，不知何经之动也，各随其经所在而取之。"与所谓中风、伤寒、湿温、热病之脉有定象者独异，而与我所谓葛根芩连汤证发无定处者，隐约中若合符节。我不敢据此释《难经》《伤寒》，然其义至足长思也（《难经》中所谓五种伤寒，依鄙见，大论中皆有主方，详第二集）。

钟志和先生作《吾人对流行性感冒应有之认识》略云："吾人连日读报章所载，英国流行性感冒传染极盛，死亡颇多。据调查所得，前星期因患该症而死者为数达一千一百三十七人，而本星期则已增至一千一百五十五人，其传布之迅速以及其死亡率之众多，已足惊人。

查此症系一大流行病，属急性传染病之一种，为地方性、流行性或散发性，在前世纪曾大流行四次。至于一九一七至一九一八年，则为近年来第三次大流行。势甚汹涌，流行全球，各国死亡极多。一九二一年曾流行于远东，传布达于全球，但疫势非剧。按该病之流行每一地方，大抵经六至八星期之久，其疫潮所至，难有幸免者。如在大流行之时，几占全人口百分之四十或较强，则其传染性之剧烈，实有令人寒齿恐惧者也。

今英国既经流行，一旦因交通之便而传入我国，虽云死亡率不甚高，然一经传染，身体因而虚弱，影响终身康健者，为害非浅。吾人岂可漠视不顾，而不加紧预防，更可对该症无深切之认识乎？本证依其种类之不同，分作：（一）呼吸系统类——呼吸道自鼻部以达于肺各部，均可受累。病轻者现卡他耳症状，惟身体极感疲乏；其危重者，每现支气管炎、胸膜炎、肺炎等状。（二）胃肠（即消化系统）类——现下痢、恶心、呕吐、口臭、舌苔、厌食、头痛、吐酸、腹痛，甚或大泻，而呈脑力虚脱者，孕妇易起流产。（三）神经系统类——头痛、晕

眩、神经痛、不眠、精神亢奋，或因之发神经炎、脑炎、脑膜炎、癫痫、精神病等。"（录二十六年二月十六日《申报·医药专刊》）

然则西医所谓流行性感冒之属于呼吸系统类者，即吾所谓麻黄汤、麻杏甘石汤证是。其属于消化系统类者，即吾所谓桂枝汤、白虎汤证是。其属于神经系统类者，即吾所谓葛根汤、葛根芩连汤证是。其曰"大流行势甚汹涌，各国死亡极多"者，即仲圣所谓"余宗族素多，向余二百，建安纪年以来，犹未十稔，其死亡者三分之二，伤寒十居其七"是。此西医说《伤寒论》之可通释者也。然彼重预防隔离，滋养注射；吾主望闻问切，寒热温凉，此治疗法则之未许强同者也。

白虎汤证不过为热象，其势较缓；麻杏甘石汤证，热之中夹闭象，其势较急；葛根芩连汤证，热之中夹毒象，其势较险，惟其毒剧，故生腐蚀。毒者，菌也。黄连苦寒，功能杀菌，故仲圣用以为主药。白虎汤证、麻杏甘石汤证传自不伤津之中风、伤寒，葛根芩连汤证传自伤津之温病，然则津伤者即贻毒菌之繁殖，津不伤者反是，此中宁无一贯之妙理？读者请自释之。

曹颖甫曰： 凡病入于血分，则易化热，易于生毒，若痈疽然，为其血分受灼，血郁而毒生也。故麻疹之从热化者尤为重要。推而言之，葛根芩连一方可以治下利，可以治目赤鼻疼。去岁，予长孙患疹，目赤，下利，脉数，予适患眩晕重证，以此方语长子湘人。湘人竟不敢用，以致夭死，至今犹为心痛。附记于此，以志吾过。盖当时予不能握管，若使他人书方，或当有救，可惜也！

佐景又按： 语云：旁观者清，当局者昧，信然。余能愈他人之肠痈，而不克家岳之肺痈，即是一例。盖医者之治家人或至戚，每多情感作用于其间，反为理智之蔽。若治他人，省却顾虑，反易奏功。湘人师兄以一时姑息曲爱，竟遭丧明之痛者，恐亦坐此弊耳。师兄自后在红十字会医院施诊，屡遭小儿麻疹下利之重证，悉用葛根芩连愈之。病家感戴之真诚，有非言语可以形容者。然则三折肱成良医，亦情势之所以必然也欤！

瓜蒂散

吴中秀，字端所，明松江人，工岐黄之学。高仲阳三年不寐，诸医以为虚。中秀按其脉皆洪，曰：此膈顽痰也。以瓜蒂散吐之而愈。

第二十八案　葛根黄连黄芩汤证其四（颖师医案）

徐（左，美亚十厂，六月十二日），小便已，阴疼，此本大肠燥气，熏灼膀胱，《伤寒论》所谓"宜大承气汤"之证也。乃治之不当，服某种丸药，以致大便日滞，小便转数，阴疼如故，足腿酸，上及背脊俱酸。而胃纳不减者，阳明燥气用事也。阙上略痛，阳明余热为病也。右脉滑大，仍宜大承气汤。惟虚者不可重虚，姑宜葛根芩连汤加绿豆，以清下陷之热，而兼消丸药之毒。

葛根（一两五钱）　淡芩（三钱）　川连（一钱）　绿豆（一两）　生草（一钱）

佐景按：吾师所谓小便已阴疼，立大承气汤者，义详《伤寒发微》。本汤之加绿豆，与葛根汤之加粳米，有异曲同工之妙。

本证当用大承气汤，以其虚，故退一步用葛根芩连汤。前案，以其实，故进一步合承气法。能进者病以速愈，能退者疾乃无危。夫进退之法，兵家之事也，今吾于医术亦云。且凡百证治皆然，第于本案发之。

曹颖甫曰：予用此方不过因热利而设，初未尝有退一步想，然亦何尝非退一步想也。小便已阴疼，原属当下之证，设非经西医妄下，何至不用硝黄。此与佐景加硝黄于本方中者适得其反。固知治病用药，当观其通，墨守成方，直土木偶人耳。观后文佐景所说病机之变化，与用药之同异，可以恍然大白矣。

佐景又按：今合以上自桂枝汤至葛根芩连共六汤，列为一表如下：

麻黄汤证（太阳伤寒）——麻杏甘石汤证……病所偏于肺
桂枝汤证（太阳中风）——白虎汤证……病所偏于胃
葛根汤证（太阳温病）——葛根芩连汤证……病所偏于血脉神经

六汤中桂枝汤以桂枝为君药，麻黄汤以麻黄为君药，葛根汤以葛根为君药，葛根芩连汤以黄连为君药，白虎汤以石膏为君药，麻杏甘石汤似无君药可言，非无君药也，合他汤之君以为君也。设有好事者欲为麻杏甘石汤立专君，我当首推苇茎。此君乃千金之子，最堪为万乘之君者也，一笑。

于此有一胜义焉，我将发之以为快。曰：桂枝汤证、麻黄汤证、葛根汤证皆带有表证，一经化热之后，则表证悉罢，而为白虎汤证、麻杏甘石汤证、葛根芩连汤证之纯里证，于是知"由表入里"乃外感疾病传变之第二原则。

天子血

秦鸣鹤，唐时人。高宗苦风头眩，目不能视，召鸣鹤诊之。曰：风毒上攻，若刺头出少血愈矣。天后自帘中怒曰：此可斩也，天子头上岂是出血处耶？上曰：医人议病，理不知罪，且我头重闷，殆不能忍，出血未必不佳，朕意决矣。命刺之。鸣鹤刺百会及脑户出血，上曰：我眼明矣。言未毕，后自帘中顶礼谢之，曰：天赐吾师也。躬负绘宝以遗之。

第二十九案　大承气汤证其一（颖师医案）

方（左），病延二候，阙上痛，渴饮，大便八日不行，脉实，虽今见心痛彻背，要以大承气汤主治。

生川军（四钱，后入）　小枳实（四钱）　中川朴（一钱）　芒硝（二钱，后入）　全瓜蒌（五钱）

拙巢注：下后胸膈顿宽，惟余邪未尽，头尚晕，乃去硝黄，再剂投之，即愈。

佐景按：大论曰："问曰：阳明病外证云何？答曰：身热，汗自出，不恶寒，反恶热也。"此概统白虎承气而言之。若求大承气汤之全部症状，当为：（一）大便不行，腹痛拒按，此以胃中有燥矢①故也。（二）阙上痛，《内经》以阙上属喉间病，此概以气色言之，若阳明燥气上冲及脑，则阙上必痛，其不甚者则但胀耳。王慎轩先生首言之，而吾师亲验之。（三）右髀有筋牵掣，右膝外旁痛，此为吾师所独验而得之者。（四）脉洪大而实，然亦有迟者。（五）日晡潮热。他若舌苔黄燥厚腻，大渴引冷，当在应有之例。然此不过言其常耳，若下列诸案所引，则其变也，知常知变，乃可与言大道。

吾师善用诸承气汤，历年治阳明实证，十九痊愈。虽不能尽如陆九芝氏所云"阳明无死症"，然似可告无罪于仲圣矣！人见吾师用承气之善，乃有"曹一帖"之尊称，复有"曹承气"之雅号。不知若而人者，皆非真能知吾师者也。何以言之，吾师之用药也，麻、桂、膏、黄，柴、芩、姜、附，悉随其证

---

① 矢：通"屎"，粪便。《左传·文公十八年》："杀而埋之马矢之中。"

而定之；绝不似世之名家，偏凉偏热，以执一为能事者。嗟乎！时至今日，医道陵替①，桑、菊、栀、豉，贝、杏、蒌、杷，凌乱杂凑，不复成方，治轻病以此，治重证亦以此。骤见一二名士，能用桂、附，乃辄惊为天人，甘拜下风。适见其病之起，则咋舌叹服，以为卢扁复生，而其故莫知也。不起，则摇首太息曰：医能医人治病，不能救人之命，竟忘桂、附而外，犹有硝黄在也。

故当其险证临前，束手无策之时，偶见一能用硝黄之医，一剂而愈之，又不觉茅塞顿开，曚瞆遽启，曰：此"某承气"也，此"某一帖"也。噫，以管窥天，以蠡测海，何其陋也！余敢宣告于众曰：凡仲圣所称某某汤主之云者，此皆一剂知，一剂已之方也，倘能药量适合，则一帖愈病，原属平淡无奇之事，安足怪者？而《伤寒论》中之阳明病占全书篇幅四之一，于承气汤尤反复推论，其详备明确远出三阴诸方之上，然则硝黄之用，复有何疑者？阅者能明此旨，是为知吾师者，是为知仲圣者。

今日中医之弊在不敢用下药，既如上述，而西医之拙，却在过用下药。凡外感病初起，西医大抵以清涤肠胃为先着，不知表未解，有内陷之虞，彼不暇问也。夫先解其表，后攻其里，是乃仲圣之大法，顺之者生，违之者危，中西医各宜矫正也。

曹颖甫曰：予遇贫病之家，病太阳而大便累日不行者，于方笺必书二方，一为麻黄汤，一为承气汤。令其先服前方，有汗即用后方，得下则表里之病皆愈。昔年治赵庭槐家用之，治缪桂堂亦用之，俱效，余则不复记忆矣。存此，以为先解表后攻里之明证。

---

① 陵替：衰败，衰落。

盆砰舌收

周真，元人。一妇人因产子，舌出不能收。真以朱砂敷其舌，仍令作产子状，以两女扶掖之，乃于壁外投大瓦盆砰訇作声。妇闻之，舌即收入。

第三十案　　大承气汤证其二（颖师医案）

若华，忽病头痛，干呕，服吴茱萸汤，痛益甚，眠则稍轻，坐则满头剧痛，咳嗽引腹中痛，按之，则益不可忍，身无热，脉微弱，但恶见火光，口中燥，不类阳明腑实证状。盖病不专系肠中，而所重在脑，此张隐庵所谓阳明悍热之气上循入脑之证也。按即西医所谓脑膜炎之类。及其身无热，脉微弱之时，而急下之，所谓釜底抽薪也。若身有大热，脉大而实，然后论治，晚矣。

生川军（三钱）　芒硝（三钱）　枳实（四钱）　厚朴（一钱）

佐景按：若华女士服本方后约三小时，即下，所下非燥矢，盖水浊也，而恙乃悉除，不须再诊。是时，余按日从师受课，故知之稔。

夫满头剧痛，病所在脑也。一下而愈，病源在肠也。合而言之，所谓上病下取，治求其本也。盖肠中既燥，胃居其上，声气互通，乃亦化热。胃有神经上通于脑，辗转相传，脑神经受热熏灼，故发为满头剧痛。抑又肠胃燥实者，周身血液亦必随之化热，其敷陈血管壁间之诸神经，自受同一之影响。而脑部为全身神经之总汇，枢机重要，所系更巨，故非特满头剧痛，甚且神昏谵语，发狂喜妄。考之抵当汤证有发狂之象，桃核承气汤证有如狂之状，此皆血热影响于脑神经之明证。故用药总不离乎硝黄，无非脱胎于承气汤，深足长思也。然肠热有易犯脑者，有不易犯脑者，则其人之神经脆弱与否殊为一大主因，要以脆弱者易被犯，如本案所载者是，其理极显。又小儿神经脆弱，故惊厥之病特多。

曹颖甫曰：阳明证之头痛，其始则在巅上，甚则满头皆痛，不独承气汤证有之，即白虎汤证亦有之。且阳明腑实证燥气上冲，多致脑中神经错乱，而见谵语、头痛。或反在大便之后，无根之热毒上冒，如大便已头卓然而痛可证也。惟肠中有湿热蕴蒸，其气易于犯脑，为水气易于流动，正如汤沸于下，蒸气已腾于上，不似燥矢之凝结必待下后而气乃上冲也。此证但下浊水，即可证明湿热之蕴蒸阳明。不然，目中不了了，无表里证，大便难，身微热者，何以法当急下乎？

捣螃蟹

崔默庵，清太平人，医多神验。有一少年，新娶未几，出痘，遍身皆肿，头面如斗，诸医束手，延默庵诊之。诊时六脉平和，惟稍虚耳，骤不得其故。时因乘舆，道远腹饥，即在病者榻前进食，见病者以手擘目，观其饮啖，盖目眶尽肿，不可开合也。问：思食否？曰：甚思，奈医者诫余勿食何？崔曰：此证何碍于食？遂命之食。饮啖甚健，愈不解。久之，视室中，其床榻桌椅漆气熏人。忽大悟曰：我得之矣。亟命别迁一室，以螃蟹数斤捣遍敷其身，不一二日，肿消痘现，则极顺之证。盖其受漆气之毒也。

第三十一案　大承气汤证其三（颖师讲授，佐景笔记）

师曰：予尝诊江阴街肉庄吴姓妇人，病起已六七日，壮热，头汗出，脉大，便闭，七日未行，身不发黄，胸不结，腹不胀满，惟满头剧痛，不言语，眼张，瞳神不能瞬，人过其前，亦不能辨，证颇危重。余曰：目中不了了，睛不和，燥热上冲，此《阳明篇》三急下证之第一证也。不速治，行见其脑膜爆裂，病不可为矣。于是遂书大承气汤方与之。

大黄（四钱）　枳实（三钱）　川朴（一钱）　芒硝（三钱）

并嘱其家人速煎服之，竟一剂而愈。盖阳明燥气上冲颠顶，故头汗出，满头剧痛，神识不清，目不辨人，其势危在顷刻。今一剂而下，亦如釜底抽薪，泄去胃热，胃热一平，则上冲燥气因下无所继，随之俱下，故头目清明，病遂霍然。非若有宿食积滞，腹胀而痛，壮热谵语，必经数剂方能奏效，此缓急之所由分。是故无形之气与有形之积，宜加辨别，方不至临诊茫然也。

佐景按： 余尝见一男子病者，神志恍惚，四肢痉厥，左手按额上，右手按其阴器，两足相向弯曲而崛起。旁人虽用大力，不能使之直伸，目张而赤，近光则强闭，脉凌乱隐约，大便多日不行，数日来头痛，病起仅七八日，服药五六日，即至如此地步。据谓前曾宿娼患疮，外治而愈。余曰：此大承气证失治者也。顾口噤药不能下，侍者用简便法，纳甘油锭于其肛中，凡三次，毫无效验。惜无亲人作主，不能试胆导法。次日汗出，夜毙，是可悯也。又一男子病者感病数日，腹中微痛，医以四逆散作汤与之，痛略瘥，而目中之不了了更显。与之言，半是半非，其夜即毙。

由上实验证之，目中不了了，睛不和，确为至危至急之候，虽伤寒不过六七日，无表里证，身但微热，大便但难而不结，即为实，当急下之，宜大承气汤。仲圣笔之于论，同甚明了也。

果能治之得法，获效亦捷，如本案所示者是。

以今日之生理释之，目中不了了，睛不和，即为脑病之外征。缘脑神经纤维出于后脑之下部者十有二对，其系于睛者四对焉，曰视神经，曰动眼神经，曰滑车神经，曰外展神经。故外见目疾，内实脑病。较之上案所言仅满头剧痛者，其病为更胜一筹，其情为更急一等，其方药份量当更重若干，而治无第二法门，舍大承气莫属也。

虽然，大论又曰："伤寒，若吐，若下后，不解，不大便五六日，上至十余日，日晡所发潮热，不恶寒，独语，如见鬼状，若剧者，发则不识人，循衣摸床，惕而不安，微喘，直视，脉弦则生，涩者死，微者，但发热谵语者，大承气汤主之。"可见脑神经病至于不识人，至于独语如见鬼状，至于循衣摸床，至于脉涩，其微者大承气汤尚可得而主之，其剧者纵投本汤，亦无效矣。试推求其无效之故安在，曰：大承气但能治肠热之病源，不能治神经之病所，病源虽去，而病所燎原之势已成，诸神经悉受烧灼，故外见种种恶状，卒致不救也。

然则当此时也，将何药以救之乎？曰：有之，其惟羚羊角乎。《本草纲目》曰：本品平肝舒筋，定风安魂，散血下风，辟恶解毒，治子痫痉疾云云。所谓恶者，毒者，因热而生也；所谓肝者，筋者，即指神经也。热毒熏灼神经，则见痉挛抽搐，是即所谓肝风动阳。羚羊角能凉和神经，使之舒静，故用之得法合量，可以治大承气所不能治之证。他药如石决、钩钩①、蝎尾、蜈蚣，皆可以为佐。张氏锡纯善用本药，余心折之。

曹颖甫曰：恽铁樵治王鹿萍子脑膜炎，用羚羊角、犀角奏

---

① 钩钩：即钩藤。

效，此王鹿萍子亲为予言之。证以佐景所言，益复可信。足见治危急之证，原有经方所不备，而籍力于后贤之发明者，故治病贵具通识也。

战汗

吴绶，元钱塘人，以名医征至京师。有冯英者，病伤寒，诸医议用承气汤。邀绶视之，曰：将战汗矣，非下证也，当俟之。顷刻果得战汗而解。

第三十二案　大承气汤证其四（颖师讲授，佐景笔记）

师曰：陈姓少年，住无锡路矮屋，年十六，幼龄丧父，惟母是依，终岁勤劳，尚难一饱。适值新年，贩卖花爆，冀博微利。饮食失时，饥餐冷饭，更受风寒，遂病腹痛拒按，时时下利，色纯黑，身不热，脉滑大而口渴。家清寒，无力延医。经十余日，始来求诊。察其证状，知为积滞下利，遂疏大承气汤方，怜其贫也，并去厚朴。计大黄四钱，枳实四钱，芒硝二钱。书竟，谓其母曰：倘服后暴下更甚于前，厥疾可瘳。其母异曰：不止其利，反速其利，何也？余曰：服后自知。果一剂后，大下三次，均黑粪，干湿相杂，利止而愈。此《金匮》所谓"宿食下利，当有所去，下之乃愈，宜大承气汤"之例也。

佐景按：大论曰："少阴病，自利清水，色纯青，心下必痛，口干，咽燥者①，急下之，宜大承气汤。"可以互证。《温疫论》曰："热结旁流者，以胃家实，内热壅闭，先大便闭结，续得下利纯臭水，全然无粪，日三四度，或十余度，宜大承气汤，得结粪而利止。服汤不得结粪，仍下利，并臭水，及所进汤

---

①　口干，咽燥者：据钱超尘等整理之《伤寒论》，为"口干燥者"。

药，因大肠邪胜，失其传送之职，知邪犹在也，病必不减，宜更下之。"延陵吴又可先贤能言此，诚不愧为仲圣之入室弟子矣。

客曰："仲景论伤寒，又可论瘟疫，子乌可混而一之？"曰："吁！是何言也？仲圣曰：'观其脉证，知犯何逆，随证治之。'客知此大义乎？吾中医之长处，即在能识此证字，苟察病者所犯为大承气汤证，则投以大承气汤；所犯为四逆汤证，则投以四逆汤。服汤已，其效若响斯应，则其前病之何名，初可勿拘拘也。伤寒家曰：此伤寒也，此自利清水也；此呕吐而利，是名霍乱也。温热家、瘟疫家曰：此温病也，此瘟疫也，此热结旁流也，此绞肠痧也。推而及至于西医师曰：此急性传染病也，此肠炎也，此虎烈拉也。

余曰："凡此所称，皆是也。然使医者不识其证，而误投方治，则其所称之病名虽合，皆非也。由是论之，有清二百余年，医家辈出，只知伤寒、温病之争，不研数百证方之辨，此皆曚懂人也。降至近年，国医馆成立，为中医界辟一新纪元，弥足庆贺。然而衮衮诸公，尝惟病名之是论，或主从中，或主从西，笔墨纷争，案牍载途。反将中医学最着重之证与方，置而未问，卒也'筑室道谋，用不溃成'，冷眼旁观，得毋与清人之失，同一覆辙，而无以负举国人士期望之殷殷乎？余也无似，于医学并未深造，初不敢妄有论列，致犯当世大家。然而骨鲠在喉，稍吐也快。凡此所附论者，尚不过为吾所见之一极小微点，他日有暇，当畅陈拙怀，以就教也。"客惟惟而退。

曹颖甫曰：治病必求其本，故医者务识其病根所在，然后可以药到而病除。若泥于病名之殊异，多有首尾两端，始终不敢用药，以致人于死者，岂不惜哉？

佐景又按：柳氏谷孙，吾医中之贤者也。所著《温热逢源》

一书，脍炙医林。兹录其治验二则，曰："光绪初年冬仲，徐君声之因欲服补剂，嘱为定方。予诊其脉，两尺浮数弦动而不静。予谓据此脉证，当发冬温，补剂且从缓进。因疏方，黄芩汤加生地，嘱其多服几剂。当其时，饮啖如常，并无疾苦，勉服三两剂，即停不服。迨十二月十七，忽振寒发热。两日后，渐觉神情昏糊困倦，热势蒸郁不达，神呆，耳聋，面垢。此少阴伏邪化热外达，其势外已入胃，而内发于阴者，尚未离少阴之界，而并有窜入厥阴之势，病情深重而急。

予以至戚，谊无可诿，不得不勉力图之。先与栀、豉、黄芩二剂，继进清心凉膈法两剂，均无大效。而痉厥昏谵，舌燥唇焦，病势愈急，乃用调胃承气加洋参、生地、犀角、羚羊、玄参养阴清泄之品。两剂之后，始得溏粪如霉酱者二遍。间进犀、羚、地、芍、豆豉、栀、丹、芩、玄参，养阴熄热、清透少阴之剂，而热似不减。乃再与调胃承气合增液法，又行垢粪一次。此后即以此法与养阴清泄之法，相间迭用。自十二月二十三日起，至正月初十，通共服承气八剂，行宿垢溏黑者十余次，里热始得渐松，神情亦渐清朗。用养阴之剂，调理两月而痊。

按： 此证少阴伏邪本重，其化而发也，设热邪全聚于胃，即使热壅极重，犹可以下泄之药，背城借一，以图幸功。乃中焦之热势已剧，而伏热之溃阴分者，又内炽于少、厥两阴之界，岌岌乎有蒙陷痉厥之险，不得已用助阴托邪之法，从阴分清化，使其渐次外透。其已达于胃者，用缓下法，使之随时下泄。战守兼施，随机应变。如是者将及两旬，邪热始得退清。假使攻下一两次后，即畏其虚而疑不能决，则其险有不堪设想者。然则焦头烂额得为今日之上客者，幸也。"

又曰："长媳徐氏，戊戌七月患感冒，挟肝气发热，脘痛呕恶不纳者五六日。八月朔，得大解颇畅。余谓大便一通，病可松也。不意至夜，寒热大作，恶心干呕，彻夜不止，与左金、平胃、温胆、泻心，均无寸效。至初五日，烦躁口渴，舌燥起刺，予以其质弱阴亏，虑其不耐壮热，急思乘早击退，冀免淹缠。遂用凉膈合泻心法，佐以洋参、石斛等，连进两剂。得大解两遍，呕恶即止，而里热不减。间服养阴泄热药一二剂，大便仍不行，而舌苔灰热转厚，乃改用调胃承气合增液法，间日一进。每进一剂，即行一次，粪色或黄或黑，或溏或结。又进三次，至十五日，方中大黄重至五钱，乃腹中大痛，宿粪畅行。当时冷汗肢厥，几乎气脱不回，急进人参以扶正气，始能渐定。自此次畅行后，里热渐松，用药总以养阴扶胃为主。每间三四日，大解不行，即用人参汤送大黄丸药一服，或泻叶汤一盏，大便始行。而粪色仍黑紫如酱。

至九月初，乃能渐进米汤稀粥，然每至三五日大解不通，即觉胃热熏郁，须与清泄，得大解始平。至九月十九日，服泻叶汤后，忽然宿垢大行，得黑垢半桶之多。然后积热浊热，始得一律肃清，不再有余热蒸矣。自初病至此，共用大黄三两零，玄明粉一两零，人参参须二三两，洋参、麦冬各十余两，鲜地、石斛各一斤，其犀、羚、珠粉等味，用数少者不计焉。

此证因阴虚质弱之体，患此大病，米饮不沾唇者一月，而得全性命者，缘自病迄今，始终以扶正养阴为主，故虽屡濒危殆，而卒获保全。其积垢行至一月有余而始净，则初念亦不及料也。然从此可知，时病之余热不解，皆由积垢不清所致，断不可顾虑其虚，转致留邪生变也。又此证最易惑者，其脉始终细弱，毫无实象，惟将见证细意审察，究属体虚证实，惟有用洋参、鲜地、石斛、大黄，以养阴泄热，为至当不易之治，确守不移，始得回一生于九死也，亦幸已哉！"

足见柳氏治阳明实证，用承气汤法，使邪从溏粪宿粪而解，近师又可，远宗仲圣，不失为治病能手。乃氏始终念念于少阴，不忘伏气，得毋与张氏石顽同坐一失，而难免张公山雷之议乎？斯乃不能不为柳氏惜矣！

第三十三案　大承气汤证其五（颖师亲撰）

师曰：《伤寒论》曰："厥应下之，而反发汗者，必口伤烂赤。"按寒郁于外，热伏于里，则其证当俟阳热渐回而下之，俾热邪从下部宣泄，而病愈矣。若发其汗，则胃中液涸，胆火生燥，乃一转为阳明热证，为口伤烂赤所由来。此正与反汗出而咽痛、喉痹者同例。由其发之太过，而阳气上盛也。

此证余向在四明医院亲见之。其始病，余未之见，及余往诊，已满口烂赤。检其前方，则为最轻份量之桂枝汤，案中则言恶寒。夫病在太阳而用桂枝，虽不能定其确当与否，然犹相去不远。既而病转阳明，连服白虎汤五剂，前医以为不治。老友周肖彭嘱余同诊。问其状，昼则明了，暮则壮热，彻夜不得眠。夫营气夜行于阳，日暮发热属血分，昼明夜昏与妇人热入血室同。热入血室用桃核承气，则此证实以厥阴而兼阳明燥化。病者言经西医用泻盐下大便一次，则中夜略能安睡。诊其脉，沉滑有力。余因用大承气汤，日一剂，五日而热退。肖彭以酸枣仁汤善其后，七日而瘥。

佐景按：大论曰："厥深者，热亦深，厥微者，热亦微，厥应下之，而反发汗者，必口伤烂赤。"今已口伤烂赤，考其原，咎在发汗，则更应下矣，此经文之可据以用承气者一也。阳明病，有日晡所发潮热之证，大论言之者屡，今病人昼日明了，暮则壮热，殊相合，此经文之可据以用承气者二也。更诊其脉，沉滑而有力，是为实，此脉象之可据以用承气者三也。西医曾以泻盐微下，则中夜略得安睡，此前治之可据以用承气者四也。有此四证，已可谓细心，若仍不能大胆用救命之方，尚得称为医家乎？

曹颖甫曰：口伤烂赤，胃热也；大便燥结，肠热也，手足阳明俱热，不急泻之，病何能去？《内经》云："阳气当隔，隔者当泻，不亟正治，粗乃败之。"此之谓也。

吐雏鸡

褚澄，字彦道，建元中为吴郡太守。百姓李道念以公事见，澄谓曰：汝有重病。李曰：旧有冷疾，至今五年，众医不瘥。澄为诊脉，谓曰：汝病非热，非冷，当是食白沦鸡子过多所致。令取苏一升，煮服之。始一服，乃吐出一物如升。涎裹之动，开看是雏鸡，羽、翅、爪距皆具，足能行走。澄曰：此未尽。更服所余药，又吐得如向者雏鸡十三枚，而病都瘥。

散与汁

朱肱，自号无求子，宋湖州人，邃于伤寒。南阳太守有疾，时医用小柴胡散，连进三服，胸满。延肱，曰：用药是也，但宜煎汁，乃能如经络攻病，今为散滞膈上，宜乎作满。因煮二剂服之，疾顿瘳。

第三十四案　小承气汤证（颖师医案）

史（左），阙上痛，胃中气机不顺，前医投平胃散不应，当必有停滞之宿食，纳谷日减，殆以此也，拟小承气汤以和之。

生川军（三钱，后入）　中川朴（二钱）　枳实（四钱）

拙巢注：服此应手。

当世之医

王肯堂，明金坛县人。年八十，忽患脾泄。诸医以为年高体衰，辄投滋补药，病益剧。最后延李中梓治之。中梓曰：公体肥多痰，愈补愈滞，当用迅利药荡涤之，能勿疑乎？肯堂曰：当世之医，惟我二人。君定方，我服药，又何疑乎！乃用巴豆霜下痰涎数升而愈。

第三十五案　调胃承气汤证（颖师医案）

沈宝宝（上巳日①），病延四十余日，大便不通，口燥渴，此即阳明主中土，无所复传之明证。前日经用泻叶下后，大便先硬后溏，稍稍安睡，此即病之转机。下后，腹中尚痛，余滞未清，脉仍滑数，宜调胃承气汤小和之。

生川军（二钱，后入）　生甘草（三钱）　芒硝（一钱，冲）

佐景按：调胃承气汤、小承气汤并前大承气汤为三承气汤。三者药味各异，分量不同，煎法既殊，服法亦差，仲圣分之至详，用之至精。历来注家能辨之至稳，言之至明者，当推柯氏韵伯，学者当细心参究。惟窃有一二小义，当略略补充如下：

仲圣常言"胃中有燥矢"，此"胃中"二字，当连读成一名词，即"肠"字之别称，并非言"胃之中"，故"调胃承气"之胃，"微和胃气"之胃，均可作"胃中"，或径作"肠"字解，此其一。柯氏谓调胃承气汤为太阳阳明并病之和剂，并谓

————————

① 上巳日：俗称"三月三"。

"此外之不解，由于里之不通，故太阳之头项强痛虽未除，而阳明之发热不恶寒已外见"。不知阳明亦有头痛，惟痛在阙上，而不在太阳穴；阳明亦有发热，惟热属蒸蒸，而不属翕翕。故大论曰："太阳病，三日，发汗不解，蒸蒸发热者，属胃也，调胃承气汤主之。"此"不解"二字并非表不解，乃太阳热去，阳明热继，亦不解之谓也。柯氏硬加"头不痛"句，反逆，此其二。柯氏谓"厚朴倍大黄是气药为君，大黄倍厚朴是气药为臣"，谓之曰"气"，似尚见含糊，盖厚朴是肠药，能直达肠部，宽放肠壁。彼肠结甚者，燥矢与肠壁几密合无间，硝黄虽下，莫能施其技，故必用厚朴以宽其肠壁，而逐其矢气，如是燥矢方受攻而得去，此其三。

虽然窃于大承气一法，犹有疑义焉。仲圣于本方中用厚朴至半斤之多，以吾师什一之法折之，当得八钱。但吾师用此，似未有至八钱者。吴氏又可为承气专家，而其大承气汤用大黄达五钱，至厚朴则一钱而已。吴氏鞠通较为阔步，本方用大黄六钱，用厚朴亦仅及其半量，至三钱而止。吴氏辨谓治伤寒本证，当重用厚朴；治温热本证，当减用之者，此乃点缀之语，非通人之论也。由是观之，使用严酷之眼光，细计药量之比重，世乃无有真大承气汤。阅者博雅，曾有惯用真大承气汤，而能识其底蕴者乎？辱承赐教，下工之愿也。

以上论自桂枝汤至调胃承气汤九证既竟，乃可合列一表如下：

麻黄汤证——麻杏甘石汤证　　　　　　　　小承气汤证
桂枝汤证——白虎汤证　　——承气汤证——大承气汤证
葛根汤证——葛根芩连汤证　　　　　　　　调胃承气汤证

此表之意犹曰：麻黄汤证化热入里，为麻杏甘石汤证。桂枝汤证化热入里，为白虎汤证。葛根汤证化热入里，为葛根芩连汤证。而葛根芩连汤证、白虎汤证、麻杏甘石汤证化热之后，则均为承气汤证。其肠结轻，可攻补兼施，所谓和之者，是为调胃承气汤证。其肠结较重者，亦用和法，即为小承气汤证。其肠结最重者，当用下法，又曰急下法，又曰攻法，即为大承气汤证。实则三承气汤方对于麻桂葛之汗法，及白虎汤之清法言，皆得曰下法也。又吴凝轩师兄于三承气之分辨，另有高见，详本集附录中，可参阅。

麻杏甘石汤证之传为承气汤证，在以上诸实验医案中，似尚未有述及。实则此种病例虽较白虎汤证传为承气汤证为少，却并不觑见。盖经谓肺与大肠相表里，肠热可以移肺，肺热亦可及肠。所谓"温邪上受，首先犯肺，逆传心包"者，即系麻杏甘石汤重证，不能解于桑、菊、银翘，乃传为肠热，肠热不已，灼及神经，发作神昏谵语，遂指为逆传心包耳。依余临床所得，肺热传为肠热之后，其肺热每不因此而消。此时若但治其肺热，纵用麻杏石甘汤极重之量，必然无济，当急用承气汤法，去其肠热。如嫌承气伤肺，伐及无辜，则导法甚佳（法详《中卷》），余屡用之获效。

肠热既去，续用麻杏甘石以治肺热，乃得有济。故大论曰："下后，不可更行桂枝汤，汗出而喘，无大热者，可与麻黄杏仁甘草石膏汤。"本条条文极似重出，当删，而事实上却有此例，奈何？甚有既下之后，而肺气自开，咳嗽自爽者，余亦屡屡逢之。有一俞姓小孩，于某月初三日，患咽痛，红肿，兼见白点，胸闷不舒。初四日，皮肤发出细点如麻。甲医断宜清血保咽，用生地、川连、黑栀、淡芩之属。夜间，病孩喉肿谵语，龂^①齿①目赤。初五日，甲医用玄参、生地、山栀、左金丸之属。易乙医，改投解肌透痧之剂，如豆豉、薄荷、葛根、牛蒡之属。初六日，乙医主喉痧以透痧为要，重予透发之药。初七日，痧密布，夹白痦，热度更高，入夜梦吃。乙医虑其伤津，又与存阴清热之法，如连翘、银花、竹叶、黛蛤散等。如是延至十一日晚，痧虽回而热不退，咳嗽气粗，鼻扇口燥，胸闷不舒，神识不清，加以腹痛拒按，耳下漫肿。丙医有识，曰：宜通腑气，径用生大黄三钱，玄明粉一钱，并合透发之药，以达其余邪。其夜大便既行，神烦即安，鼻扇耳肿悉渐退。复诊，依然用硝黄，直至粪色转黄，方予调理而安。由本案现之，凡肺热之转为肠热者，苟不设法去其肠中热结，但知透表生津，岂有济乎？

然则麻杏甘石、白虎、葛根芩连三汤证皆能化热而为承气汤证。在病所方面言，三汤证之病所为较上，承气汤证之病所偏于肠为较下，由此吾人得外感疾病传变之第三原则，曰"由上传下"是也。大论曰："阳明居中，主土也，万物所归，无所复传。"其斯之谓乎？

吾人研究上列九方，有一事当注意及者，即此九方中用甘草者竟达七方是也。麻桂葛上列三汤既不离甘草，中列三汤又不脱甘草，下列调胃承气汤亦用甘草。因知甘草安肠一说，不为无见。盖疾病由上传下，由表入里，由寒化热，既为必然之趋势，今安和其肠，即所以保其在里在下之津者，自为着要之法矣。至于大小二承气汤证因病已传肠，邪已内实，故不必用甘草。及其邪去肠虚，又当重用甘草以益之，不待再计者也。

---

① 龂（xiè 泻）齿：龂，牙齿相磨切。龂齿，病证名，指胃热炽盛、风邪袭于人体经脉。

余治小儿病，喜用甘草自一钱至三钱，既取其有和中之能，更乐其有调味之功。小儿服吾药之后，乃不喜他医之剂。寄语儿科郎中，善用甘草，可以使天下父母省强药之烦也。

我今姑舍甘草一味之小者近者不论，而论九首汤方之大者远者。学者当知此九方者处同等重要之地位，各有专攻，不容漠视。集此九方，即成《伤寒论》中太阳、阳明二经之骨干。识此九方，既能治伤寒，亦能治温病。学者将疑吾言之夸乎？吾敢实陈读者，历来大医竟无有能尽识此九方者。或但识其一，而莫识其二；或能识其二，而莫能识其三。谓予不信，请略论之。

尤氏在泾曰："无汗必发其汗，麻黄汤所以去表实，而发邪气。有汗不可更发汗，桂枝汤所以助表气，而逐邪气。学者但当分病证之有汗无汗，以严麻黄桂枝之辨，不必执营卫之孰虚孰实，以证中风伤寒之殊。是无汗为表实，反云卫虚，麻黄之去实，宁独遗卫？能不胶于俗说者，斯为豪杰之士！"柯氏韵伯曰："桂枝汤证惟以脉弱自汗为主耳。粗工妄谓桂枝汤专治中风，印定后人耳目，而所称中风者又与此方不合，故置之不用。愚常以此汤治自汗、盗汗、虚疟、虚痢，随手而愈。"又曰："予治冷风哮与风寒湿三气合成痹等证，用麻黄汤辄效，非伤寒证可拘也。"其言何等精辟，然则尤氏、柯氏皆能识麻桂二汤者也。陆氏九芝曰："葛根芩连一方独见遗于阳明者，以人必见下利始用之，不下利即不用，而不以为是阳明主方也。孰知此方之所用者宏，而所包者广也。"然则陆氏能识葛根芩连汤者也。又曰："无人知温热之病，本隶于《伤寒论》中，而温热之方，并不在《伤寒论》外。"然则陆氏又能看破伤寒、温病之画地为牢者也。

吴氏又可曰："应下之证，见下无结粪，以为下之早，或以为不应下之证，误投下药。殊不知承气本为逐邪而设，非专为结粪而设也。必俟其粪结，血液为热所搏，变证迭起，是犹养虎遗患，医之咎也。况多有溏粪失下，但蒸作极臭，如败酱，或如藕泥，临死不结者。但得秽恶一去，邪毒从此而消，脉证从此而退，岂徒孜孜粪结而后行哉？"此言超拔非凡，然则吴氏能识诸承气汤者也。叶氏天士曰："温邪上受，首先犯肺。"吴氏鞠通曰："凡病温者，始于上焦，在手太阴。"法曰辛凉轻平，方号桑菊银翘。虽无麻杏甘石之名，而有泛治肺热之实。苟吾人不求酷论，谓叶氏、吴氏能识麻杏甘石汤可也。而吴氏之用白虎，或以化斑，或以解暑，颇具变化之观。苟吾人不吝誉语，可称之曰微有仲圣用桂枝之风，然则吴氏亦能识白虎汤者也。由是言之，诸氏皆仲圣之功臣也。

九方之中惟葛根汤未得知已，彼垂青于葛根芩连汤之陆公九芝且勿能道之。陆公选温病方二十有二首，以葛根芩连为首选，而独遗葛根汤，亦不及麻杏石甘汤（本汤反附温法麻黄汤下），又曲解"太阳病，发热而渴，不恶寒者，为温病"条为太阳、阳明合句，曰："太阳病发热"五字为句，是太阳；"而渴不恶寒者"六字为句，即阳明。不免牵强附会，于是知陆公误矣。尤公在泾以葛根汤主太阳、阳明合病，不知葛根芩连汤（即大论小注所谓一云用后第四方）方是合病之主方，于是知尤公误矣。柯公韵伯释太阳温病条，引麻杏石甘汤为主方，不知太阳温病非阳明病，特近阳明，故其所释乃与陆公所引者相类，总未免似是而实非，于是知柯公误矣。

然而以上所误犹不甚，独鞠通曰："按仲景《伤寒论》原文，太阳病，但恶热，不恶寒，而渴者，名曰温病，桂枝汤主之。"是乃惊人之语！夫能发仲圣之秘，即使易仲圣之辞，容何伤？今乃不然。以吾观之，此中有太阳病（原文），有阳明病（但恶热不恶寒），有太阳温病（不恶寒而渴者名曰温病），有太阳中风（桂枝汤主之），鞠通乃悉合之为一，犹如并牛头、马脯、猪腿、羊脚于一器，得毋滑天下之大稽，荒宇宙之大唐。

又既知麻杏石甘汤证为上焦当清之热饮，何以反列入《下焦篇》里，寒湿门中？鞠通善辩，何以自解？回视《上焦篇》第八条所谓"太阴温病，脉浮大而芤，汗大出，微喘，甚至鼻孔扇"者，显是急当救肺，宜麻杏石甘之候，乃偏偏用白虎加人参汤代之。当知脉芤汗出，不至即死，鼻扇肺闭，命乃立倾。故即使应用参、米救逆，亦当在喘平鼻定之后，乃万无可疑者。鞠通当此日暮途穷，竟欲倒行逆施，以此救人，贻害曷穷！于是知鞠通误矣。

至又可，明明以伤寒表里之法，伤寒和下之方，治温治疫，乃偏曰："伤寒、温病自是两途，未有始伤寒而终变为温病者。若果温病，自内达外，何有传经？若能传经，即是伤寒，而非温病明矣。"于是知又可误矣。至香岩《指南》捏造河间温热须究三焦，藉抗《伤寒》之分六经，陆公已揭其非。又曰："伤寒多有变证，温热虽久，在一经不移，以此为辨。"又曰："温邪手经为病，今世多以六经主治，故致此。"（此言坏病也）。又曰："初病手经，不当用足经方。"赅其意，盖谓伤寒属足经，温病属手经，伤寒之足经以太阳为首，温病之手经以太阴为首。又曰："再论三焦不得从外解，必至成里结。里结于何？在阳明胃与肠也。"夫胃既为足阳明，何得曰传手不传足？三焦既能传胃，何得曰久在一经不移？于是知香岩误矣（参考谢著《温病论衡》）。由是观之，诸家所言，皆未能尽合仲圣意也。

今更舍人而论，方麻桂二汤拥庞大之美名，人皆知其为伤寒中风之主人。实则仅有少数伤寒家与之交纳，一般温热者流恒敬而远之，故其名弥彰，而其实弥亡。麻杏石甘汤因得叶、吴等向平淡方面发挥，故其名愈湮，而其用反宏。白虎、承气诸汤，坐不改姓，行不易名，温热家莫奈之何。虽或加养阴之品，以资点缀，徒见其掩盗而已。葛根芩连汤得陆公为知己，堪慰生平。所叹者，葛根一汤，在《伤寒论》中，不埋于形，而埋于神。千古万人，读《伤寒论》者，不盲于睛，而盲于心。推原其故，有可得而言者：本汤证为期至暂，因其化热至速，瞬入阳明，病家延医稍缓，医者即不及见，非若麻黄汤证竟有延至一月之久者，此其一。仲圣述此，出之以隐笔，后人读此，依然用大意，此其二。成氏无己首注大论，功次叔和，其注太阳温病条曰："发热而渴，不恶寒者，阳明也。"自此一"也"，竟误尽仲圣奥旨，引起无底纷争。使当日成氏添用一字，作"近阳明也"，方毫厘不失，千里无差乎，此其三。有此三因，竟使葛根汤之治太阳温病，莫明于世。噫！

上表九方，范围本小，以六经言，不过三之一，以一百一十三方言，不及十之一。设以伤寒诸方为一大圈子，则此九方者不过大圈子中之一小圈子耳。不意在此小圈子中，任尔伤寒鸿儒，任尔温热大家，孰为五十步，孰为百步，悉已如绘如画，莫能遁形，异哉！伤寒家尊其师承，笃其礼貌，我无间言。独彼温热家者每傲然自得，曰：我能跳出伤寒圈子。呜呼！天下之人非尽盲者，孰能信之？邵子餐芝曰："彼谓能跳出伤寒圈子者，将折足伤胫也。"我则曰："遑论不折足伤胫，任伊添千翅百翼，又安能越雷池一步哉？"陆士谔先生曰："余方求跳入伤寒圈子而未得。"是又岂能滑稽之言哉?

温病别于伤寒之说不始于叶、吴,前乎叶、吴者多家,说解不一,诚如陆公所谓如弈棋然,直无一局之同者,但以叶、吴为甚。今日一般市医之佼佼者又每以叶、吴为宗,故我即以叶、吴之说为讨论之对象。我今以细密之眼光,分析叶、吴之学说,不外阳袭温病之名,阴统阳明之实,杜撰湿温之论(彼辈所谓湿温,非古医家所谓湿温),撷取少阳之华(说详本书第二集),如是而已。

是故今日之医遇白虎、承气证,指是温病,无论矣。遇麻杏石甘、葛根芩连等肺热血热之证,亦曰温病。遇葛根汤证,虽不识,同曰温病。遇桂枝汤证,犹曰温病(见《温病条辨》)。遇麻黄汤证,心知其为伤寒,无可说矣,却曰:不久即成温病。果也,病既不解于轻剂,而已于太阳,遂逐渐化热,转入阳明,而成彼之所谓温病。于是凡人之病皆是温病,不是伤寒。庸工噩噩,人云亦云,不禁居常叹曰:"当今之世,何温病之多,而伤寒之尠也?"不知彼之所谓温病正仲圣伤寒耳!

我今退一步言,使彼能用验方,一一愈之,即呼之为火病炎病,容何伤?奈何一律豆豉、豆卷、桑叶、菊花,但知计日用药,不审辨证疏方,毋怪谵语神昏,"逆传心包",以至于死,可哀也已!夫病家之病一也,温热派之医至,曰:此温病也。伤寒家之医至,曰:此伤寒也。病家曚曚,莫知适从。不知伤寒为雅士之称,温热乃田舍之号。伤寒为仲圣之大论,温热乃后贤之附骥①。然则后者何如前者美?舍温热而从伤寒可矣!

虽然《伤寒论》六经之说亦安得无小疵?依《伤寒论》六

---

① 附骥:依附在千里马的尾巴上,比喻依附他人以成名。

经提纲，"太阳之为病，脉浮，头项强痛而恶寒"，桂枝、麻黄、葛根三汤得分据之。"阳明之为病，胃家实是也"，白虎、承气诸汤得分据之。若夫葛根芩连遂无所依附，不得已目之为太阳、阳明合病。至麻杏石甘汤所主，既为肺家实，不关胃家事，不能附于阳明，又以不头项强痛，甚不恶寒，不能附于太阳。其被摈于二经之外，彰彰明甚，更无论于少阳三阴矣。况条文仅存其二，若去其疑似，将仅存其一。毋怪后贤少有用意及之，是诚一绝大罅漏之处。彼叶氏天士聪明绝顶，得此遗宝，惊喜若狂。乃曰："温邪上受，首先犯肺。"即以此为新温热病之总纲。然则与人以隙，使人易乘者，又宁非六经说之小疵也耶？惟小疵含于大纯，小疵将绝不损于大纯。

抑学者当知，水至清则无鱼，人至明则无朋。学至精则无书可读，理至澈则大智若愚。格致不已，则返为老子之无为。心存无为，则《经方实验录》将自毁。自毁陋籍，了不足惜。惟念此又非爱吾励吾者之所期。无已，姑止吾格医之言，而作本卷之结论曰：伤寒温热之争辨，至有清一代为最烈，伤寒家之斥温热，犹如严父之逐劣子，认为不屑教诲。温热家之排伤寒，如蛮族之抗敌国，指为不共戴天。窃意则殊不尔，夫伤寒、温热同属中医，一则陈义较高，范围较广；一则述理稍浅，范围稍小，其浅者小者悉从高者广者化出。故我不惜笔墨，悉指出其真凭实据，使无遁辞，又表彰其片长只善，俾有足录。一言以蔽之，我将融温热于伤寒之中，而不拒温热于伤寒之外。此乃余数年来私人整理中医学术之原则，亦即吾一家学术之鲜明旗帜也！

夫中医之在今日，危岌极矣。外有西医之侵，内有寒温之争，中难得民众之信赖，上未获政府之优视。正似山雨欲来，疾风将起。忧时之士，早效杞人。然佐景不敏，颇具自信之力。信吾此旗帜一出，定可息狂风，止暴雨，而永永飘扬于光天化日之下者也！

曹颖甫曰： 丰城之剑，埋光气于尘沙；荆山之璞，被猜嫌于燕石。伤寒温病之聚讼，惟有历年，非经剖析分明，贯通融会，不惟仲圣立方之功不能大白，而又无以钳温热家之口，使不敢抗衡于先圣。无怪近代庸工读仲圣之书，阳尊之而阴弃之也。佐景此论实能发仲圣之藏，使用古方者不迷于骈枝①邪说。夫而后可以治伤寒，可以治温病，而泛应曲当，可以免聚讼矣。

① 骈枝：骈拇和枝指，比喻多余的或不必要的事物。

中卷

第三十六案　桂枝二麻黄一汤证其一（颖师医案）

王（右，六月二十二日），寒热往来，一日两度发，仲景所谓宜桂枝二麻黄一汤之证也。前医用小柴胡，原自不谬，但差一间耳！

川桂枝（五钱）　白芍（四钱）　生草（三钱）　生麻黄（二钱）　光杏仁（五钱）　生姜（三片）　红枣（五枚）

佐景按：病者服此，盖被自卧，须臾发热，遍身絷絷出，其病愈矣。又服药时，最好在寒热发作前约一二小时许，其效为著。依仲圣法，凡发热恶寒自一日再发（指发热二次，非谓合发热恶寒为二次），以至十数度发，皆为太阳病。若一日一发，以至三数日一发，皆为少阳病。少阳病多先寒而后热，太阳如疟证却有先热而后寒者，观大论称少阳曰寒热往来，称太阳如疟曰发热恶寒，热多寒少，不无微意于其间欤。以言治法，少阳病宜柴胡剂，太阳病宜麻桂剂，证之实验，历历不爽。若反其道以行之，以柴胡剂治寒热日数度发之太阳如疟，每每不效，以麻桂剂治寒热一作之少阳病，虽偶或得效，究未能恰中规矩。盖少阳病之病所偏于淋巴，太阳病之病所偏于汗腺，表里互异，此方剂之所由分也。

《方极》云："桂枝二麻黄一汤治桂枝汤证多，麻黄汤证少，桂枝麻黄各半汤治桂枝汤、麻黄汤二方证相半者。"此言似是而非，将令人有无从衡量之苦。余则凭证用方，凡发热恶寒同时皆作，有汗者用桂枝汤，无汗者用麻黄汤，发热恶寒次第间作，自再发以至十数度发者，择用桂二麻一等三方，层次厘然，绝无混淆。若欲求其详细病理药理，且可言之有据，不受科学医之攻驳者，恕我未暇，抑未能也！

曹颖甫曰：少阳病之所以异于太阳者，以其有间也。若日再发或二三度发，则为无间矣。太阳所以异于阳明者，以其有寒也，若但热不寒，直谓之阳明可矣，恶得谓之太阳病乎？固知有寒有热，一日之中循环不已者为太阳病；寒热日发，有间隙如无病之人者为少阳病。此麻桂二汤合用与柴胡汤独用之别也。病理既明，随证用药可矣。时医妄言科学，乃与五行八卦纠缠不清者同类而共笑之乎！

西向拜

许希，宋开封人，以医为业，补翰林医官。景祐元年，仁宗不豫①，侍医数进药不效，人心忧恐，翼国大长公主荐希。希诊曰：针心下包络之间，可亟愈。左右争以为不可，诸黄门以身试之，无所害，遂以针进，帝疾旋愈。授为翰林医官，赐绯衣、银鱼及器币，希拜谢已，又西向拜。帝问其故，对曰：扁鹊，臣师也。今者非臣之功，殆臣师之赐，安敢忘师乎？乃请以所得金兴扁鹊庙。帝为筑庙于城西隅，封灵验侯。

第三十七案　桂枝二麻黄一汤证其二（佐景医案）

施（右，住唐家湾肇周路仁德里二号）。

佐景按：本年七月十五日，予施诊于广益中医院，有施姓妇者蹙頞②告诉曰：先生，我昨服院外他医之方，病转剧，苦

---

① 不豫：天子有病的讳称。
② 蹙頞（è 颚）：皱缩鼻翼，愁苦貌。

不堪言。余为之愕然，令陈其方，照录如下：经事淋漓，入夜寒热，胸闷泛恶，苔灰腻，治宜荆芩四物汤加味。

炒荆芥（钱半） 炒条芩（钱半） 全当归（二钱） 大川芎（八分） 炒丹皮（钱半） 赤、白芍（各钱半） 金铃子（二钱） 制香附（钱半） 延胡索（钱半） 贯仲炭（三钱） 荷叶（一角）

余曰：方未误，安得转剧？妇曰：否，初我夜寐粗安，大便如常，自进昨药，夜中心痛甚剧，辗转不能成寐，且大便转为泄泻，乞先生一治之。予按例首问其病历，妇曰：半月矣。次问其寒热，妇曰：倏冷倏热，不计其次。余闻其言，若有所得焉。妇自陈其异状，汗出自首至胸而止，既不达于胸下，亦不及于两臂。予思论有"剂颈而还"之语，此殆剂胸而还乎？察其舌，黑近墨而不焦，口奇干。余疑其方进陈皮梅、松花蛋之属。妇曰：非是，日来苔黑，常作此状。按其脉，幸尚不微细。两肩至臂颇麻木。加以经事淋漓不止，妇几不能悉陈其状。予对此错杂之证，亦几有无从下笔之苦。使从西医所谓对症治法，琐琐而治之，则用药得毋近数十味？然而此非我所能也，因书方曰：

初诊（七月十五日） 寒热往来，每日七八度发，已两候矣。汗出，剂胸而还，经事淋漓，法当解表为先，以其心痛，加生地，倍甘草。

净麻黄（一钱） 川桂枝（二钱） 生甘草（三钱） 生苡仁（一两） 杏仁（三钱） 生白芍（钱半） 生地（五钱） 制川朴（一钱） 生姜（二片） 红枣（六枚）

二诊（七月十六日） 昨进药后，汗出，遍身絷絷，心痛止，经事停，大便溏薄瘥，麻木减，仅自臂及指矣。黑苔渐退，口干渐和，夜中咳嗽得痰，并得矢气，是佳象。前方有效，不必更张。

净麻黄（一钱）　川桂枝（钱半）　生甘草（二钱）　生白芍（钱半）　大生地（五钱）　制小朴（一钱）　杏仁（三钱）　生姜（二片）　红枣（六枚）

佐景按： 予遵仲圣脉证治法，而疏昨方，心未尝不惴惴也！以为次日复诊，能得寒热略除，即是大功，乃喜出望外，非但热退神振，抑且诸恙并瘥，有如方案所云，斯亦奇矣！试求其所以能愈病之理，以证状学之立场言之，必曰能治其主证，斯一切客证或副证不治自愈也。此言不误，然而无补于病理之了解。幸有博雅君子，阅吾此案，赐予说明其中一切病理。如苔黑口干，何以反宜麻桂？发汗伤津，何以反除心痛？经水淋漓，大便溏泄，犹风马牛之不相及，何以戛然并止？寄惠数行，佐景之愿也。

时施妇更示我以一方，盖即初得病时，就诊于海上伤寒名家所得之方笺也。方笺云：下，丙子五月二十四日，温邪，身热，呕吐，口干，坐卧不安，防其昏厥，候高才正。

炒香豉（三钱）　前胡（二钱）　桑叶（钱半）　藿香（钱半）　砂仁（五分，打）　赤苓（三钱）　苏梗（钱半）　朱茯神（三钱）　姜山栀（二钱）　姜竹茹（钱半）　佛手（钱半）

上方盖即伤寒名家治伤寒之标准方或模范方也。余获见者屡，故毫不以为奇。试问本方竟可防昏厥乎？大论之用栀子豉汤，必曰"发汗吐下后"，今人乃用之于发汗吐下前，得毋大谬？容在本书第二集中，详述其理。

曹颖甫曰： 太阳水气留于心下，则津不上承而渴，此意丁甘仁先生常言之。舌黑不焦，大便又溏，知非阳明热证，而黑色亦为水气，水气凌心，心阳不振，故痛。大便溏，则为条芩之误，不用条芩，溏薄自止，非本方之功也。水气不能化汗外泄，故脾阳不振，而指臂麻。经水淋漓，亦水分多于血分，为水气所压故也。知病之所从来，即知病之所由去，不待烦言矣。

三诊（七月十七日）　寒热如疟渐除，大便已行，舌苔黑色亦淡，麻木仅在手指间。惟余咳嗽未楚，胸胁牵痛，有喘意，参桂枝加厚朴杏子法。

杏仁（四钱）　厚朴（钱半）　川桂枝（二钱）　生草（三钱）　白芍（二钱）　大生地（六钱）　丝瓜络（四钱）生姜（一片）　红枣（六枚）

佐景按：服此大佳，轻剂调理而安。

生人血

丁毅，字德刚，明江浦人。路逢殡者，棺下流血，毅熟视之曰：此生人之血也。止舁者，欲启之，丧家不之信。毅随之墓所，强使启棺，乃孕也。诊之，以针刺其胸，俄而产一儿，妇亦旋苏。

第三十八案　桂枝麻黄各半汤证其一 (颖师医案)

顾（左，住方斜路，十月二十一日），寒热交作，一日十数度发，此非疟疾，乃太阳病，宜桂枝麻黄各半汤。

桂枝（三钱）　甘草（钱半）　杏仁（五钱）　麻黄（钱半）　白芍（钱半）　生姜（二片）　大枣（四枚）

佐景按：桂枝麻黄各半汤方，原法分为三服；桂枝二麻黄一汤方，原法分为再服。取前方原量三之一，后方原量二之一而较之，得麻、杏同量，而后方之桂、芍、姜、草、枣悉比前方约多一倍，故前方名各半，而后方名桂二麻一也。然而近代煎服法，率分二次煎服，与古者不同，况其分量上下，又甚微细，故吾人但知此二方之应用足矣，初不必过分斤斤于铢两之间也。

曹颖甫曰：此证甚轻，故轻剂而病易愈，不徒与铢两不合已也。

新鄂二妙

梁新，唐武陵县人，精于医。有富商某，中夜暴亡，待晓气犹未绝。新诊脉，谓其仆曰：此中食毒也。仆曰：主人嗜食竹鸡。新曰：是已，竹鸡食半夏，此必半夏毒也。乃命捣姜绞汁，抉齿灌之，半日而苏。

崔铉闻其名，荐之于朝，仕为尚药奉御。朝士某患风疾，诣新治之。新曰：何不早示，疾已深矣，请速归置家事。某遑遽而归，见有榜郸州赵鄂善治疾，又使诊之，一如新言，惟曰：仅有一法，可购消梨食之，不限数，不及则掭汁饮之，或希翼万一。某如言，急购消梨于马上频饮，旬日抵家，顿觉爽朗，疾不复作。乃诣鄂谢，又访新具以言告。新惊，乃召鄂至，广为延誉，仕至太仆卿。

张廷之有疾，诣鄂治之。鄂曰：宜即服生姜酒一盏，地黄酒一杯。又诣新求治，一如鄂说。如法治之，疾寻平。他日疾又作，为时相某坚减一杯，其夕乃卒。时人称新、鄂为二妙。

第三十九案　桂枝麻黄各半汤证其二（颖师医案）

朱（右，住小北门福佑路，十月九日），自坠胎后，即病寒热往来，日夜五度发。此本麻黄桂枝各半汤证，可以一汗而愈。乃经西医用止截疟病之针，寒热之交作遂止，变为但热不寒。西医因验其血，谓无疟虫。病本非疟，安得有疟虫乎？自此以后，一身尽痛。经王仲奇先生用通络疏风之剂，身痛愈其大半。而大便否①塞不通，今晨已发痉厥，证甚危笃。脉实大有力，血分热度甚高，加以日夜渴饮，阳明燥热显然，治宜调胃承气汤，佐以凉血通络，或可侥幸于万一。

生川军（三钱）　枳实（三钱）　芒硝（二钱）　生草（二钱）　丹皮（五钱）　大、小蓟（各三钱）　丝瓜络（一条，剪，先煎，去渣，入前药）

佐景按：吾师一二诊后，即因故辞谢，由他医续治。后闻卒不起，惜哉！然而卒不起者，非后医之过，坏病之治实难也！推本病之源，殆因坠胎之后，正气虚弱，因得太阳病。凡太阳病当从汗解，绝无止截之理。竟止截之，故遂变为深一层之坏病。我更不知用以止截者为何药，使其为奎宁之属，则吾知有服金鸡纳霜数十粒，因热极而死者。故截后之化燥，奎宁不无嫌疑。设此说非是，化燥实本乎病者在里之伏热，则吾以为初起病时，桂枝二越婢一汤当较桂麻各半汤为胜一筹。

复次，大论桂枝二越婢一汤条曰："太阳病，发热恶寒，热多寒少（脉微弱者，此无阳也，不可发汗），宜桂枝二越婢一汤。"诸家或以本条为有缺文，或以为是倒笔，余则谓但加一括号如上式，以示例外之意，即得，初不必议论纷纷也。又括弧并可用于他条。

曹颖甫曰：历来病家最忌有钱，有钱则药石纷投。予每见富家子弟妇为杂医所误，甚有至死不悟者，可悲也已。

第四十案　桂枝加大黄汤证（颖师医案）

庆孙（七月二十七日），起病由于暴感风寒，大便不行，头

---

① 否（pǐ 匹）：闭塞，阻隔不通。

顶痛，此为太阳阳明同病。自服救命丹，大便行，而头痛稍愈。今表证未尽，里证亦未尽，脉浮缓，身常有汗，宜桂枝加大黄汤。

川桂枝（三钱）　生白芍（三钱）　生草（一钱）　生川军（三钱）　姜（三片）　红枣（三枚）

佐景按：治病当先解其表，后攻其里，此常法也，前固言之稔矣。余依临床所得，常有表解之后，其里自通，初不须假药力之助者。缘先表束之时，病者元气只顾应付表证，不暇及里，及表解之后，则元气自能反旌对里。夫元气之进退往返，谁能目之者，然而事实如此，勿可诬也。故余逢表束里张之证，若便闭未越三日者，恒置通里于不问，非不问也，将待其自得耳。

若本汤之合解表通里药为一方者，又是一法。然其间解表者占七分，通里者占三分，不无宾主之分。以其已用里药，故通里为宾；以其未用表药，故解表为主。双管齐下，病魔遁乌有之乡，彼元气主帅乃高枕而无忧。

由是观之，仲圣书中，活法重重，惟在人善自取之。设更求法外之法，请再研究厚朴七物汤。

死生生死

许绅，京师人，嘉靖初供事御医房，受知于世宗。嘉靖二十年，宫婢杨金英以帛缢帝，气已绝。绅急调峻药下之，辰时下药，未时忽作声，去紫血数升，遂能言，又数剂而愈。帝德绅，加太子太保、礼部尚书，赐赉甚厚。未几绅得疾曰：吾不起矣。曩者宫变，吾自分不效必杀身。因此惊悸，非药石所能疗也，已而果卒。

第四十一案　白虎加桂枝汤证（颖师讲授，佐景笔记）

师曰：余二十五岁时，能读医书，而尚不善于治病。随表兄陈尚白买舟赴南京，应秋试。陈夫妇同宿中舱，余宿前舱。天方溽暑，骄阳如炽。舟泊无锡，陈夫妇相偕登陆，赴浴惠泉，嘱余守舱中。余汗出浃背，又不便易衣，令其自干。饮食起居又不适，因是心恒悒悒①然。舟泊五日，方启碇②。又五日，乃抵镇江。下榻后，部署初定，即卧病矣。延医疏方，不外鲜藿香、鲜佩兰之属。服之数日，病反加剧。汗出，热不清，而恶寒无已。当夜乘轮赴京。时觉天昏地黑，不知人事。比抵石城，诸友扶住堂子巷寓所。每小便，辄血出，作殷红色，且觉头痛。

时为八月初五日，距进场之期仅三天矣。是时，姻丈陈葆厚先生已先余到南京。丈精于医，诊脉一过，即亲出市药，及荷叶露三大瓶，生梨十余枚以归。并嘱先饮露，饮已，口即不干。顷之又渴，复啖生梨，梨皮不遑削，仅弃其心，顷刻尽十枚。迨药煎成，即进一大碗，心中顿觉清朗，倦极而睡。醒后，头已不痛，惟汗未出。更进二煎，浓倍于前。服后，又睡。醒时，不觉周身汗出，先小汗，后大汗，竟至内衣、夹袄、被褥上下皆湿，急起更易，反被以盖。于是方觉诸恙悉除，腹中知饥，索热粥。

侍者曰：粥已备，盖陈丈所预嘱者也。初啜一小碗，觉香甜逾恒。稍停，又续进，竟其夜，竟尽二大碗。初七日，即能进场。试期达九日夜，毫无倦容。余乃惊陈丈医术之神。叩其药，则桂枝石膏二味同捣也。问其价，曰：适逢新开药铺，共

---

① 悒悒：忧郁，愁闷。
② 碇（dìng 定）：船。

费钱六文而已。遂相与大笑。丈，江阴人，邑庠生，精医之外，又能诗词。

佐景按：头痛而恶寒，此太阳病未罢也，法当令其汗出而解。然小便已见血出，安复有余液可以作汗？故先饮荷叶露及生梨者，增其液以为作汗之张本也。于是与石膏以清其内蕴之热，与桂枝以祛其外束之寒。寒因汗解，热因凉除。醒来索粥，是即白虎汤之粳米；向之饮露，亦犹加参汤之人参。看其啖梨啜露之顷，像煞儿戏。孰知六文二味之中，已含圣法。呜呼，化仲圣方活而用之，非陈老孰能有此巧也。

曹颖甫曰：救命之恩，所不敢忘。表伯葆厚先生已于八十四岁归道山①，迄今又四五年矣，青灯夜雨，为之泫然！

佐景又按：白虎加桂枝汤证多见于夏日，诚以炎暑蒸人，胃肠本已热化，入夜凉风习习，未免贪享，故致表里交病。表为寒束，则热无外泄之机，势必愈炽。热既内炽，则更易伤津，使无从作汗以解表。惟有投白虎汤以治其本（肠胃之热），同时加桂枝以治其标（表证之寒），标本并治，方可热除津复，汗出表解。依余经验，桂枝轻至一钱，生石膏轻至三钱，亦可有效。设不尔者，但用白虎以清热，则表证将愈甚；但用桂枝以解表，则内热将愈炽，终不免坏病之变。

此理较深，请以弈棋为喻。围棋繁密，请以象棋为喻。夫棋法，必也双炮直列，或也双车并驰，或也炮马互峙，或也双马连环，方可制敌将之死命。否则，单枪匹骑，鼓掌难鸣，敌方非但可从容他逸，抑且易事反攻。桂枝石膏二药之合作而不可分离者，理亦犹是。或曰：君前谓石膏凉胃，桂枝温胃，何

---

① 归道山：去世。

能温凉并进，反获奇功耶？曰：仲圣方温凉并用者，诸泻心汤即在其例。若桂枝与石膏犹其始焉者尔。盖人体之机构复杂繁沓，灵敏万分，及其病时，作用尤显。各部机构每自能吸取其所需，而放任其所不需者。若论本汤证，则胃取石膏之凉而消热，动脉取桂枝之散而致汗，故二者非但不相左，抑且相成。吾人若惊仲圣之神，何能到此造诣？敢答曰：此尚为仲圣大道之藩篱耳，欲尽赏奇花异卉，请细读《伤寒》《金匮》。

前桂枝加大黄汤为七分太阳，三分阳明。今白虎加桂枝汤为七分阳明，三分太阳。二汤之对仗，堪称工整。医者能合用仲圣诸方，即可曲应万变之病，兹二汤特发其凡耳。

第四十二案　麻黄附子甘草汤证（佐景医案）

佐景曰： 余尝治上海电报局高鲁瞻君之公子，年五龄，身无热，亦不恶寒，二便如常，但欲寐，强呼之醒，与之食，食已，又呼呼睡去。按其脉，微细无力。余曰：此仲景先圣所谓少阴之为病，脉微细，但欲寐也。顾余知治之之方，尚不敢必治之之验，请另乞诊于高明。高君自明西医理，能注射强心针，顾又知强心针仅能取效于一时，非根本之图，强请立方。余不获已，书：

熟附片（八分）　净麻黄（一钱）　炙甘草（一钱）

与之，又恐其食而不化，略加六神曲、炒麦芽等消食健脾之品。次日复诊，脉略起，睡时略减。当与原方加减。五日，而痧疹出，微汗与俱。疹密布周身，稠逾其它痧孩。痧布达五日之久，而胸闷不除，大热不减，当与麻杏甘石重剂，始获痊愈。一月后，高公子又以微感风寒，复发嗜寐之恙，脉转微细，与前度仿佛。此时，余已成竹在胸，不虞其变，依然以麻黄附子甘草汤轻剂与之，四日而瘥。

佐景按：麻黄能开肺气，附子能强心脏，甘草能安肠胃，三者合则为麻黄附子甘草汤，能治虚人之受邪，而力不足以达邪者。若麻黄附子细辛汤则以细辛易甘草，其力更伟。盖细辛芳香，能蠲痰饮而辟秽浊故也。夫脉微细、但欲寐如本案所云固为少阴病，若更进而兼身热、恶寒、蜷卧，亦为少阴病，不过有轻重缓急之分尔。而东人①山田氏必欲补恶寒二字，使成"少阴之为病，脉微细，但恶寒欲寐也"一条，其可以已乎？

曹颖甫曰：予治脉微细、但欲寐者，往往以四逆汤取效。然姜生所治高姓小儿，实由太阳表证内伏少阴。故非麻黄不能奏功，断非四逆汤所能治。盖四逆汤仅能由少阴外达肌腠，以干姜、炙草能温脾胃，脾胃固主肌肉也。若改干姜为麻黄，方能由少阴直达肺部，而皮毛为之开泄，以肺主皮毛故也。观其证治三变，而始终不脱麻黄，其用心之细密，殆不可及。况身热而不恶寒，似无用麻黄之必要，此证竟毅然用之，其识解尤不可及乎。盖呼之则醒，听其自然则寐，有蒙蔽之象，故可决为非少阴本病，而为太阳内陷之证。且以小儿纯阳之体，不当有此少阴病故也。以此意叩姜生，定当相视而笑，以为不意闷葫芦竟被打破也。

佐景又按：友人周巨中君之二女公子，年三龄，患恙沉迷不醒，手足微厥。余诊之，脉微细。承告平日痰多，常有厥意，必剧吐而后快。余曰：诺。疏麻黄附子细辛汤，加半夏、生姜与之，嘱服一剂再商。及次日，周君睹孩精神振作，不复沉迷。又值大雨滂沱，遂勿复邀诊，仍与原方一剂。三日往诊，手足

---

① 东人：日本人。

悉温，唇口干燥，由阴证转为阳证。余曰：无妨矣。与葛根、花粉、桑叶、菊花轻剂，连服二日，痊愈。以后余逢小儿患但欲寐者多人，悉以本法加减与之，无不速愈。人见本方药味之少，窃窃以为怪，是皆未读经书、未从名师故也。

更有友人李君，某日深夜值余，曰：吾之幼孩病，可虑否？询其详，曰：旬日以前，吾房内四壁新漆未干，睡其中，寒气凛然。吾孩亦宿与比，未免受寒，自后精神不振，但欲睡，呼之吮乳，亦无喜乐之状，痰多，身不发热。适值阴历岁尾，家事纷烦，内人以其不烦躁，无所苦，不甚以为虚，仅与生梨、菜菔及生姜汁数次，无效。请同居之医士某君诊之，医亦谓无妨，药后殊不见进步。睡时，口中有痰涌出。余曰：中医治病，当辨寒热，得毋寒痰为祟乎？当嘱速就上海著名儿科徐先生诊，当尚有救。徐先生善治此证，众所素知也。闻次日以事阻，勿果往。第三日，改延某年老之推拿女医士诊。医士诊务栗六[1]，至病家，已晚上九时，用姜汁、葱白汁沾指，推拿十余分钟，并与丸药，谓病不妨事，勿必惊惶。至夜十二时许，喉中作痰阻状者凡二次，遂殇。呜呼，惜哉！

杭州汤士彦先生作《酣睡篇》曰："稳友林源卿少君，年只四龄。于霉后患症，他无所苦，惟昏迷沉睡，永日不苏，呼之不应，推之不醒。医者以积滞夹痰论治，凡三剂，渺效。越日，乃迓彦趋视，曾反复诊察，了无异证。指纹苔色一似常孩，身既不热，便亦通畅[2]，无痰而不咳，口润而不饮，呼吸平均，能食知饥。骤视之，盖与正式之睡眠无以异也。每日惟在侵晨，

---

① 栗六：吴方言，指忙碌。

② 畅（chàng 倡）：通"畅"。《文选》汉·扬雄《羽猎赋》："于是醇洪畅之德，丰茂世之规。"

略有一句钟①短时之清醒。在清醒时，固一毫无疾病之小儿也，呼父呼母，一如平常。过此，则熟睡如泥，虽簸颠震撼，多方逗引，终无法使之清醒而不睡焉。

　　证象如是，治之奈何？予意此必湿浊为祟，阻碍机窍所致。盖湿本阴晦之邪，得秽浊则弥漫散布，蒙蔽神明，既失清晨于初起，更无形质之可攻，淹绵不去，至为纠缠。法当开上郁，佐中运，投藿香、木香、苏叶、薄荷、省头草、全青蒿、石菖蒲、郁金、川朴、广皮、苓块，送服神香苏合丸半粒。外更以桂心、附子、淡萸、均姜、白芷、陈艾为末，炒热，交换以布包熨其腹际上下，取其温香通调，以助药势。果不须臾，微闻腹中漉漉作鸣，移时，竟渐渐苏来。家人睹状，竟欣然色喜。该儿亦咿唔笑语，顿复常态。时方下午，坐伴天明，亦不欲睡。闻街内有贩卖食物者，且欲购食。因进焦饭煮化之稀粥与之，交午②，犹张眸无倦意。讵下午二时后，又颓然入睡乡去矣。因再施前法，效稍减。

　　翌日，施之亦然。彼家亲友俱窃窃相告，众口哓哓③，佥曰魅祟。因就卜焉。聆术者言：鬼凡三，二大一小，小者弱，叱之可去，惟大者悍耳，且皆新市场之枭首鬼也！妇妪闻之，毛骨悚然，巫焚帛致祭，夜相送，不获也。乃倩变相羽士数辈（阴阳生），作保福（俗称拜斗）而解禳之。锣鼓喧天，膏粱泼地，斗室中居然给主事之法师，请得杭城所有之土地尊神而来（法师跪地念遍城之土地及神名）。循序朗诵，铙钹相闻，音调别具，亦颇悦耳。最后并以八仙桌高掀，架于二桌之上，作桥

---

① 一句钟：一点钟的旧称。
② 交午：到中午。
③ 哓哓：吵嚷。

形，上更置有预制之纸门一，是为关。法师前导，家人抱病儿随之，俯首绕桌下，凡三匝，卒破其纸门，大呼一切灾难尽消灭而去。

是役也，所费为十余袁老，历时可三数小时。而病者蘧然起，能言矣，群方诧为神奇。讵不旋踵①，复如故。盖小儿亦因方才之惊扰使然也，岂真验乎？时予固在旁，方默筹愈之之道，对于此等胡闹，只一笑置之。盖势然也，习然也，亦无可如何也。

翌日，病犹是，复恳设法，乃重聚其家人，更商治策。予曰：迷信种种，殆试遍矣，今请为约，嗣而后惟药饵为是。在证象测之，实无大害，当可挽救。且郁久蒸发，渐见佳象，有由募原中道弥漫，及至中下之势，湿甚生热，气窒不宣，脉滞苔黄，更衣不行，烟雾缭绕，可望展舒，无形变为有形。因轻宣开郁，芳香而通神，温运中枢，渗导秽浊。用苏叶、薄荷、佩兰、连翘心、石菖蒲、郁金、木香、枳壳、炒黄川贝、玄明粉、瓜蒌子、六一散，一剂，而大小解泻如酱色状。再剂，而睡兼旬之证豁然矣。

后以六君加减，调治半月康复。综计孩病凡二旬，自六月三十日起，迄七月二十日止。计清醒时平均每日一时半，合计约三十小时。以小儿睡眠十时为衡，每日越睡时凡十二时半，二十日共计越睡时凡二百五十小时，诚一有趣之睡眠病也。"（录《医界春秋》五十九期）

读有趣之医案，每令人乐而忘倦。余读本案至"而病者蘧然起，能言矣，群方诧为神奇。讵不施踵，复如故。盖小儿因

---

① 旋踵：掉转脚跟，形容时间短促。

中卷

165

方才之惊扰使然也"句，不禁为之捧腹者竟日。按本案初起，确属麻黄附子细辛汤证，故汤熨交施，渐得苏醒。惜其药力嫌薄，故醒而又睡。最后苔黄便闭，寒证渐转为热证，佳象也。汤先生主轻宣以开郁，是麻黄之任也；主芳香而通神，是细辛之职也；主温运中枢，是附子之能也；更主渗导秽浊，是临证所宜加减也。故虽不用经方之药，却尽合大论之法。退病魔，胜术士，汤先生可谓匠心独运者矣。

曹颖甫曰：手足厥，但欲寐，全是少阴寒证，以太阳寒水陷入少阴，故宜麻黄附子细辛汤，而于水肿一证尤宜。

第四十三案　小青龙汤证其一（佐景医案）

张志明（住五洲大药房）。

初诊（十月十八日）　暑天多水浴，因而致咳，诸药乏效，遇寒则增剧，此为心下有水气，小青龙汤主之。

净麻黄（钱半）　川桂枝（钱半）　大白芍（二钱）　生甘草（一钱）　北细辛（钱半）　五味子（钱半）　干姜（钱半）　姜半夏（三钱）

佐景按：张君志明为余之好友，尝患疔毒。自以西药治之，增剧，因就余以中药治愈，乃叹中药之神。自后恙无大小，每必垂询，顾余以事冗，居恒外出，致常相左。某晨，君又贲临，曰：咳嗽小恙耳，何中医久治不瘥？并出方相示，则清水豆卷、冬桑叶、前胡、杏仁、赤苓、枳壳、桔梗、竹茹、牛蒡，贝母、瓜蒌皮、冬瓜子、枇杷叶之属。因询之曰：君于夏月尝习游泳乎？曰：然。君之咳遇寒则增剧乎？曰：然。余乃慰之曰：此证甚易，一剂可愈，幸毋为虑。因书上方与之。越二日，来告曰：咳瘥矣，何中医亦有上下床之别也。余笑而颔之，并徇其请，书下方调理焉。

二诊（十月二十）　咳已痊愈，但觉微喘耳，此为余邪，宜三拗汤轻剂，夫药味以稀为贵。

净麻黄（六分）　　光杏仁（三钱）　　甘草（八分）

佐景按：张君之尊甫颇精医理，颐居四明，闻君久咳未愈，惧其伤肺，乃买舟来视。及至，则恙已瘳矣。欣喜之余，极赞经方之妙。

余屡用本方治咳，皆有奇效。顾必审其咳而属于水气者，然后用之，非以之尽治诸咳也。水气者何？言邪气之属于水者也。如本案张君因习游泳而得水气，其一例也。又如多进果品冷饮，而得水气，其二例也。又如远行冒雨露，因得水气，其三例也。更如夙患痰饮，为风寒所激，其四例也。

凡此种水气之咳，本汤皆能优治之。顾药量又有轻重之分，其身热重，头痛恶寒甚者，当重用麻桂。其身微热，微恶寒者，当减轻麻桂，甚可以豆豉代麻黄，苏叶代桂枝。其痰饮水气甚者，当重用姜辛半味，因此四者协力合作，犹一药然，吾师用五味尝多至三钱，切勿畏其酸收。

其咳久致腹皮挛急而痛者，当重用芍草以安之。否则，轻用或省除之，奏效如一。要之小青龙证。在里为水气，在表为咳（咳之前喉皆常作痒），其表证之重轻，初可勿拘，其舌苔亦不必限于白腻。遑论其它或喘或渴或利或噎哉？此皆经验之谈，不必泥于书本者也。本年夏，友好多人皆习游泳，耽之不倦，虽雨天不已，一月前后，十九患咳，余悉以本汤加减愈之。人每誉我为治咳圣手，孰知我之妙药，不过仲圣之一轻方而已哉！

朱阜山先生医案云："刘聘贤孙六岁，住刘行乡南藩泾宅。

十一月下旬，夜间随祖父戽水①捕鱼，感冒风寒，咳嗽痰黏，前医投旋覆代赭汤，咳嗽徒止，声音嘶嗄，涎壅痰鸣，气急鼻扇，肩息胸高，烦躁不安，大小便不利，脉右伏，左弦细。乃仲圣小青龙汤原方：桂枝六分，杭白芍五钱，仙半夏五钱，北细辛五分，炙麻黄四分，炙甘草七分，干姜五分，五味子五分。一剂而喘平，再剂咳爽，而咯痰便利矣。"（录《国医杂志》）然本汤证之误治转剧者，本汤亦能救其逆。

曹颖甫曰：予近日治丁姓妇十年痰饮，遇寒即剧，日晡所恶寒而喘，亦用此方。方用麻黄三钱，细辛二钱，干姜三钱，白术三钱，半夏三钱，桂枝四钱。服经二剂，咳喘略减，而无汗恶寒如故。再加麻黄二钱，合五钱，细辛加一钱，合三钱，外加杏仁四钱，炮附子四钱，效否待明日方知。然则姜生治张君，两用轻剂而即效者，实由本年新病，不同宿疾之未易奏功也。若《国医杂志》所载，治刘孙案尤不足道矣。

沙一斗

姜居安，明丰县人。有达官携家过沛，抵沙河，而稚子病几殆，延居安视之。居安一见曰：请毋恐，但得沙一斗即愈。官如其指，布沙舟中，令儿卧其上，久之，病遂霍然②。问其故，姜曰：小儿纯阳，当春月而衣皆湖绵，过热，故得凉气而解。

第四十四案　小青龙汤证其二（佐景医案）

张挚甫先生，据函述，悬拟方，无脉案。

净麻黄（一钱）　　川桂枝（钱半）　　细辛（一钱）　　干姜

---

① 戽（hù 户）水：用戽斗汲水。

② 霍然：形容疾病迅速消除。

（一钱）　大白芍（钱半）　　五味（一钱）　半夏（三钱）
生草（一钱）　谷、麦芽（炒，各四钱）

佐景按： 前案张君志明之兄挚甫，向居海上，于今岁三月间，奉命调任重庆某局要职。一日飞函来陈，谓患咳嗽甚剧，惧成肺病，已请当地名医赵君诊治，断为肺寒。药为金沸草、菊花、杏仁、蝉衣、枇杷叶、川贝、陈皮、桔梗、知母等味，未知合否，请拟方备用云云。

余以重庆多雨，难见天日，况挚甫病前，又曾就浴温泉，冒雨游山，此水气为病，乃绝无可疑者。更据述咳声如瓮中出，此非水湿而何？当不假思索，径拟小青龙汤加味，飞函报之。孰知方到后，张君不敢服，仍请赵医调治。先后诸方略略加减，匝月将届，竟未得愈。久之，方获张君续讯曰"弟之咳疾，服赵方终不断根，不得已于五月十四日改服兄方，竟一帖见效，十五日续服一帖，即见断根。兄治弟病于数千里之外，效如桴鼓，亦太神奇矣！苟不服兄方，目下恐真要变成肺病，则弟之感恩，固非笔墨道其万一。交友如兄，诚弟终身之幸也"云云。按此乃铁一般之事实，胜于雄辩。余非好炫已能，不过欲表圣方之功已耳（挚甫感医之保身济世，年来勤读医书，且能作医论矣。其认识之精确有非吾侪可及者，士别三日，刮目相待，信然）。

虽然余能治小青龙汤证于千里之外，独不能释小青龙汤证之病理于寸纸之上。使有读者不谅，必欲以此责难，则惟有鞠躬靦颜而已。故取颟顸之语塞责，曰：小青龙汤证之病所虽似在肺，而其病源实属于胃。大论中所谓"心下"，即是指"胃"，"心下"二字当连读成一名词，不必谓"心之下"，犹"胃中"二字每连用，代一"肠"字，并非谓胃之中。否则，胃之中安得有燥矢？故云"心下有水气"，犹言"胃中有水气"。

余以自身实地经验言，尝因多进果品茶汤致咳，必设法探吐，尽出白色痰涎，咳方随止，此事实之可以证明经文者也。更考本方所用之药，属胃者多，属肺者少。故本证病理实属胃邪犯肺，加表寒以激之，若是而已。若推问胃邪取何道以犯肺？颇难解答。吴兄凝轩谓胃欲逐邪上出，不时掀动，因而扰肺生咳，此殆近物理作用云云，颇具巧思。余意肺因生理互助作用，故意作咳，以辅胃之排邪，亦未可知。究属若何？故留待识者考证。要之，我不愿以个人颠顸之臆语，阻学者灵活之巧思。但我愿以忠诚之疑问，启学者切实之发明。

恽氏铁樵当医学晦盲之日，揭伤寒之大纛①，发世人之瞢瞍，著书授徒，厥功甚伟。及今拜读遗文，虽与本录所言每多出入，是犹见仁见智，无关大体也已。故以本汤言，恽氏谓："条文必有讹字。"余则谓："当无讹字。"恽氏谓："伤寒表不解而咳，殆无有不喘者，'喘'字上之'或'字，必系衍文，以喘乃必见证，非或然证也。"余则谓："伤寒表不解而咳，正多不喘者，故'咳'字居'而'字之下，为主证，而'喘'字居'或'字之下，为或然证，即使有或然之喘，推其量，不过'微喘'而已。"恽氏谓："本汤证即肺伤寒。"余则谓："所谓'肺伤寒'者，究移之于麻黄汤证为切。"恽氏谓："凡人之呼吸停匀者，因肺气能降，肾气能升，肺肾失职则喘。"余则谓："本汤证与肾毫不相干，肺之外当责之胃。"恽氏谓："本汤为《伤寒论》中第一等大方，与十枣、大建中相伯仲，些微误用，

① 大纛（dào 到）：古代行军中或重要典礼上的大旗。

可以立刻致命。"余则谓："本汤为《伤寒论》中第一类平和方（详后大陷胸汤证按内），与小柴胡、小建中相颉颃，稍稍辨证，即不致误用，更决不致死。"

余用本方，不啻家常便饭，甚有但咳毫无他病者，余苟稔其属于水气，无不以本汤愈之，与恽氏之如临大敌者迥异。然而余有治验，恽氏亦多治验，此又异途而同归者。学者于此等异同之处，如依旧不肯轻易放过，当从临床实验中求解答。所谓以人体为标本，万无一误，据体工之变化，可以改正经文之讹误，可以分晓诸家之得失，有不容以口舌笔墨争者，是正遵恽氏之遗教也。

以上自上卷桂枝汤至本卷小青龙汤凡十五证，皆有发热之状。此十五种发热各自不同，使医者不能辨别，得主方以治之，其热皆不退，必须能一一细辨，病方就范。即能辨其发热之属于中风，用桂枝汤；属于伤寒，用麻黄汤；属于温病，用葛根汤；属于肺热，用麻杏甘石汤；属于胃热，用白虎汤；属于神经热，用葛根芩连汤；属于肠热，用诸承气汤；属于太阳一日数度发，用桂枝二麻黄一汤，或桂枝麻黄各半汤；属于表里不解，用桂枝加大黄汤，或白虎加桂枝汤；属于心阳衰弱，用麻黄附子甘草汤；属于心下有水气，用小青龙汤，方奏肤功。

而此十五种热不过热之至常者，本集以下所述诸证、诸病亦每兼有发热，下集所述诸证、诸病亦皆不脱发热之范围。惟其热将悉异于是，未许等视。医者又当辨其病证，觅其主方，绝不许固执一方，以治诸热。是故经方家退热之效綦①捷，退热之方綦多，而其辨热用方之技则殊，非朝夕所可得而几也。

---

① 綦（qí齐）：极，很。

今有医者于此，曰：我能以一针退热，病形万变，吾针不改。不拘此为中医冷热之针，抑属西医注射之管，使其属事实胜雄辩，我甘拜下风；使其为欺世之大言，我不暇责焉！

人每以病之能传染者为伤寒，或以传染为伤寒之主要条件，实则《伤寒论》广义之伤寒，决不如是狭仄①。今求通俗说法，可曰凡病之发热者皆伤寒也。谓予不信，任君所发何热，论中皆有主方以治此热。所虑者，验方重重，还待明眼之选取耳。经曰："今夫热病者，皆伤寒之类也。"然则通俗云乎哉？直故圣人之遗意矣！

第四十五案　射干麻黄汤证其一（颖师医案）

冯仕觉（七月二十一日），自去年初冬始病咳逆，倚息，吐涎沫，自以为痰饮。今诊得两脉浮弦而大，舌苔腻，喘息时胸部间作水鸣之声。肺气不得疏畅，当无可疑。昔人以麻黄为定喘要药，今拟用射干麻黄汤。

射干（四钱）　净麻黄（三钱）　款冬花（三钱）　紫菀（三钱）　北细辛（二钱）　制半夏（三钱）　五味子（二钱）　生姜（三片）　红枣（七枚）　生远志（四钱）　桔梗（五钱）

拙巢注：愈。

曹颖甫曰：有张大元者向患痰饮，初，每日夜咯痰达数升，后咯痰较少，而胸中常觉出气短促，夜卧则喉中如水鸡声，彻夜不息。当从《金匮》例投射干麻黄汤，寻愈。又有杨姓妇素患痰喘之证，以凉水浣衣即发，发时咽中常如水鸡声，亦用

---

① 狭仄：狭窄。

《金匮》射干麻黄汤应手辄效。又当其剧时，痰涎上壅，气机有升无降，则当先服控涎丹数分，以破痰浊，续投射干麻黄汤，此又变通之法也。

惊治喑

李立之，明临安人，以善治幼科，擅名一时。有婴儿忽患求治，立之令以衾裹小儿，乘高投之地，儿不觉大惊，遂发声能言。

笑歌啼号

周广，明吴人，朝廷闻其名，征至京师。有宫人每日昃[①]则笑歌啼号，若中狂疾，足不能及地。周视之曰：此因食且饱，而大促力倦复仆于地而然也。乃饮之以云母汤，令熟寐，寐觉失所苦。

试胎

武明冈，字瓛孙，明介休县人，精于医。赵郡守召视妇疾，以数妇试之。至后一人曰：余都无病，惟此一人始受胎耳。其夫未知也。曰：以药验之，必动，然须小损，更一剂疗之，亦不至后患。已而果然。

第四十六案　射干麻黄汤证其二（佐景医案）

沈贤襄先生（住辣斐德路玉振里三十五号），案缺。

射干（钱半）　麻黄（二钱）　细辛（钱半）　紫菀（钱半）　款冬（钱半）　姜半夏（二钱）　五味子（一钱）　生姜（二钱）　大枣（四枚）

---

① 昃：太阳偏西。

佐景按：有友人庄君国坤者，病呃逆，患之三日，勉饮滚热之开水，则可止呃一分钟许。既治之不瘥，就诊于余。细察之，计每分钟作呃一十三次，甚均停，夜间亦然。稍入睡，辄因呃而醒。如是合计其三日夜之呃，竟已达五万六千余次之多，此宁非惊人之数。余略按其脉，视其舌，抚其额，即疏一方与之，合计诊察及疏方时间，前后不出五分钟。庄君即电告药铺，嘱遣人来迎方送药。半小时后，药已煎就送到，立饮之。杯未覆，而宿呃顿止。庄君初疑此为热饮之功，非药力之效，勿信焉。既而一分钟后，二分钟后，十分钟后，一点钟后，呃永不发，庄君乃惊为神奇。余曰：何神奇之有哉？此乃古圣人之遗泽，余不过窃其一二耳。余因检《金匮》橘皮汤方后文示之曰：上二味，以水七升，煮取三升，温服一升，下咽即愈。并告之曰：古圣人用药二味，已能下咽即愈，况余今所用者，不止①此二味哉！

时有友人沈君贤裹亦在侧，睹此变戏法式之治病术，不禁窃怪。曰：我有十余年之宿疾恙，君亦能愈之，若是其速乎？曰：何病？曰：老咳嗽也。曰：是亦不难。因按脉，察苔，抚额，依旧至迅，而上方随成，盖即射干麻黄汤原方是也。次日，沈君服此，恙减其半；续进二剂，咳永除，又岂非下咽即愈之谓乎？

我知阅者必将愿闻沈君宿恙之经过，及服药后之反应，则与其由余陈述，迹近于夸，曷若由沈君自言，事属乎真？故沈君径自笔述如下，以告世之同病者：

"鄙人体素健，但自幼即有咳嗽之疾。每届初秋，天气骤

---

① 止：只，仅仅。

凉，必按时举发。初则换衣之时，稍受风寒，即喷嚏不止，继则喉中生痰，呼吸不畅。疾剧时，夜间难以成寐，时需坐起，气方稍苏。而气管因痰阻碍，一呼一吸，声如锯木。往往头晕目眩，坐卧不安，痛苦殊甚。饮食方面，如肉类等固不敢染指，并烟酒等刺激物品亦在摒绝之例。十数年来，虽经诊治，间或购服西药，终鲜效果。因是每年例须受苦二月许。今秋又渐复发，幸经服姜君方数剂，立即遏止。现已隆冬，仍康好健啖如恒。惟偶闻浓厚之煤气，或略感寒凉，喉中亦立即呼吸有声，但片刻即愈，不须药治。且今晨间起身时，必有浓痰一口，自能吐出，甚称快适。前在病时，此痰阻塞喉间，不能复出，其苦不堪言状。回忆缠绵宿疾，恍然若失。多年沉疴，一旦根除，诚令人感佩不止也。沈贤襄谨志二十六年一月十五日。"

射干麻黄汤有其药理在，射干麻黄汤证有其病理在。使吾一一畅发之，诸君安坐而得之，将觉淡然无味，不值一嚼。君若不惜精神而自求之，则兴之所至，可以忘君餐，可以废君寝。此中之乐乐无穷，有不足为外人道者！

诈灸

俞用古，明新昌县人。一女子欠伸，两手直不能下。用古曰：须灸丹田。因灼艾诈解其裙带，女子惊护，两手遂下。

第四十七案　苓甘五味加姜辛半夏杏仁汤证（颖师医案）

叶瑞初君（丽华公司化妆部）。

初诊（二月十七日）　咳延四月，时吐涎沫，脉右三部弦，当降其冲气。

茯苓（三钱）　生甘草（一钱）　五味子（一钱）　干姜（钱半）　细辛（一钱）　制半夏（四钱）　光杏仁（四钱）

二诊（二月十九日）　两进苓甘五味姜辛半夏杏仁汤，咳已略平，惟涎沫尚多，咳时痰不易出，宜与原方加桔梗。

茯苓（三钱）　生草（一钱）　五味子（五分）　干姜（一钱）　细辛（六分）　制半夏（三钱）　光杏仁（四钱）桔梗（四钱）

佐景按：叶君现服务丽华公司化妆部，昔与史惠甫君为同事，患咳凡四阅月，问治于史。史固辞之，以习医未久也。旋叶君咳见痰中带血，乃惧而就师诊。服初诊方凡二剂，病即减轻。服次诊方后，竟告霍然。

冷水浴

唐杲，字德明，嘉定县人，未冠已名闻四方。陈进士父病热而狂，踰垣越屋，壮夫不能遏。杲令贮水浴器中，令有力人捉而投之。方没股，不复跳跃，因遍沃其身，遂倦惫归卧汗出而解。

十枣汤

太仓武指挥妻，起立如常，卧则气绝欲死。唐杲言是为悬饮，饮在喉间，坐之则坠，故无害；卧则壅塞诸窍，不得出入而欲死也。投以十枣汤而平。

第四十八案　皂荚丸证其一 （颖师亲撰）

师曰：《要略》曰："咳逆上气，时时吐浊，但坐，不得眠，皂荚丸主之。"按射干麻黄汤证但云咳而上气，是不咳之时，其气未必上冲也。若夫本证之咳逆上气，则喘息而不可止矣。病者必背拥叠被六七层，始能垂头稍稍得睡。倘叠被较少，则终夜呛咳，所吐之痰黄浊胶黏。此证予于宣统二年，侍先姑邢太安人病亲见之。先妣平时喜进厚味，又有烟癖，厚味被火气熏灼，因变浊痰，气吸于上，大小便不通。予不得已，自制皂荚丸进之。长女昭华煎枣膏汤，如法昼夜四服。以其不易下咽也，改丸如绿豆大，每服九丸。凡四服，浃晨①而大小便通，可以去被安睡矣。后一年，闻吾乡城北朱姓老妇，以此证坐一月而死，可惜也！

曹颖甫曰： 有黄松涛者，住城内广福寺左近，开设玉器店，其母年七旬许，素有痰饮宿疾，数年未发，体甚健。某秋，忽咳嗽大作，浊痰稠黏，痛牵胸胁，夜不能卧，卧则咳吐，胀痛更甚，前所未见。病发三日，乃延余诊，其脉弦数，气急促，大便三日未行，力惫声嘶，喘不能续，证已危险。余乃告其家人曰：此属痰饮重证，势将脱，若不急救，再延片刻，无能为矣。于是急取控涎丹一钱五分，以开水冲玄明粉三钱吞送。不久，咳减，气急稍定。至晚，大便下，作黑色，能安眠。达旦，诸恙尽失。于是始知控涎丹系十枣汤变其体制，用以备急者也。然考此病本皂荚丸证。《金匮》所谓"咳逆上气，时时吐浊，但坐不得眠，皂荚丸主之"是也。但此证来势暴厉，病体已不支，恐皂荚丸性缓，尚不足以济急耳。

笔裹针

范九思，宋人，业医善针，沉疴悉能起之。一人患喉蛾，诸医不能愈，且畏针。范与末药以笔蘸搽，而暗藏针于内以开之，遂愈。

---

① 浃晨：次日早晨。

第四十九案　皂荚丸证其二 （颖师讲授，佐景笔记）

师曰：门人卢扶摇之师曹殿光，芜湖人，年五十所，患痰饮宿疾，病逾十载。扶摇不能治，使来求诊。其证心下坚满，痛引胸胁，时复喘促，咳则连声不已，时时吐浊痰，稠凝非常，剧则不得卧。余谓其喘咳属支饮，与《伤寒论》之心下有水气，《痰饮篇》之咳逆不得卧，证情相类，因投以小青龙汤，不效。更投以射干麻黄汤，合小半夏汤，又不效。而咳逆反甚，心殊焦急。更思以十枣汤攻之，而十枣又为胸胁悬饮之方。思以葶苈大枣降之，而泻肺系为肺胀、肺痈而设，皆非的对之剂。纵投之，徒伤元气，于病何补？因念其时吐痰浊，剧则不得卧，与《金匮》所载皂荚丸证，大旨相同。遂以皂荚炙末四两，以赤砂糖代枣和汤，与射干麻黄汤间服之。共八剂，痰除喘平，诸恙尽退。

引痘略

邱熺，字浩川，清南海人。种牛痘之法，以嘉庆十四年四月由吕宋传至澳门，熺身试之，并行之家人。戚友知其效，遂居会馆专司其事。十数年所累种千百人，均无一失，乃于嘉庆二十二年著《引痘略》一书，实吾国知有种牛痘法之第一人也。

麝香毒

是巨渊，明江阴人，得异人方，号神医。苏州富家子，病大热，群医不治。巨渊凿地为坎，令病者卧其上，泥水沃之，须臾愈。或问故，曰：多宠妾，中麝香毒也。

第五十案　皂荚丸证其三 （颖师讲授，佐景笔记）

师曰：余尝自病痰饮，喘咳，吐浊，痛连胸胁，以皂荚大者四枚炙末，盛碗中，调赤砂糖，间日一服。连服四次，下利日二三度，痰涎与粪俱下，有时竟全是痰液。病愈后，体亦大亏。于是知皂荚之攻消甚猛，全赖枣膏调剂也。夫甘遂之破水饮，葶苈之泻痛胀，与皂荚之消胶痰，可称鼎足而三。惟近人不察，恒视若鸩毒，弃良药而不用，伊谁之过欤？

曹颖甫曰： 余治张大元喘咳，不得卧，亦用控涎丹法，一下而愈。近数年来大元染有烟癖，浓痰和水而出，一夜得一大玻璃杯。诸痰饮方绝无功用，皂荚灰亦无济。大约水气太甚者，既不当用涤除油垢之法，而中有浓痰者又非温药所能治乎？

佐景按： 鸦片本为大药，彼以大药为家常便饭，宜乎他药之不能奏功。故任何病证发于嗜烟之体，较常人为难治，不啻倍蓗者，常历试不爽也。

歌一首

叹无聊，便学医。噫！人命关天，此事难为。救人心，作不得谋生计，不读方书半卷，只记药味几种，无论臌膈痫痨，伤寒瘵疾，只打听近日时医，惯用的是何方何药。试一试，偶然得效，便觉得稀奇；试得不灵，便弄得无主意；若还死了，只是说，药不错，病难医。绝多少单男孤女，送多少高年父母，折多少少壮夫妻。不但分毫无罪，还要药本酬仪。问尔居心何忍，王法虽不及，天理实难欺。你若果有救世真诚，还望你读书明理，做不来宁可改业，免得阴诛冥击。

（徐灵胎）

第五十一案　皂荚丸证其四（颖师医案）

郑（左，住方浜路口，年八十二岁），湿痰之体，咳嗽，四肢浮肿，病情属溢饮，原当发汗利小便。但以浊痰阻于胸膈，咳而上气，但坐不眠，痰甚浓厚。病急则治其标，法当先用皂荚丸以下胸膈之痰，俾大小便畅行，得以安睡，方是转机。今按两脉结代，结代之脉，仲景原以为难治。药有小效，方议正治。

土皂荚（去黑皮，去子，去弦，酥炙，研细，蜜丸如桐子大，每服三丸，日三服。以黑枣二十枚浓煎，去渣，送丸）

拙巢注： 病家将此方询诸他医，医以剂峻，劝勿服。其后究竟如何，不可得而知矣。

曹颖甫曰： 皂荚丸之功用，能治胶痰，而不能去湿痰。良由皂荚能去积年之油垢，而不能除水气也。然痰饮至于嗽喘不已，中脘必有凝固之痰，故有时亦得取效。惟皂荚灰之作用乃由长女昭华发明。彼自病痰饮，常呕浓厚之痰，因自制而服之。二十年痰饮竟得剗①除病根。予服之而效。曹殿光适自芜湖来诊，病情略同，故亦用之而效也。

佐景按： 《金匮》本方云："皂荚八两，刮去皮用，酥炙。上一味，末之，蜜丸，桐子大，以枣膏和汤，服三丸，日三，夜一服。"刮去皮用者，刮去其外皮之黑衣也。酥炙者，用微火炙之，使略呈焦黄即得，勿成黑炭也。服三丸者，每服三丸也。日三夜一服者，日中三服，夜间一服，竟日共四服，计十二丸也。故或云本药荡涤刺激之力甚大，一日用量不得过梧子大三丸者，非也。枣膏和汤者，言预用枣肉煎熬成膏，及应用时，取膏加热水，使混和成汤，送本丸也。尤氏云："饮以枣膏，安其本也。"此说甚是。伸言之，即恐皂荚入胃，非但去浊痰，并将殃及胃中宝贵之津液，故必用枣膏以固护之，此吾友吴凝轩

---

① 剗（chán 缠）：铲除。

经方实验录

180

之说也。吾师代枣膏以砂糖，无非取其便捷，然其保津之功，恐不及枣膏远甚。顾二者皆属甘味，与甘草之安肠生津，饴糖之建中定痛，有异曲同工之妙。

综计以上本汤四案，第一案邢太安人先一日四服，共进如梧子大者十二丸，次一日共进如绿豆大者三十六丸。今案凡蜜丸如梧子大之丸药，每钱约得十余丸，则如梧子大十二丸者，量仅钱许耳。第二案曹殿光用皂荚末四两者，乃其八日间之总量也。即先一日服皂荚末一两，次日改服射干麻黄汤一剂，以后第三、第五、第七日同第一日，第四、第六、第八日同第二日。按每日服末一两较第一案之钱许量已大增，但此为皂荚焦黑之灰，彼为同品炙黄之质。黑者力微，黄者力巨，故其量为反比，而二者病情又有重轻之分，故量虽迥异，并非矛盾。第三案吾师自以皂荚大者四枚炙末，盛之得一小半碗。余尝试择大皂荚一枚，不去皮弦与子，衡之，得新秤一两许。又取大者二枚，炙之使焦，研之为末，衡之，得六钱许。是四枚末约为一两二钱许，与第二案所称之两许，亦尚相合。第四案如古法，与第一案同。按本药究属峻品，无经验之医生初次试用，宁自每服五分递加，较为妥当。

又按： 用皂荚无非取其荡涤胶痰，而其能荡涤胶痰者，盖即赖其中含有石碱素。余云岫先生曰：吾辈所用之祛痰剂，西药如西尼加根，中药如远志、桔梗、皂荚，中皆含有石碱素，所谓刺激性祛痰剂是也。故用牙皂之荚，可以代西尼加根云云。中西学说相通，信哉。

曹颖甫曰： 除痰之药有碱性者为长，故咯痰不出者，用桔梗甘草汤，无不克日取效，以桔梗含有碱性故也。痰黏胸膈而不出，则用有碱性之桔梗以出之，所谓在高者引而越之也。胶痰在中脘，则用有碱性之皂荚以下之，所谓在下者引而竭之也。凡用药有彻上彻下之异，可因此而观其通矣。

摩索

卢之颐，字子繇，明卢复子。年二十八，父卒，遗命之颐，著《本草乘雅》，越十八年而成。于是注《伤寒》，越五年而《伤寒金铧》亦成。然因心劳血耗，当参覆《本草》毕而右目眇①，疏钞《金铧》终而左目又眩。年五十六，而目遂矇。时论疏《金匮》甫及其半，不能复书，乃瞑目晏坐，摩索其义，有所得。则口授其婿陈曾篁录之，越四年乃成，遂以《摩索》名其书。

第五十二案　泽泻汤证（颖师医案）

管（右，住南阳桥花场，九月一日），咳吐沫，业经多年，时眩冒，冒则呕吐，大便燥，小溲少，咳则胸满，此为支饮，宜泽泻汤。

泽泻（一两三钱）　生白术（六钱）

佐景按：本案病者管妇年三十余，其夫在上海大场莳花为业。妇素有痰饮病，自少已然。每届冬令必发，剧时头眩，不能平卧。师与本汤，妇服之一剂，既觉小溲畅行，而咳嗽大平。续服五剂，其冬竟得安度。明年春，天转寒，病又发。师仍与本方，泽泻加至二两，白术加至一两，又加苍术以助之，病愈。至其年冬，又发。宿疾之难除根，有如是者！

《伤寒》《金匮》中小方甚多，吾师亦常用之。佐景因笔墨不闲，未暇一一详举。神而明之，存乎其人。

---

① 眇（miǎo 秒）：眼睛失明，或一目失明。

以上自小青龙汤至泽泻汤凡五证，皆治痰饮。小青龙汤以心下有水气为主，射干麻黄汤以喉中水鸡声为主，苓桂五味加姜辛半夏杏仁汤以吐涎沫为主，皂荚丸以胶痰为主，泽泻汤以眩冒为主，此其大较也。

掬水戏

钱瑛，字良玉，明苏州府人，世传颅囟医术。宁阳侯生孙九月，惊悸，数啼而汗，百方莫效。瑛后至，令儿坐于地，便掬水为戏，惊啼顿止。人问之，曰：时当季春，而丰衣帷处，不离怀抱，热郁难泻，使近水则火邪杀，得土气则脏气平，不药自愈矣。

败叶落

曹察斋，明如皋县人，精岐黄之术。一日行途中，闻有妇临褥者，痛楚特甚。曹拾地下败叶，命煮汤服之即下。人叩其故，曹曰：医者意也，我取其败叶落耳。众服其神。

第五十三案　桂枝加龙骨牡蛎汤证其一（颖师医案）

周（左），早年精气不固，两足乏力，头晕目花，证属虚劳，宜桂枝加龙骨牡蛎汤。

川桂枝（三钱）　生白芍（三钱）　生甘草（二钱）　龙骨（一两，先煎）　左牡蛎（三两，先煎）　大黑枣（十二枚）　姜（八片）

佐景按：《要略》云："男子失精，女子梦交，桂枝加龙骨牡蛎汤主之。"故本汤之治遗精，医者所尽知也。顾知之而不能用之，其所用者，每偏于肾气丸一方，加补益之品，如续断、杜仲、女贞子、菟丝子、核桃肉之属。吾师治此种病，一二剂即已。余依师法而行之，其效亦然。

时事新报馆黄君舜君患遗精已久，多劳则剧，不喜服重剂药，为疏桂枝、白芍各钱半，炙草一钱，生姜一片，大枣四枚，龙骨、牡蛎各三钱，三服而瘥。

另有邹萍君年少时，染有青年恶习，久养而愈。本冬遗精又作。服西药，先二星期甚适，后一星期无效，更一星期服之反剧。精出甚浓，早起脊痛头眩，不胜痛苦。自以为中西之药乏效，愁眉不展。余慰之曰：何惧为？予有丹方在，可疗之。以其人大胆服药，予桂枝、白芍各三钱，炙草二钱，生姜三大片，加花龙骨六钱，左牡蛎八钱，以上二味打碎，先煎二小时。一剂后，当夜即止遗，虽邹君自惧万分，无损焉。第三日睡前，忘排尿，致又见一次。以后即不复发，原方加减，连进十剂，羔除，精神大振。计服桂枝、芍药各三两，龙骨六两，牡蛎八两矣。其他验案甚多，不遑枚举。

曹颖甫曰：此方不惟治遗精，并能治盗汗。十余年中，治愈甚众，但以数见不鲜，未录方案，并姓名居址而忘之矣。按桂枝汤本方原为营弱卫强，脾阳不振，不能令汗出肌腠而设。故辛甘发散以助脾阳，令肌腠中发出之汗液，与皮毛中原有之汗液混合而出，然后营气和而自汗可止。盗汗常在夜分，营气夜行于阳，则其病当属肌腠不密，汗随营气而外泄。营病而卫不病，亦为卫不与营和，故用桂枝汤本方，以和营卫二气，加龙骨牡蛎以收外浮之阳，故盗汗可止。若营卫未和，而漫事收敛，吾知其必无济也。吴生凝轩盖亲验之。

第五十四案　桂枝加龙骨牡蛎汤证其二（颖师医案）

季（左，十月十二日），夜寐喜盗汗，脉阳浮阴弱，宜桂枝加龙骨牡蛎汤。

川桂枝（四钱）　生白芍（三钱）　生草（一钱）　龙骨（四钱）　左牡蛎（一两）　姜（八片）　红枣（十二枚）

佐景按：《要略》云："男子平人，脉虚弱细微者，喜盗汗也。"《巢源①·虚劳盗汗候》云："盗汗者，因眠睡而身体流汗也。此由阳虚所致，久不已，令人羸瘠枯瘦，心气不足，亡津液故也。诊其脉，男子平人脉虚弱微细，皆为盗汗脉也。"丹波氏云："《金鉴》云，此节脉证不合，必有脱简，未知其意如何，盖虚劳盗汗，脉多虚数，故有此说乎？"吾师则曰：此证桂枝加龙骨牡蛎汤所得而主之也。如本案所示，即其一例。服药后，每每周身得微微热汗出，以后即不盗汗矣。余用本方者屡，得效与治失精同。

吴兄凝轩昔尝患盗汗之恙，医用浮小麦、麻黄根、糯稻根以止其汗。顾汗之止仅止于皮毛之里，而不止于肌肉之间，因是皮肤作痒异常，颇觉不舒。后自检方书，得本汤服之，汗止于不知不觉之间云。

本汤既可治盗汗，又可治遗精，更可治盗汗之兼遗精者，所谓虚劳人是也。以中医之旧理释之，必曰：汗者，津液散于表者也；精者，津液之注于下者也。虽有表下之不同，而本汤能保津液则一。此种抽象之说理，原属不错，但实在之病理变化，决不如此简单。

余更见一病者，先患盗汗，医以糯稻根、浮小麦等品以止之，于是遗精作。医又以熟地、五味、术、杞以补之，于是盗汗又起。二者更替为病，请名医竟无术以疗之。缠绵数月，病

者发狂，自楼上向街跃下。医院惧其生事，婉劝出院，后不知究竟。尚忆其人以服药日久，多看载药用说明之包药纸，亦能稍明药性。因是医下一药，彼必曰，此药太热；或曰，此药过凉。余按其人之病不足虑，而其评药之习却可畏，卒不得良医以起之者，非无因也！

曹颖甫曰：一知半解是近世病家通病，而时医又从而恐吓之，谓某药不可轻试，故遇方治稍重者往往弃而弗服，一遇重证，多至不救。伧楚之生命固不足惜，其如医学之晦盲何哉！

佐景又按：陆自量先生作《桂枝龙骨牡蛎汤之治验篇》云："中表①某君有四岁女，患小便频数，日夜无度，然无其他症状。夜必遗尿数次，彼母深恶之，遂求治于余，以疗此恶疾。余沉思之，窃念遗尿之病，世多此疾，而无此方，在小儿则为司空见惯；在大人亦为秘密暗疾，故世少特效方，此亦破题儿之治证也。

俄顷，悟得《金匮》桂枝龙骨牡蛎汤为治男女失精梦交之良方，曾有人施治于膀胱咳证，且日人以此汤疗久年遗尿，每得特效。虽未亲历，实验所载谅不欺我，乃处以整个的桂枝加龙骨牡蛎汤（桂枝、芍药各二钱，生姜二片，红枣四枚，龙牡各五钱），令试服之，竟二剂，遗尿已愈，溲数亦调。

于服药时，彼母佯为枣子汤与之，故该孩颇为欢迎，益系纯属甘味，绝无苦口之药。虽有生姜之辛，尽为甘味所掩。服后亦无反射影响，故该孩屡索枣子汤不已。考遗尿证系肾脏泌尿作用兴奋，膀胱尿道括约肌麻痹而弛缓，致患尿意频数。投此汤，大枣、甘草正能缓和肾脏泌尿之兴奋；桂枝、生姜含有

① 中表：泛指亲戚。

挥发油，能直达生理变常之所在地——病处，刺激括约肌之麻痹，使之兴奋。同时以龙骨、牡蛎含有石灰质；芍药含有单宁酸，能为之收敛，遗尿病遂由是而愈也。此汤之能愈失精者，亦从而知之矣。"（录《苏州国医杂志》）

余亦曾仿此用本汤，治高年妇人遗尿，其结果大致甚佳。惜其报告系由人辗转传来，故不甚详明耳。读者如遇此证，大可用此汤，盖以补治虚，以涩治遗，乃吾中医之大法，复何疑为？

坑儿

张达泉，明怀宁县人。生平嗜酒，病者为邀其所，厚治具相待，即欣焉往；投以金则拂衣去。颜浑为儿时，中痘已死，达泉视之曰：未死也。急掘地作坑，置儿其中，取新水数桶，用纸蘸之，重贴身上。少顷，有细烟起，儿手中微动，达泉喜曰：生矣。复以水沃之，气蓬蓬上蒸，大啼数声，乃取起。再进以药，不数日愈。

第五十五案 炙甘草汤证其一（颖师讲授，佐景笔记）

师曰：律师姚建，现住小西门外大兴街，尝来请诊，眠食无恙，按其脉结代，约十余至一停，或二三十至一停不等，又以事繁，心常跳跃不宁，此仲师所谓"心动悸，脉结代，炙甘草汤主之之证"是也，因书经方与之，服十余剂而瘥。

炙甘草（四钱） 生姜（三钱） 桂枝（三钱） 潞党参（二钱） 生地（一两） 真阿胶（二钱，烊冲） 麦冬（四钱） 麻仁（四钱） 大枣（四枚）

佐景按：大论原文煎法，用清酒七升，水八升，合煎，吾师生之用本汤，每不用酒，亦效。惟阿胶当另烊冲入，或后纳烊消尽，以免胶质为他药粘去。余用阿胶至少六钱，分二次冲，因其质重故也。

曹颖甫曰：阳气结涩不舒，故谓之结；阴气缺乏不续，故谓之代。代之为言，贷也，恒产告罄，而称贷以为生，其能久乎？固知《伤寒·太阳篇》所谓难治者，乃专指代脉言，非并指结脉言也。

热酒黑铅

唐与正，宋时人，善医。凡人有奇疾，以意疗之，无不效。一小女患风痹赤肿，诸医以风热治之不效。唐诊视云：肝肺之风热，治之遂愈。惟顶上高肿寸许，询其乳母，好饮热酒。唐遂悟，以前剂倍加葛根，数服而消。

一人因服黑铅丹，卧则小便微通，立则不能涓滴，服诸通利药并不效。唐曰：乃结砂时铅不死，硫黄飞去，铅入膀胱，故卧则偏重犹可溲，立则正塞水道，自不能通。用金液丹三百丸，分为十服，煎瞿麦汤下，膀胱得硫黄，积铅成灰，从水道下，累累如细砂，其病遂愈。

第五十六案　炙甘草汤证其二（颖师医案）

唐（左），史惠甫介绍。

初诊（十月二十日）　脉结代，心动悸，炙甘草汤主之，此仲景先师之法，不可更变者也。

炙甘草（四钱）　川桂枝（三钱）　潞党参（三钱）　阿胶珠（二钱）　大麻仁（一两）　大麦冬（八钱）　大生地（一两）　生姜（五片）　红枣（十枚）

佐景按：唐君居春申，素有心脏病，每年买舟到香港，就诊于名医陈伯坛先生。先生用经方，药量特重，如桂枝、生姜之属动以两计。大锅煎熬，药味奇辣，而唐君服之，疾辄良已。

今冬心悸、脉结代又发，师与炙甘草汤，服至三五剂，心悸愈，而脉结代渐稀，尚未能悉如健体。盖宿疾尚赖久剂也。君又素便秘，服药则易行，停药则难行，甚须半小时之久，故师方用麻仁一两之外，更加大黄三钱。

二诊（十月二十三日） 二进炙甘草汤，胃纳较增，惟口中燥而气短，左脉结代渐减，右脉尚未尽和，仍宜前法加减。加制军者，因大便少也。

炙甘草（五钱） 川桂枝（四钱） 潞党参（五钱） 阿胶珠（二钱） 大熟地（一两） 大麻仁（一两） 麦冬（四钱） 紫苏叶（五钱） 天花粉（一两） 生姜（三片） 红枣（七枚） 制军（三钱）

附子证

张遂辰，字卿子，明仁和县人。塘栖妇人病伤寒十日，热不得汗，或欲以大黄下之，主人惧，延遂辰诊之曰：脉强舌黑而有光，投大黄为宜。此人舌黑而润，不渴，此附子证也。不汗者，气弱耳，非参、芪助之不可。一剂而汗解。

第五十七案　炙甘草汤证其三（颖师讲授，佐景笔记）

师曰：昔与章次公诊广益医院庖丁某，病下利，脉结代，次公疏炙甘草汤去麻仁方与之。当时郑璞容会计之戚陈某适在旁，见曰：此古方也，安能疗今病？次公忿与之争。仅服一剂，即利止脉和。盖病起已四十余日，庸工延误，遂至于此。此次设无次公之明眼，则病者所受苦痛，不知伊于胡底①也。

佐景按：本案与前案同例，惟一加麻仁，一去麻仁，均具

---

① 伊于胡底：到什么地步为止。

深意，岂流俗庸工之所知哉？古方不能疗今病，逼肖①时医口吻，第不知何所据而云然，何怪江南无正伤寒之论调，犹盛于今日也。黄钟毁弃，瓦釜雷鸣，付之一叹！

曹颖甫曰： 玉器公司陆勋伯寓城隍庙引线弄，年逾六秩，患下利不止，日二三十行，脉来至止无定数。玉器店王友竹介余往诊。余曰：高年结脉，病已殆矣。因参仲圣之意，用附子理中合炙甘草汤，去麻仁，书方与之。凡五剂，脉和利止，行动如常。

按： 古方之治病，在《伤寒》《金匮》中，仲师原示人加减之法，而加减之药味，要不必出经方之外，如阴亏加人参而去芍药，腹痛加芍药而去黄芩，成例具在，不可诬也。如予用此方，于本证相符者则用本方。因次公于下利者去麻仁；遂于大便不畅者重用麻仁，或竟加大黄；遇寒湿利则合附子理中；于卧寐不安者，加枣仁、朱砂。要不过随证用药，绝无异人之处，仲景之法，固当如此也。

佐景又按： 余用本方，无虑百数十次，未有不效者，其证以心动悸为主。若见脉结代，则其证为重，宜加重药量。否则，但觉头眩者为轻，投之更效。推其所以心动悸之理，血液不足故也，故其脉必细小异常。妇女患此证之甚者，且常影响及于经事。动悸剧时，左心房处怦怦自跃，不能自已。胆气必较平时为虚，不胜意外之惊恐，亦不堪受重厉之叫呼。夜中或不能成寐，于是虚汗以出，此所谓阴虚不能敛阳是也。及服本汤，则心血渐足。动悸亦安，头眩除，经事调，虚汗止，脉象复，其功无穷。盖本方有七分阴药，三分阳药，阴药为体，阳药为

---

① 逼肖：很相似。

用。生地至少当用六钱，桂枝至少亦须钱半，方有效力。若疑生地为厚腻，桂枝为大热，因而不敢重用，斯不足与谈经方矣。

余治验过多，不暇尽数证引，姑简述一二如下：有卢氏妇经事淋漓不清，其夫忧之，虑成漏证，与本汤一剂，经即止，神即安。有王氏妇足肿不良于行，每日下午三四时许，背脊酸痛，不可名状，服本汤三剂，肿者退，而痛者除。有马姓女郎患失眠，又易怒，服此汤后，日间也欲眠，不与人忤矣。病家无识，以为服药之后，何反神愈也？不知今日之多眠即所以代偿前此之失眠（与病愈后之多食同例），迨偿负既足（有偿至旬日之久者），安用昼寝为？

有沈姓教师，经西医诊断患心脏病，而治心脏病之特效药尚未发明，戚然来问计。余曰：君所需之特效药早已发明，其发明之日至少在距今一千七百年以前，君特不自知耳！教师愕然，服本汤而心脏病除。有吴姓老妇两手臂筋挛，服本汤得屈伸自如。夫经漏、足肿、脊楚、失眠、易怒、心病、筋挛，病象万千，余何能一方而愈之？实告读者，辨证之功也。

本汤证在男子多发于病后，在女子每见于平日。但吾国妇女最喜讳疾忌医，君如告之曰病，彼不信也。试服汤而精神焕发，兴趣倍增者，彼曰：我前此体虚也。果依此说，炙甘草汤能补虚，然则《伤寒》方又岂惟专治伤寒而已哉？柯氏谓《伤寒论》中多杂病方，信然。

神交邵子餐芝贻书教曰：本录脉诊一项似欠详明。余拜聆之下，无任感铭①。爰特添本证脉象一二如下，以补前愆。按本汤证脉象数者居多，甚在百至以上；迟者较少，甚在六十至

---

① 感铭：感激而铭记于心。

以下。服本汤之后，其数者将减缓，其缓者将增速，悉渐近于标准之数。盖过犹不及，本汤能削其过而益其不及，药力伟矣。又血亏甚者，其脉极不任按，即初按之下，觉其脉尚明朗可辨，约一分钟后，其脉竟遁去不见；重按以觅之，依然无有。至此，浅识之医未有不疑虑丛生者。但当释其脉，稍待再切，于是其脉又至。试问脉何以不任按？曰：血少故也。迨服本汤三五剂后，脉乃不遁，可以受按。此皆亲历之事，绝非欺人之语。

　　依理，一人二手，其脉当同，然而事实上不尔，左右二脉每见参商。脉理之难信，有如是者。抑吾国同胞不甚讲究健康，尤以妇女为甚。试执一无病之人而切其脉，辄多病象，或至数不合，或洪细无度，以医学目光衡之，悉是病体，而同胞不自以为病。一旦发热卧床，病上加病，其病脉又加异象，几至不可究诘，直有难以言语形容之者，即使勉事形容，而人亦难能了解者。脉象之难言，又有如是者。故拙按中言脉象略简者，未尝无苦衷于其间也。

热剂冷服

　　许梦熊，号环山，明金陵人。有一病者似患火证，诸医饮以凉药，狂躁异常。熊过诊曰：急当以参、附、姜、桂投服。或曰：狂躁若此，再用热剂，喷血奈何？熊曰：不难，药用井水浸冷服之，当立效。如法治之，一服，躁稍定；再服而病者帖然卧矣。未数日，病果愈。

第五十八案　小建中汤证其一（颖师医案）

　　王（右），腹痛，喜按，痛时自觉有寒气自上下迫，脉虚弦，微恶寒，此为肝乘脾，小建中汤主之。

　　川桂枝（三钱）　大白芍（六钱）　生草（二钱）　生姜

（五片）　大枣（十二枚）　饴糖（一两）

佐景按： 大论曰："伤寒二三日，心中悸而烦者，小建中汤主之。"又曰："伤寒，阳脉涩，阴脉弦，法当腹中急痛，先与小建中汤。"《要略》曰："虚劳，里急，悸，衄，腹中痛，梦失精，四肢酸疼，手足烦热，咽干，口燥，小建中汤主之。"似未言有寒气上自胸中下迫腹中之证，惟吾师以本汤治此寒气下迫之证，而兼腹痛者，其效如神。

推原药理，有可得而言者，盖芍药能活静脉之血故也。详言之，人体下身静脉之血自下上行，以汇于大静脉管，而返注于心脏。意者本证静脉管中必发生病变，有气逆流下行，故痛。须重用芍药，以增静脉回流之力。而消其病变，故病可愈。昔吴兄凝轩患腹中痛，就医久治不愈。自检方书，得小建中汤，乐其能治腹痛，即照录原方，用白芍至六钱，桂枝至三钱。自以为药量仅及古人什之一，轻甚，且未用饴糖。服后，腹中痛随除，惟反觉其处若空洞无物，重按更适。盖其时腹中静脉血向上回流过盛，动脉血不及调剂，又无饴糖以资补充故也。凝轩曾历历为吾言，可为明证。学者可暂识此理，更与下卷述奔豚各案合考之，自得贯通之乐。

今之医者每不用饴糖，闲尝与一药铺中之老伙友攀谈，问其历来所见方中，有用饴糖者乎？笑曰：未也。可见一斑。先贤汪讱庵曰："今人用小建中者，绝不用饴糖，失仲景遗意矣。"然则近古已然，曷胜[①]叹息。夫小建中汤之不用饴糖，犹桂枝汤之不用桂枝，有是理乎？

---

① 曷胜：何胜。用反问语气表示不胜。

第五十九案　小建中汤证其二 （颖师医案）

顾（右，十月二十六日），产后，月事每四十日一行，饭后则心下胀痛，日来行经，腹及少腹俱痛，痛必大下，下后忽然中止，或至明日午后再痛，痛则经水又来，又中止，至明日却又来又去，两脉俱弦，此为肝胆乘脾脏之虚，宜小建中加柴芩。

桂枝（三钱）　生白芍（五钱）　炙草（二钱）　软柴胡（三钱）　酒芩（一钱）　台乌药（钱半）　生姜（五片）　红枣（十二枚）　饴糖（三两）

拙巢注：一剂痛止，经停，病家因连服二剂，痊愈。

佐景按：余初疑本证当用温经汤加楂曲之属，而吴兄凝轩则力赞本方之得。师曰：大论云："伤寒，阳脉涩，阴脉弦，法当腹中急痛，先与小建中汤，若不瘥者，小柴胡汤主之。"我今不待其不瘥，先其时加柴芩以治之，不亦可乎？况妇人经水之病，多属柴胡主治，尔侪察诸云云。翌日据报，病向愈矣。

鸡子蜈蚣

张冲虚，明苏州府人，善医，多奇效。有道人就灶吹火，一蜈蚣伏火筒，误吸入腹，痛不可忍。冲虚视之，命碎鸡子数枚，倾白碗中，令啜之，良久痛少定。索生油与咽，须臾大吐，则鸡子与蜈蚣缠束而下。盖二物气类相制，入腹则合为一耳。

蒸尸约脉

陆怡，字悦道，元华亭县人，善医。汴人段氏客比邻，一夕溢死。怡取马枥去底，置大釜上，舁死者纳之，蒸以葱药，及旦皮腐而气复。大德间召至京师，右丞相答剌罕哈剌哈孙使切脉。竟曰：丞相无疾，惟左足大拇指一脉不到。时哈孙欲试其艺，先以物约之也，称为神人。

第六十案　当归建中汤证（颖师医案）

宗嫂（十一月十七日），月事将行，必先腹痛，脉左三部虚，此血亏也，宜当归建中汤。

全当归（四钱）　川桂枝（三钱）　赤、白芍（各三钱）生甘草（钱半）　生姜（三片）　红枣（七枚）　饴糖（二两，冲服）

佐景按：当归建中汤，即桂枝汤加味也。姑以本方为例，甘草之不足，故加饴糖。白芍之不足，故加赤芍。桂枝之不足，故加当归。本经表桂枝治上气咳逆，表当归治咳逆上气，然则其差也仅矣。我今用简笔法，略发其义于此，而贻其详畀①读者。

医圣师

张伯祖，后汉时南阳人，志性沉简，笃好方术，诊处精审，疗皆十全，为当时所重。同郡张机异而师之，遂有大誉，著《藏经》二卷。

第六十一案　黄芪建中汤证（佐景医案）

王女士。

初诊　经停九月，咳呛四月，屡医未效。刻诊脉象虚数，舌苔薄腻，每日上午盗汗淋漓，头晕，心悸，胸闷，胁痛，腹痛喜按，食少喜呕，夜寐不安，咳则并多涎沫。证延已久，自属缠绵。拟先治其盗汗，得效再议。

---

① 畀（bì 毕）：给与。

川桂枝（一钱）　　大白芍（二钱）　　生甘草（八分）　　生姜（一片）　　红枣（四枚）　　粽子糖（四枚）　　全当归（二钱）　　花龙骨（四钱，先煎）　　煅牡蛎（四钱，先煎）

佐景按：观本案所疏药量之轻，案文之俗，一望而知非吾师之方矣。病者王女士为友人介绍来诊者，芳龄二八，待嫁闺中。经停始于今春，迄今约九月矣。诘其所以，答谓多进果品所致。察其皮色无华，咳呛不已，缓步上梯，竟亦喘息不止。他状悉如脉案所列，盖流俗所谓干血痨也。曾历访中西名医，遍求村野丹方，顾病势与日俱增，末如之何焉。

余初按其脉，即觉细数特甚。按表计之，每分钟得一百四十余至，合常人之脉搏恰强二倍。依旧说，此为木火刑金，凶象也。依新说，肺病贫血甚者，脉管缩小故也，其预后多不良云云。据述在家终日蜷卧被中，如是则恶寒稍瘥。余何人斯？乃敢当此重证？相对之顷，实难下药。乃默思本证之症结有三：经停不行，其一也；肺病而咳，其二也；腹痛恶寒而盗汗，其三也。将用攻剂以通其经乎，则腹无癥瘕，如虚不受劫何？将用肺药以止其咳乎，则痨菌方滋，如顽不易摧何？无已，姑治其腹痛恶寒而盗汗，用当归建中汤合桂枝龙骨牡蛎法，疏极轻之量以与之。粽子糖者，即饴糖所制，糖果店所售，较用饴糖为便捷，此吾师法也。病家持此方笺以购药，药铺中人又笑曰：糖可以为药，此医可谓幽默矣。越三日，病者来复诊，喜出望外，欣然告谢。其详请阅二诊案。

二诊　三进轻剂当归建中汤加龙骨牡蛎，盗汗已除十之三四，腹痛大减，恶风已罢，胸中舒适，脉数由百四十次减为百二十次，由起伏不定转为调匀有序，大便较畅，咳嗽亦较稀，头晕心悸略瘥。前方尚合，惟量究嫌轻。今加重与之，俟盗汗悉除，续谋通经。

炙黄芪（三钱）　　川桂枝（钱半）　　肉桂心（二分）　　炙甘草（钱半）　　大白芍（三钱）　　全当归（四钱）　　生姜（二片）　　红枣（八枚）　　粽子糖（六枚）　　龙骨（六钱，先煎）牡蛎（八钱，先煎）

佐景按：病者曰："吾初每夜稍稍动作，即觉喘息不胜，自服前方三小时后，喘息即定，虽略略行动，无损矣。三服之后，恙乃大减。向吾进饭半盅，今已加至一全盅矣。"余初以为腹痛稍定，即为有功，不意咳嗽亦瘥，脉搏反减而调。呜呼！圣方之功伟亦。

又越三日，病者来三诊，神色更爽于前，扶梯而上，已无甚喘急之状。询之，答谓盗汗悉除。恶风已罢，日间喜起坐，不嗜卧矣。饭量由一盅加至一盅有半。而其最佳之象，则尤为脉数由百二十至，减为百十有四至，咳嗽亦大稀，舌苔渐如常人。余乃改用润肺养阴宁咳化痰之剂，如象贝、杏仁、款冬、紫菀、麦冬、沙参之属。五剂竟无进退。后有老医诏余曰：子之弃建中而用贝杏者，误也。若是之证，当换笺不换方，虽服之百日，不厌其久也。余谨志而谢之。后此证变化如何，自在阅者诸君雅注之中，第以不在本证范围，姑详他案后。

于此有一重要问题之发生，不容搁置而勿论焉。问题维何？即所谓阳虚虚劳、阴虚虚劳之辨是也。后贤多谓古者民风朴素，惟劳动是务，故其所患虚劳多属阳虚虚劳，宜建中剂。今者世风卑下，男女授受相亲，故其所患虚劳多属阴虚虚劳，宜养阴剂。二者误用，祸如反掌云云。而《兰台轨范》之说，则较为近理。《轨范》曰："古人所云虚劳，皆是纯虚无阳之证，与近日之阴虚火旺，吐血咳嗽者，正相反，误治必毙。今日吐血咳嗽之病，乃血证，虽有似虚劳，其实非虚劳也。"又曰："小建中汤治阴寒阳衰之虚劳，正与阴虚火旺之病相反，庸医误用，害人甚多，此咽干口燥，乃津液少，非有火也。"又汤本氏云："余往年误认师论及诸家学说，用黄芪建中剂于肺结核，常招失败。当时学识尚浅，不知其故。及读《兰台轨范》诸书，乃始晓然。惧后之人蹈余覆辙，故表而出之，盖胶饴性大温，有助长炎症之弊。芍药之收敛，又有抑遏皮肤、肺、肠、肾脏排泄机能之作用。故误用本方于肺结核时，一方面助长炎症，他方面阻止结核菌毒素之排泄，故令病势增恶耳。"

按：以上诸家之说，诚足为吾人参考之资，请重以余浅薄之经验衡之。本案王女士所患之病，确为肺结核，使汤本氏之说而信，又安能六服轻剂建中汤，而得大效耶？推求其得效之故何在，亦无非此肺结核者，适有建中汤之证耳。使其无建中汤证，则其不效，当如汤本氏所期矣。诚以结核之范围至广，结核之病期至久，其间变化万端，岂某一方所能主治，又岂必无某一方所适治之证？故曰建中汤不得治肺结核，犹曰桂枝汤不能治太阳病（适为脉紧无汗之麻黄证），其失维一。

至《轨范》所云阴虚火旺，吐血咳嗽，确为肺痿，为肺痈，为血证，《要略》自有正治。请检本书肺痈案所载，即可得其一隅。其案内附记之曹夫人恶寒盗汗，与阳虚虚劳几无以异。然卒能以甘寒之药愈之，其不混淆为一者，辨证之功也。后人误称此等证亦曰虚劳，于是有阳虚虚劳、阴虚虚劳之辨。实则古今人同有此所谓二种虚劳之证，后人既误其名称，复化其药味，驯至古今判然，学者大惑。负整理中医之责者，又安可不揭其秘也哉？

曹颖甫曰：通俗医界莫不知培土生金之说，然往往不能用之适当者，不通仲师之医理故也。夫阳浮阴弱则汗自出，汗常出则脾病，而肺亦病。肺病则气短矣，汗常出则恶风矣。故桂枝汤本方原为扶脾阳作用，仲师不曰系在太阴乎？病积既久，脾阳益虚，肝胆之气乘之，乃至胸胁腹中俱病，故加饴糖以补脾，饴糖者麦精所煎也。但使脾阳既动，饮食入胃，自能畅适。当归、黄芪亦补脾之药也，加龙骨、牡蛎，则《金匮》虚劳盗汗之方治也。要而言之，不过是培土生金之用。苟得其精理所在，幸无为群言所乱也。

佐景又按：本案拙见意谓肺痨病者确有时属建中汤证，而谭次仲先生之卓识，则更进一步，确定建中汤为治虚痨之主方，且阐述其义，无不与西医学相吻合。

其言曰："盖治肺痨，近世尚未有特效药。最重要的对症疗法为健胃与营养，以使体重增加，肺之局部症状，因而轻快之一法。考《金匮·虚劳篇》，首立小建中汤。本汤以桂枝、生姜为君，此即西药中所谓芳香辛辣之健胃剂也。方中配以饴糖，即西药中之滋养品也。三味均西医所同备者。而证以中医之解释，亦无丝毫违异焉。陈修园云：建中者，建立其中气也。尤在泾云：治虚劳而必以建中者，何也？盖中者，脾胃也（脾乃消化机关之胰，而非造血脏器之脾。详证拙著《中医与科学》一书，书本此字俱误）。

盖虚劳不足，纳谷者昌，故必立其中气，中气之立，必以建中也。余谓古人以建中汤谓健胃剂，此非其明证欤？且桂枝之芳香，能缓解气管支神经之痉挛，有排痰镇咳之效，已于痰饮篇之苓桂术甘汤开其端，所以仲景立小建中汤为治虚劳之主方也（但痰多者嫌其太甜，燥多者嫌其太热，可用他药代之，而师其健胃营养之法可也）。其余若发热盗汗，失精梦交，则有二加龙牡汤及桂枝加龙牡汤；失眠则有酸枣仁汤；腰痛有肾气丸；补虚有黄芪建中汤。此皆仲圣治虚劳之正法，俱载《金匮·虚劳篇》中。考科学医对肺结核之药物疗法，皆完全若合符节焉。"（录《中西医药》二卷二期谭著《论国医非科学化则必亡及略举科学整理之方法》）

高瞻远瞩，弥足钦也！

第六十二案　芍药甘草汤证其一（颖师医案）

四嫂（十一月十三日），足遇多行走时则肿痛，而色紫，始则右足，继乃痛及左足。天寒不可向火，见火则痛剧。故虽甚恶寒，必得耐冷。然天气过冷，则又痛。眠睡至浃晨，而肿痛止，至夜则痛如故。按历节病足亦肿，但肿常不退，今有时退者，非历节也。惟痛甚时筋挛，先用芍药甘草汤以舒筋。

赤、白芍（各一两）　生甘草（八钱）

拙巢注：二剂愈。

补唇先生

洪涛，明戈阳县人。尝从征交趾，军中大疫，涛以苍术、黄柏锅煮之，遍饮皆愈。荣藩王缺唇，涛捣药补之如天成，号为补唇先生。

第六十三案　芍药甘草汤证其二（佐景医案）

老妈（二月七日），右足行步不良，此有瘀滞也，宜芍药甘草汤以疏之。

京赤芍（八钱）　生甘草（四钱）

佐景按：挚友张君挚甫客居海上，雇有年老女佣一人，方来自原籍浙江黄岩，未越半月，而病已七日矣。其病右足拘急，不能行，行则勉强以跟着地，足尖上向，如躄①者然。夜则呼痛达旦，阖家为之勿寐。右足踝骨处又因乘轮擦伤，溃烂不能收口。老媪早年尝有所谓疯气②之疾，缠绵三年方愈，自惧此番复发，后顾堪虞，嗒然若丧③，哭求归里。

挚甫怜之，亟来请诊。余细察之，右胫之皮色较左胫略青，乃疏上方。方成，挚甫以为异，亲为煎煮。汤成，老媪不肯服，曰：服之无济也，吾年前之恙略同于此，三年而后已，今安有一药而瘥者？强而后进。翌日复诊，媪右足已能全部着地，惟溃烂处反觉疼痛。余即就原方加生甘草二钱，使成六钱；炙乳没各八分，外用阳和膏及海浮散贴之。又翌日访之，老媪料理杂务，行走如健时。及见余，欢颜可掬。察之，右胫青色略减，溃处亦不痛矣。挚甫率之，长揖共谢。曰：君之方，诚神方也，值廉而功捷。余逊辞曰：我不能受君谢，君当致谢于吾师，吾师尝用此而得效也。然吾师将亦曰：我不能受君谢，君当致谢于仲师。仲师曰：作芍药甘草汤与之，其脚即伸也。

挚甫略知医，曰：有是哉！执此观之，今人以本汤为小方，不屑一用之者，非也。或姑信而用之，而药量欠重，不效如故，致用而失望者，亦未达一间也。然则究竟芍药之功用为如何？吾友吴君凝轩曰：芍药能活静脉之血，故凡青筋暴露，皮肉挛急者，用之无不效。善哉！一语破千古之奥谜，酸收云乎哉？若言酸收，余另有新说，已详桂枝汤按中，虽未得为定论，要胜于俗说多多焉。

芍药能令足部之静脉血上行，使青筋隐退，步履如旧者，

---

① 躄（bì 必）：跛脚。

② 疯气：关节炎。

③ 嗒然若丧：形容懊丧的神情。

此芍药甘草汤中芍药之功也。患桂枝汤证者服桂枝汤后，其动脉血既畅流于外，使无芍药助之内返，岂非成表实里虚之局，此桂枝汤中芍药之功也。虽有自下达上、自表返里之异，其属于静脉一也。

抑芍药甘草汤不仅能治脚挛急，凡因跌打损伤，或睡眠姿势不正，因而腰背有筋牵强者，本汤治之同效。余亲验者屡，盖其属于静脉瘀滞一也。缘动脉之血由心脏放射于外，其力属原动而强，故少阻塞。静脉之血由外内归于心脏，其力近反动而较弱，故多迟滞。迟滞甚者，名曰血痹，亦曰恶血。故《本经》谓芍药治血痹，《别录》谓芍药散恶血。可知千百年前之古语，悉合千百年后之新说，谁谓古人之言陈腐乎？

曹颖甫曰：辛未之秋，予家筱云四弟妇来诊，无他病，惟两足酸疼，拘急三年矣。其子荫衢问可治与否，予告以效否不可必，药甚平稳，不妨姑试之，乃为用赤白芍各一两，生草八钱。至第三日，荫衢来告曰，服经两剂，今已行步如常矣。而佐景所用，效如桴鼓者乃又如此，此可为用经方者劝矣。

芍药一味，李时珍《本草》所引诸家之说率以为酸寒。历来医家以讹传讹，甚有疑桂枝汤方中不应用芍药。予昔教授于石皮弄中医专校，与马嘉生等向药房取赤白芍亲尝之，白芍味甘微苦，赤芍则甚苦，可见《本经》苦平之解甚为的当。予谓苦者善泄，能通血络之瘀，桂枝汤为解肌药，肌腠为孙络所聚，风袭肌理则血液凝闭而不宣，故必用芍药以通之。然予说但凭理想，今吴生凝轩乃有芍药活静脉之血一解，足证予言之不谬。读《伤寒论》者，可以释然无疑矣。

佐景又按：以上自桂枝加龙骨牡蛎汤至当归建中汤凡四证，皆从桂枝汤加减。桂枝加龙骨牡蛎汤以盗汗失精为主，炙甘草汤以心动悸为主，小建中汤以腹中痛为主，当归建中汤以妇人经产为主，黄芪建中汤以虚劳诸不足为主，皆大补之方。余曾揭桂枝汤为补方之义于上卷，彼时读者或不置信，今也能毋释然？仲圣于桂枝汤之加减示范独详者，留他汤为后人作隅反，不徒省笔墨已也。至芍药甘草汤与桂枝甘草汤同为组成桂枝汤之母方，并表之以彰其功。

贪人间乐

张远游，北魏时齐人，精于医。尝应征于术士同合九转金丹，丹成，显祖置之玉匣，曰：贪人间乐，不能上天，待我临死，方可服。

第六十四案　大陷胸汤证其一（颖师讲授，佐景笔记）

师曰： 沈家湾陈姓孩年十四，独生子也。其母爱逾掌珠，一日忽得病，邀余出诊。脉洪大，大热，口干，自汗，右足不得伸屈。病属阳明，然口虽渴，终日不欲饮水，胸部如塞，按之似痛，不胀不硬，又类悬饮内痛，大便五日未通。上湿下燥，于此可见。且太阳之湿内入胸膈，与阳明内热同病。不攻其湿痰，燥热焉除？于是遂书大陷胸汤与之。

制甘遂（一钱五分）　　大黄（三钱）　　芒硝（二钱）

返寓后，心殊不安。盖以孩提娇嫩之躯，而予猛烈锐利之剂。倘体不胜任，则咎将谁归？且《伤寒论》中之大陷胸汤证，必心下痞硬，而自痛，其甚者或有从心下至少腹硬满，而痛不可近为定例。今此证并未见痞硬，不过闷极而塞，况又似小儿积滞之证，并非太阳早下失治所致。事后追思，深悔孟浪①。

----

① 孟浪：粗率，疏误。

至翌日黎明，即亲往询问。据其母曰：服后大便畅通，燥矢与痰涎先后俱下，今已安适矣。其余诸恙，均各霍然。乃复书一清热之方以肃余邪。嗣后余屡用此方治胸膈有湿痰、肠胃有热结之证，上下双解，辄收奇效。语云，胆欲大而心欲小。于是益信古人之不予欺也！

佐景按：读者诸君阅此惊心骇目之医案，至"深悔孟浪"一语，得毋提心吊胆，惧孩之殇乎？迨见乃母笑颜，呈现眼前，又得毋转忧为喜，乐人之乐乎？佐景以曲折文字，迷惑诸君心目，罪过罪过。爰述本案之趣语一则，以为诸君解颐①。缘本案病者之父为一沙发洋椅店之主人。初，孩病方剧，主人惊慌莫措，慌恐万状。逆其意，若曰：谁能愈孩之病者，虽重酬不吝也。故当吾师按脉之时，即自陈病愈之日，愿献精美之沙发一座以为寿。次日疾瘳，而沙发杳然。近世人情大抵如此，亦何怪乎此小小主人也，一笑！

佐景未从师前，曾遇一证。病者为一肥妇，自谓不病则已，病则恒剧。时当炎暑，初起，微恶风寒，胸闷，医者予以解表祛暑之方，二剂而病增。改就伤寒专家诊治，予淡豆豉、黑山栀等药。三日病更剧，专家拒而勿治。病家计无所出，乃问道于余。细审病状，胸中闷热特甚，以西药消炎膏涂其胸部，则热气腾腾上冒，如蒸笼然。且苦咯痰不出，得少许，皆黏腻不堪，以二指引之，不断如线。大便不行，全身壮热，口渴引饮，病殊棘手。因思前医既汗之不解，乃予大剂白虎以清之。服后，成效渺然，胸中闷热如故。遂亟请更医，投以化痰之剂，若枳实、竹茹、象贝、杏仁之属，都为一方。服竟，得寐片刻，醒

---

① 解颐：开颜欢笑。

则依然。

　　病家迫不得已，乃斥重金，敦延负时誉之名医某。医至，持脉不二分钟，辄详言病状，历历如绘，旁听者咸惊为神。于是展纸书案，洋洋大篇，积满二笺，得数百言。其大意曰：湿温为病，汗之不解，清之不愈，仅可用辛平一法，以宣泄之。倘发白㾦，则吉，否则危。其方药第一味，为枇杷叶三钱，去毛包煎，余如象贝、杏仁、蝉衣、丝瓜络等，悉属王道和平之品，量亦绝轻。方成，其家人持以请教最初之医。医曰：诊金几何？曰：以稔友介绍故，减收十元零八角。医愕然，持方者睹状，惊问曰：药不可服乎？医曰：否，此方和平，任何人，任何时，服均无损。于是病家遂与服。服后效否，自在阅者明鉴之中，无庸赘陈。然病家笃信名医，名医自为悉心调治。果出白㾦，悉如预言，先后四十余日，病乃渐瘥。余深惭从前学植疏浅，及今追忆，此妇之疾，实大陷胸汤证也！观其胸中苦闷之状，如顽敌负固而守，恰无二致，不有劲旅，如甘遂硝黄等将军者，安能披坚陷阵，而底于平哉？然则陷胸二字，其义亦深长矣。

　　《王孟英医案》云："陈赤堂令正患感，面赤不眠，烦躁谵语，口甘渴腻，溲涩而疼，顾听泉多剂清解未应。孟英切其脉，左弦洪而数，右滑而溢，胸次痞结，大解未行。肝阳上浮，肺气不降，痰热阻痹，邪乃逗留。与小陷胸汤，合温胆雪羹，加旋薤投之，胸结渐开。乃去半薤，而送当归龙荟丸，谵语止且能眠，参以通幽汤，下其黑矢。三次后，始进养阴和胃而瘥。"陆士谔按云："面赤不眠，烦躁谵语，口甘渴腻，溲涩而疼，脉左弦洪而数，右滑而溢，胸次痞结，大解未行，显然邪热熏灼，顽痰阻滞。与小陷胸合温胆雪羹加旋薤，破结舒气化痰，实为吃紧之治。当归龙荟丸乃是钱氏方，当归、龙胆草、山栀、川连、川柏、黄芩、大黄、芦荟、青黛、木香、麝香专治肝经实火者。通幽汤则东垣方也，当归身、升麻梢、桃仁、甘草、红花、生熟地。参其法者，吾意升麻熟地当必去也。"

以上名案、名按相得益彰，与上述肥妇案之名医用枇杷叶、蝉衣者，实有霄壤之别。然此案设逢吾师诊治，其必用大陷胸汤无疑。其奏效之捷，吾知必较小陷胸汤加味更胜一筹也。呜呼！当病势险急之候，以一剂克奏肤功，此其所以为"疾医"也！

细考本汤证显属阳明，其由太阳传来者居多，不必定由误下所致。盖太阳发汗不畅，表证虽罢，而宿水积浊，留恋膈上，又加阳明之燥热，闭结于下，炎炎上熏，致湿浊凝为痰涎，欲吐不能，故胸闷特甚。细考其完全见证，厥为发热，不恶寒，但恶热，面目赤，喉中有痰声，痰黏而稠，苦咯之不出。胸闷之外，甚者微痛，不欲饮，即饮而不多，脉大而实，大便三日以上未行，苔黄腻，不咳者多，其胁或痛或不痛。故必用甘遂，方能祛膈间之浊痰，必用硝黄，方能除上炎之阳热。若但用硝黄，不用甘遂，则湿浊上据，下热得其掩护，将不肯去。否则，徒以白虎清之，则釜底之薪火未除，热无由减；徒以温胆化之，则平淡之药力嫌轻，痰无由化。若汗之，则更不合，所谓清之不愈，汗之不解，于是转为白痦之变，而所谓湿温之病成矣。

以上所论结胸之证，似犹为结胸之一式，若《伤寒论》所言结胸，其义更广。大论曰："伤寒六七日，结胸热实，脉沉而紧，心下痛，按之石硬者，大陷胸汤主之。"此结胸之以心下石硬为主证者也。又曰："伤寒十余日，热结在里，复往来寒热者，与大柴胡汤，但结胸，无大热者，此为水结在胸胁也，但头微汗出者，大陷胸汤主之。"此结胸之以胸胁水结为主证者也。又曰："太阳病，重发汗，而复下之，不大便五六日，舌上燥，而渴，日晡所小有潮热，从心下至少腹硬满，而痛不可近者，大陷胸汤主之。"此以少腹痛为主证者也。若是诸式结胸，吾信本汤皆能疗之，与五苓散之治水，能治水之壅在下焦者，亦能治水之壅及中焦者，更能治水之壅及上焦者，实有异曲同工之妙。

大论本汤方下云："上三味，以水六升，先煮大黄，取二升，去滓，内芒硝，煮一二沸，内甘遂末，温服一升，得快利，止后服。"至吾师之用本方，病者常将三药同煎，不分先后，亦不用末，服后每致呕吐痰涎，继而腹中作痛，痛甚乃大便下，于是上下之邪交去，而病可愈。窃按甘遂用末和服，其力十倍于同量煎服，吾师常用制甘遂钱半同煎，以治本证。若改为末，量当大减，切要切要。甘遂服后之反应，互详下卷悬饮案。

陆渊雷先生按云："结胸既由误下而得，复以大陷胸汤峻下。舒驰远既疑之，铁憔先生亦谓大陷胸不可用。太炎先生云：'结胸有恶涎，此有形之物，非徒无形之热也。非更以下救下，将何术哉？然江南浙西妄下者少，故结胸证不多见，而大陷胸汤之当否，亦无由目验也。吾昔在浙中，见某署携有更夫。其人河北人也，偶患中风，遽饮皮硝半碗，即大下，成结胸。有扬州医以大陷胸下之，病即良已，此绝无可疑者。'"按以下救误下，是犹将计就计，良工之谋，奚用疑为？故每读医书，辄佩太炎先生之伟论，非无因也。

先贤余听鸿云："泰兴太平洲王姓妇，始而发热不甚，脉来浮数，舌苔薄白，因其发热，投以二陈苏叶等，其舌即红而燥，改投川贝、桑叶等，其舌又白。吾师兰泉见其舌质易变，曰：

此证大有变端，使其另请高明。

王姓以为病无所苦，起居如常，谅无大患。后延一屠姓医诊之，以为气血两虚，即服补中益气两三剂，愈服愈危，至六七剂，即奄奄一息，脉伏气绝。时正酷暑，已备入木。吾师曰：王氏与吾世交，何忍袖手，即往视之。见病人仰卧正寝，梳头换衣，备入木矣。

吾师偕余细视，面不变色，目睛上反，唇色尚红，其形似未至死。后将薄纸一张，盖其口鼻，又不见鼓动。气息已绝，按脉亦绝。吾师左右踌躇，曰：未有面色不变，手足尚温而死者！后再按其足上太冲、太溪，其脉尚存。曰：未有见足脉尚存，而手脉已绝者，必另有别情，即将其衣解开，按其膻中，石硬而板重。力按之，见病人眉间皮肉微动，似有痛苦之状。吾师曰：得矣，此乃大结胸之证也！非水非痰，是补药与热邪搏结而成，医书所未载也。

即书大黄一两，芒硝三钱，厚朴三钱，枳实三钱，莱菔子一两，瓜蒌皮一两，先煎枳、朴、莱、蒌，后纳大黄滤汁，再纳芒硝滤清。将病人牙关挖开，用竹箸两只，插入齿中，将药汁渐渐灌入，自午至戌，方尽一剂。至四更时，病人已有气息，至天明，稍能言语，忽觉腹中大痛。吾师曰：病至少腹矣，当再服原方半剂，腹大痛不堪，下燥矢三十余枚，而痛即止。后调以甘凉养胃。"（录《诊余集》）

按此乃大陷胸证之变局，大陷胸汤之活用，神而明之，竟能起九死于一生，为医者不当若是乎！

吾师自治本案用大陷胸汤得效，其后屡屡用之，率奏奇功。余尝亲见师家一房客，母女三人患病相似，师疏大陷胸汤与之，令三人合饮，次日均瘳。夫以此告人，人能信之乎？

信笔漫书，废纸已多。诚以本汤乃仲圣救世之方，亦吾师独得之秘。是犹项籍刘邦鸿门之会，着要万分，太史公虽欲简笔纪之，不可得也。

曹颖甫曰：太阳之传阳明也，上湿而下燥。燥热上熏，上膈津液悉化黏痰。承气汤能除下燥，不能去上膈之痰。故有按之不硬之结胸，惟大陷胸汤为能彻上下而除之。原不定为误下后救逆之方治也。治病者亦观其通焉可耳。

佐景又按：王季寅先生作《同是泻药》篇曰："民十八年四月某日，狂风大作，余因事外出，当时冒风，腹中暴疼。余夙有腹疼病，每遇发作，一吸阿芙蓉，其疼立止。不料竟不见效，服当归芍药汤加生军一剂，亦不应。时已初更，疼忽加剧，家人劝延针医。余素拒针，未允所请。至午夜，疼如刀绞，转侧床头，号痛欲绝。无何，乃饮自己小便一盏，始稍安。已而复作，状乃如前。

黎明家人已延医至矣。遂针中脘，以及各穴，凡七针。行针历五小时，痛始止。据该医云，腹部坚硬如石，针虽止疼一时，而破坚开结，非药不克奏功。因拟顺气消导之方。余不欲服，家人再三怂恿，勉进一剂，病不稍减。

翌日，家人仍欲延前医。余坚辞曰：余腹坚硬如石，决非顺气化痰所能奏效，惟大承气或可见功，因自拟生军三钱，枳实二钱，厚朴三钱，芒硝五分。服后，时许，下积物甚多，胸腹稍畅。次日，胸腹仍觉满闷硬疼，又进二剂，复下陈积数次。元气顿形不支，因改服六君子汤三剂。后元气稍复，而胸腹满疼，仍自若也。更服大承气二剂，不惟疼痛丝毫未减，腹中满硬如故，而精神衰惫，大有奄奄欲毙之势。因念攻既不任，补又不可，先攻后补，攻补兼施，其效犹复如此。生命至是，盖已绝望矣!

谈次,忽忆伤寒小结胸病,正在心下,按之始痛;大结胸则从心下至少腹硬满,不待按,即痛不可近。余之初病,即胸腹坚硬如石,号痛欲绝者,得毋类是?惟大结胸以大陷胸汤为主治,此汤之药仅大黄、芒硝、甘遂三味。硝黄余已频服之矣。其结果既如上述,加少许甘遂,即能却病回生耶?

兴念及此,益彷徨无以自主。既思病势至此,不服药即死,服之或可幸免,遂决计一试。方用生军二钱,芒硝五分,甘遂末一分。药既煎成,亲友群相劝阻,余力排众议,一饮而尽。服后,顿觉此药与前大不相同,盖前所服硝黄各剂,下咽即觉药力直达少腹,以硝黄之性下行最速故也。今服此药,硝黄之力竟不下行,盘旋胸腹之间,一若寻病者然。逾时,忽下黑色如棉油者碗许,顿觉胸中豁朗,痛苦大减。四五剂后,饮食倍进,精神焕发。古人所谓用之得当,虽硝黄亦称补剂者,于斯益信。惟此汤与大承气汤,只一二味出入,其主治与效力有天渊之别,经方神妙,竟有令人不可思议者矣!

嗣又守服十余剂,病已去十分之九,本可不药而愈。余狃于前服此汤,有利无弊,更服一剂,以竟全功。讵药甫下咽,顿觉心如掀,肺如捣,五脏鼎沸,痛苦不可名状。亟以潞参一两,黄芪五钱,饴糖半茶杯,连服二剂,始安。余深奇同是泻药,初服硝黄,则元气徒伤,继加甘遂,则精神反形壮旺。故详述颠末,而为之记。"(录《医界春秋》)

细按本篇实有无上之价值。何者?病人服医者之药,每不能详言服后之变化,惟有医者服自疏之药,乃能体察周详,言之有物。观王先生之言,"今服大陷胸后,硝黄之力竟不下行,盘旋胸腹之际,一若寻病者然",可谓一言发千古之秘,胜于后世注家之书，徒以空谈为依归者万卷！此实验之所以尚，而本录之所由作也。

曹颖甫曰： 药不由于亲试，纵凭思索理解，必有一间未达之处。予昔服生附子，一身麻痹，至于洞泄秽浊之水，不能自禁，久乃沉沉睡去，比觉，而二十余日之泄泻竟尔霍然。若夫大陷胸汤，予但知令上膈湿痰，并中下燥矢俱去耳，且甚不解下后之更用硝黄，今观王君自记，始知硝黄与甘遂同煎，硝黄之性即与甘遂化合，而为攻治上膈湿痰之用，固不当失之毫厘也！

第六十五案　大陷胸汤证其二（颖师医案）

袁茂荣（六月十九日），病延一月，不饥不食，小便多而黄，大便阙，但转矢气，脉形似和，脏无他病，下之当愈，上膈有湿痰，宜大陷胸汤。

生川军（五钱，后入）　制甘遂（二钱，先煎）　玄明粉（三钱，冲）

佐景按： 有名袁茂荣者，南京人，年四十四，以卖面为业，其面摊即设上海民国路方浜桥顺泰当铺前人行道旁。体素健，今年六月间忽病，缠绵床笫者达一月之久，更医已屡，迄未得效。胸闷异常，不能食，两旬不得大便，一身肌肉尽削，神疲不能起床。半月前，胯间又起跨马疽，红肿疼痛，不能转侧，至是有如千斤重量负系其间。自问病笃，无可为已。曰：有能与我峻剂剧药者，虽死，无怨也！史君惠甫与茂荣居相近，怜其遇，慨然邀师诊。师至，按脉察证，曰：此易耳。不能食者，湿痰阻于上膈也。不大便者，燥矢结于大肠也。湿痰阻于上者，我有甘遂以逐之。燥矢结于下者，我有硝黄以扫之。一剂之后，大功可期，勿虑也。故师径用大陷胸汤如上载，但嘱服初煎一次已足。

茂荣以经营为生，性甚敏悟，虽不明医理，顾知此为剧药，必难下咽。因俟药汁稍凉，闭目凝睫，满欲一口而尽饮之。但药汁气味过烈，勉啜二口，辄不能续进，余其小半而罢。服后，呕出浓痰，且觉药力直趋腹部，振荡有声，腹痛随作，欲大便者三四次，卒无所下。至夜三鼓，腹痛更剧，乃下燥矢五六枚，随以溏粪。据云矢粪积于纸制香烟匣中，满二匣。予尝诘之曰：何不用便桶耶？曰：际此衰疲之时，尚有何能力起床耶？况家无长物，故权假烟匣作便桶耳。予为之莞尔。

翌早，茂荣一觉醒来，方入妙境。向之胸闷如窒者，今则渐趋清明，昨之腹痛如绞者，今则忽转敉平①。而胯间之疽亦崩溃而脓出，重痛大除，盖内证愈而外疽无所附丽也。于是思食，能进粥一碗。喜悦之情无以复加，盖其与粥饭绝缘者，已一月有余，不意得重逢时也。后溃疽由西医调治十日，即告收功，不劳吾师之再诊矣。茂荣性情诚恳，而言语滑稽，予与惠甫崇景曾共访之，故知其病情稔。读者有暇，亦大可一往晤之，彼必供君以研究之资料，而解君之疑团。目彼所售炒面，香脆可口，亦大堪一嚼云。

夫大陷胸汤号称峻剂，世人罕用之，抑亦罕闻之，而吾师则能运之若反掌，抑亦何哉？曰：此乃四十年临诊之功，非初学者所可得而几也。苟强求之，非惟画虎不成，类犬贻讥，而人命之责实重也。予尝谓仲圣方之分类，若以其峻否别之，当作为三大类。第一类为和平方，补正而可去邪者也。姑举十方以为例：则桂枝汤、白虎汤、小柴胡汤、理中汤、小建中汤、炙甘草汤、吴茱萸汤、小青龙汤、五苓散、当归芍药散等是。

---

① 敉（mǐ 米）平：安定。

若是诸汤证，遇之屡，而辨之易，故易中而无伤。第二类为次峻方，去邪而不伤正者也。并举十方以为例：则麻黄汤、大承气汤、大柴胡汤、四逆汤、麻黄附子细辛汤、大建中汤、大黄牡丹皮汤、桃核承气汤、葛根芩连汤、麻杏甘石汤等是。若是诸汤证亦遇屡而辨易，但当审慎以出之，为其不中则伤正也。第三类乃为峻方，是以救逆为急，未免伤正者也。举例以明之：则大陷胸汤、十枣汤、三物白散、瓜蒂散、乌头汤、皂荚丸、葶苈大枣泻肺汤、甘草半夏汤、甘草粉蜜汤、抵当汤等是。若是诸汤证，遇之较鲜，而辨之难确。用之而中，已有伤正之虞；不中，即有坏病之变，可不畏哉？

佐景侍师数载，苦心钻研，于第一类和平方幸能施用自如，绰有余裕。于第二类次峻方则必出之以审慎，亦每能如响斯应。独于第三类峻方，犹不敢曰能用。即遇的证，亦必请吾师重诊，方敢下药。此乃治医者必经之途径，不必讳饰。是故医士有能用第一类方，而不能用第二类、第三类方者；有能用第一类、第二类方，而不能用第三类方者。未闻有能用第三类方，而不能用第一类、第二类方者也。

然则今有初学医者焉，毫无用方经验，见本案大陷胸汤证，惊其神而识其效。越日，偶遇一证，与本证相似，乃遽投以重剂大陷胸汤，可乎？顷之，病者变证矣，或号痛而呼天，或大吐而剧下，观其神形，去死非远。而时医在侧，既已目眩心惊，未免手忙脚乱。将佯作镇定，空言以慰藉乎？将临渴掘井，翻书以觅方乎？抑将额汗淙淙，抱头而鼠窜乎？吾知其均未可也。嘻，是故治医之道，法当循序而渐进，切勿躐等①以求功。多

---

① 躐（liè 列）等：超越等级，不按次序。

下一分苦功夫，方增一分真本事。阅者能体斯旨，方为善读吾书。若有人焉，平素过习平淡轻剂，视余所谓第一类和平方，即以为天下第一流峻药，畏而却走者，则非我之徒，不足与言大道也。

曹颖甫曰：世人读仲景书，但知太阳误下成结胸，乃有大陷胸汤证，而不知未经误下，实亦有结胸一证，而宜大陷胸汤者。夫伤寒六七日，热实，脉沉紧，心下痛，按之石硬，及伤寒十余日，热结在里，无大热，此为水结在胸胁，二条皆示人以未经误下之结胸，读者自不察耳。予谓太阳传阳明之候，上湿而下燥，苟肠中燥火太重，上膈津液化为黏痰，结胸之病根已具，原不待按之石硬，然后定为结胸证。即水结在胸胁，胸中但见痞闷，而不觉痛者，何尝非结胸证也？此方予十年来验案甚多，一时不能追忆，暇时当检出之，以供快览。

发瘕

徐文伯，南齐盐城县人，精医术。宋明帝宫人患腰痛牵心，发时气辄欲绝，众医以为肉瘕。文伯曰：此发瘕也。以油饮之，吐出一物，引之长三尺许，头已成蛇，挂壁上蠕蠕动，俄而血化尽，果发一丝也。

第六十六案　桃核承气汤证其一（颖师医案）

罗夫人（七月二十三日），腹满胀，转矢气则稍平，夜不安寐。大便行，则血随之而下。以证状论，有似脾虚不能统血。然大便硬，则决非脾脏之虚，以脾虚者便必溏也。脉弦，宜桃仁承气汤。

桃仁泥（三钱）　生川军（二钱，后下）　川桂枝（三钱）　生草（一钱）　芒硝（钱半，冲）

佐景按： 病者服二剂后，大便畅而血止矣。大论曰："太阳病不解，热结膀胱，其人如狂，血自下，下者愈。其外不解者，尚未可攻，当先解其外。外解已，但少腹急结者，乃可攻之，宜桃核承气汤。"本条即后人所据，指本汤为太阳腑病蓄血之方治也。盖膀胱为太阳之腑，本条之首见"太阳病"三字，条文又在《太阳篇》中，有此三证，得毋可信？佐景下愚，愿辟其非。

本条条文诸本稍有出入，原注曰："后云解外宜桂枝汤。"《玉函》"自"上有"必"字，"愈"上有"即"字。成氏本"解"下无"其"字。《脉经》"其外"下有"属桂枝汤证"五字，《千金翼》同。窃意凡此种种出入，皆无关大要。惟条中"膀胱"二字诸本无异，窃引为大疑。今试先问蓄血证之小便如何？按桃核承气汤条未言，但抵当汤丸三条则已三复言之。曰："以热在下焦，少腹当硬满，小便自利者，下血乃愈。"又曰："少腹硬，小便不利者，为无血也。小便自利，其人如狂者，血证谛也。"又曰："少腹满，应小便不利，今反利者，为有血也。"然则蓄血证之小便利也。夫小便从膀胱出，今小便既利，彼膀胱何病之有？反是，凡膀胱热者，其小便必不利，甚或刺痛，宜猪苓五苓之属，此为任人所知。然则以蓄血证言，膀胱实无热结，而"膀胱"二字之误，人每熟视不觉者，盖习非成是故耳。膀胱二字既误，反不若"下焦"二字为妥。下焦，犹言少腹之里也，其义虽太浑涵，假之为代名可也。学者欲知其真切病所，余今尚无辞以答，惟与其谓病所属膀胱，无宁谓属大肠与子宫。

盖考诸实例，女子之瘀血有从前阴下者，有从大便下者；男子则悉从大便下。桃核承气汤煎服法中，又曰"当微利"，亦可以为证。抑谓病所在大肠与子宫，犹未尽妥，未竟之义姑留待高明发之。而热结不在膀胱，要可断言。后人乃欲依此"膀胱"二字，附会《内经》经络以立说，是犹建塔于沙，其可稳乎？又大论《厥阴篇》曰："病者手足厥冷，言我不结胸，'小腹'满，按之痛者，此冷结在'膀胱'关元也。"知"膀胱"二字原用以代小腹之里，不可过于拘呆，否则，膀胱既属太阳，又何能再属厥阴乎？

余今解释桃核承气汤条文，可见文冠以"太阳病"三字者，汤不必限于太阳方也。本条之意若曰："有人患太阳病，或延不医治，或医不如法，以致太阳病不解。同时其人又作他病，即热结于下焦少腹之里，发为动作如狂。设其人正气旺盛，自能逐下瘀血，如是，血自下者其病得愈。设其人正气不旺，无力逐邪者，当用药以攻之。但此时如其外太阳病依然未解，尚未可攻，当先解外。外解已，但少腹急结者，乃可用桃核承气汤攻之。"

盖"外不解尚未可攻"云者，谓"太阳未罢，尚未可用阳明攻法"也。"外解已，但少腹急结者，乃可攻之"云者，谓"太阳已罢，但存阳明急结，乃可用硝黄攻下"也。夫"解外宜桂枝汤"，人知桂枝汤为太阳方；"攻之宜桃核承气汤"，人何不知桃核承气汤为阳明方？故本条全文可谓是"从太阳说到阳明"，奈何前人但见"太阳病"之冠辞，遂不见阳明病之方治耶？至于本条列在《太阳篇》中，不妨指本汤为太阳方，又何值一驳？缘仲圣走笔若游龙，又岂浅学者所可想象而及之哉！

本汤中有桂枝一味，又是前人误解之源，曰：桂枝所以解太阳之表者也。不知桂枝汤中之桂枝功在解表，桃核承气汤中之桂枝功在助下。一药二用，有说在乎？曰：我前不云乎，桂枝能活动脉之血者也。动脉之血，自里达表，桂枝助之，可以作汗解表，此桂枝汤中桂枝之功也。动脉之血自心脏出，分作上行下行，然上行者少，下行者多。少腹之热结血瘀，又远居心脏之下，使不有桂枝以助动脉之血下行，瘀何由去？此桃核承气汤中桂枝之功也。夫桂枝为血分药，桃核承气汤证为血分病，以血分药治血分病，何疑之有？其不关太阳事也明矣！

曹颖甫曰：胞中蓄血部位，即在膀胱两角。昔年在红十字会，有男子少腹胀痛，用桃核承气下后，虽未彻底，而少腹渐软。然瘀血则由大便出，将毋服此汤后，胞中瘀血亦能被吸上行，使从大便出耶？"太阳病"三字，原不可泥，在《太阳篇》中，要不过辨其为蓄水否耳，此其所以当从小便有无为辨也。

良药迟死

宋道方，字毅叔，宋时人，以医名。居南京，然不肯赴召，病者扶携以就诊，无不愈者。政和初，田登守郡，母病危，呼之不至。登怒，旋即遣人擒至廷下，呵之云：三日内不瘥，则吾当诛汝以徇众。毅叔曰：容为诊之。既而曰：尚可活。处以丹剂，遂愈。田甚喜，用太守之车从妓乐，酬以千缗，使群卒负于前，增以彩酿导引还其家。旬日后，田母病复作，呼之则全家遁去，田母遂殂①。盖其疾先已在膏肓，姑以良药迟其死耳。

第六十七案　桃核承气汤证其二（颖师讲授，佐景笔记）

师曰：住毛家巷鸿兴里门人沈石顽之妹，年未二十，体颇羸弱。一日出外市物，骤受惊吓，归即发狂，逢人乱殴，力大无穷。石顽亦被击伤腰部，因不能起。数日后，乃邀余诊。病

---

①　殂（cú 徂）：死亡。

已七八日矣，狂仍如故。石顽扶伤出见。问之，方知病者经事二月未行。遂乘睡入室诊察，脉沉紧，少腹似胀。因出谓石顽曰：此蓄血证也，下之可愈。遂疏桃核承气汤与之。

桃仁（一两）　生军（五钱）　芒硝（二钱）　炙甘草（二钱）　桂枝（二钱）　枳实（三钱）

翌日问之，知服后下黑血甚多，狂止，体亦不疲，且能啜粥，见人羞避不出。乃书一善后之方与之，不复再诊。

佐景按：狂止体不疲者，以病者体弱不甚，而药复适中病也。即使病者体气过虚，或药量过剂，致下后疲惫者，不妨用补剂以调之。病家至此，慎勿惊惶，反令医者不克①竟②其技也。

默诵《千金》

杨大均，善医，能默诵《素问》《本草》及二部《千金方》，不遗一字。与人治病诊脉，不用药，但云此病若何，当服何药，在《千金》某部第几卷，即取纸书授之，分两不少差。或问《素问》有记性者能诵，《本草》则难矣。若《千金》则均系药名与分量剂料，此有何义而可记之乎？大均曰：古之处方，皆因病用药，精深微妙，苟通其意，其文理有甚于章句偶俪，一见何可忘也。

第六十八案　桃核承气汤证其三 （佐景医案）

曹（右，住林荫路）。

初诊（十月二十二日）　经事六七月不来，鼻衄时作，腹中有块，却不拒按，所以然者，鼻衄宣泄于上故也。阙上痛，

① 克：能够。
② 竟：完全。

周身骨节烘热而咳，此病欲作干血，以其体实，宜桃核承气汤加味，上者下之也。

川桂枝（二钱）　制川军（三钱）　枳实（二钱）　桃仁泥（四钱）　生甘草（钱半）　牛膝（二钱）　全当归（二钱）　大白芍（二钱）

佐景按：桃核承气汤亦余所惯用而得效之方也。广益中医院中，每多萎黄之妇女，经停腹痛而乞诊。其甚者更见鼻衄或吐血，所谓倒经是也。余苟察其非孕，悉以本方加减投之，必下黑污之物而愈，本案特其一例耳。

曹（右）约三十余岁，面目黧黑，一望而知为劳苦之妇人也。妇诉其苦，备如案述：干咳不得痰。其块在少腹之左，久据不移，腹中痛，却喜按。假令腹中有块而拒按，此为本汤的证，绝无可疑者。今却喜按，则本汤之中否，实须细考。余以其鼻衄之宣泄为亡血家，法当导之使下，乃径与本方。盖处方之前，未尝不踌躇审顾也！

二诊（十月二十三日）　骨节烘热已减，咳嗽亦除，癥块已能移动，不如向之占据一方矣。服药半日，见效如此，非经方孰能致之？

川桂枝（三钱）　枳实（三钱）　当归（三钱）　制川军（四钱）　牛膝（三钱）　白芍（三钱）　桃仁（四钱）　甘草（三钱）

佐景按：服药半日云者，盖妇于昨日下午五时服药，迄今日下午五时，方为一日，而今日上午九时妇即来二诊故也。妇谓其块自原处略向上中方向移动，大便畅而未察其色，咳与烘热均减，而夜寐以安。夫不治其咳而咳瘥，不治其骨蒸而骨蒸减者，何也？所谓治病必求其本，今主病去，而客病随除也。

三日，妇未来。四日，续来，曰：服二诊方后，饭量增，体随舒快。其块更向上中方向移动，渐在腹之中道矣。余曰：若是甚佳，中道犹通衢，其块易下矣。曰：昨以便故，丐他医施诊，顾服药后，今日反觉不舒，块亦不动。阅其案，曰："经闭，腹中痞块，日晡潮热，宿瘀内阻，胞脉不利，宜祛瘀为治。"药为桃仁泥六钱，花槟榔三钱，两头尖二钱，大白芍三钱，青、陈皮各钱半，川桂枝一钱，醋炒三棱、莪术各三钱，紫丹参二钱，泽兰叶三钱。余曰：案甚佳，方亦合，量又不轻，安得无效？妇坚请疏方。余曰：服二诊之方可矣，安用多事为？

五日，妇竟不复来。阅者将虞其殆乎？余则敢必其向愈。或者块下之后，稍稍倦惫，休养一二日，转辗健步如飞，劳人草草，不遑谢先生矣。阅者博雅，能信吾言乎？

顾本汤之用，必以病者之体实为前提，假令其人体虚，粗率投之，将得不偿失，而贻后悔。阅者请检本卷之六十一案黄芪建中汤一案，容续陈其经过。其案病者王女士自服治肺之药乏效，坚请设法根治。余曰：根在干血，当下之。姑试以最轻之量，计桃仁泥二钱，制川军一钱半，玄明粉钱半分二次冲，加其他和平扶正之品。二剂后，果下黑如河泥之物。依理，此为病根之拔，正为佳兆，然而病者因是不能起床，胃纳转呆，精神又颓。虽云可用补益之药以善其后，然而病家恐惧，医更难于措手。所谓得不偿失者是也，阅者鉴之。

曹颖甫曰：桃核承气作用正在能攻下耳。二诊后他医所立方治攻而不下，安能奏效？时医畏大黄若蛇蝎，真是不治之痼疾。若王女士既下如污泥之恶物，病根已拔，虽胃呆神倦，不妨再用小建中以调之。即不服药，亦断不至死，可以片言决也！

佐景又按：陆自量先生作《桃核承气汤之治验》篇云：

"张姓之女，年方二九，患病匝月，仍未少瘥。延余诊治，证得形瘦色白，神识虽清，两耳失聪，入夜则神昏谵语，日间则其状若失。如此见象，盖已旬日。盗汗、自汗，日夜无间，舌无苔。

余以阳虚证治，处以附子、桂枝、龙骨、牡蛎、芍药等。明日复诊，病无进退，惟自汗较少。病家反加责难，盖欲病迅愈，人同此心。思至此，不禁叹为医之难矣。是时实无词应付，惟有敷衍主义聊以为慰。继而转辗思维，难得病之真谛。筹思再三，乃悟得热结膀胱，始有此种见证。因此目的吃紧于腹诊，且念医生以愈病为天职，设存瓜李之嫌，实有阻我学术之进步。结果，诊得腹腔软瘪，在少腹部分，得有坚硬之物质，隆然若块石，同时病者亦诉痛，乃认定为热结膀胱，少腹急结之腹证。并询得旬日前病盛之际，曾患便血，为某名医所治愈。

其蓄血之证益形露骨。乃毅然处之桃核承气汤加龙骨、牡蛎、白芍、茯苓，令服二剂。此后遂未往诊，久久沉音，心自揣测，几疑此人已不食人间烟火矣。后得邻人谓现已起床照镜，开窗看菊。此昔年九秋事也。后又邀余谓新患咯吐紫血，精神尚未恢复，想系蓄血未净反动上冲使然也。再与前方去芒硝，入泡姜、三七，渐次向愈。余以为该病之便血时，正是热结膀胱，血自下，下者愈之良好机会。无奈某医不察，反加堵塞，而反多此一番手续。然则病家亦未尝不欢迎也，病人苦极已，一叹！"（录《苏州国医杂志》）

陆先生见理透彻，立言平正，堪做病家之明镜。

第六十九案　抵当汤证其一（颖师讲授，佐景笔记）

师曰： 余尝诊一周姓少女，住小南门，年约十八九，经事三月未行，面色萎黄，少腹微胀，证似干血痨初起。因嘱其吞服大黄䗪虫丸，每服三钱，日三次，尽月可愈。自是之后，遂不复来，意其瘥矣。越三月，忽一中年妇人扶一女子来请医。顾视此女，面颊以下几瘦不成人，背驼腹胀，两手自按，呻吟不绝。余怪而问之，病已至此，何不早治？妇泣而告曰：此吾女也，三月之前，曾就诊于先生，先生令服丸药，今腹胀加，四肢日削，背骨突出，经仍不行，故再求诊！余闻而骇然，深悔前药之误。然病已奄奄，尤不能不一尽心力。第察其情状，皮骨仅存，少腹胀硬，重按痛益甚。此瘀积内结，不攻其瘀，病焉能除？又虑其元气已伤，恐不胜攻，思先补之。然补能恋邪，尤为不可。于是决以抵当汤予之。

虻虫（一钱）　水蛭（一钱）　大黄（五钱）　桃仁（五十粒）

明日，母女复偕来，知女下黑瘀甚多，胀减痛平。惟脉虚甚，不宜再下，乃以生地、黄芪、当归、潞党、川芎、白芍、陈皮、茺蔚子活血行气，导其瘀积。一剂之后，遂不复来。后六年，值于途，已生子，年四五岁矣。

佐景按：丸药之效否，与其原料之是否道地，修合之是否如法，储藏之是否妥善，在在有关，故服大黄䗪虫丸而未效者，不能即谓此丸竟无用也。

蜀渝邹趾痕老医士曰："虻虫、水蛭二物为仲圣书中起沉疴、愈大病最有大力之神药。然而自仲景迄今一千七百余年，历年久，圣道失传，而今竟无人能用此药。遂使一切瘀血入于血室之发狂腹硬证，及瘀血入于血室结成坚硬大块之干血痨病，可生而不得生者，不知凡几，曷胜浩叹！

何以知无人能用此药？趾痕在四川重庆多年，目睹重庆药铺不办虻、蛭。愚遇须用此二物之病，必特派人到四乡农村寻求之。民国十七年，为三小儿再举在北平卧病于德国医院，因自四川来平，见北平药铺皆有二物，知北平之医能用二物，诚堪佩也。及愚用二物时，往往无效。愚乃注意考察，乃知药铺所售之虻虫非牛虻，乃屎虻、尿虻耳。所用之水蛭非钻脚蛭，乃不吮血之长蛭、大蛭耳。推原其故，皆由采办之人未闻医生说明二物分别之法，以为无需分别，只要是虻虫、水蛭，便可充数。不知虻虫必用牛虻，屎虻、尿虻无用；水蛭必用钻脚蛭，不钻脚之长蛭、大蛭无用。此二物生于夏秋暑热强烈之时。采二物者当在炎暑肆威时，专人四乡采之。

采牛虻于畜牛家之牛房中，此中吮血之虻飞翔成群，虻声聒耳。虻嘴有吸血之针专嘈①牛肤之血，其针刺入牛肤，能令牛不胜痛，跳跃鸣嚎者良。去其翅足，微火烤干，藏于高燥之处，可以久藏不坏。采钻脚蛭于有蛭之水田或水池中，其中水蛭千百成群，蠕动蜎蠉②，浮沉跳跃于水中。采蛭之人以脚入水中，则未满一寸长之水蛭爬满于脚胫之上，皆钻脚蛭也。从脚胫上抹下，微火烤干，藏于高燥之处，可免腐坏。凡水蛭能爬脚者皆能吮血，若长二三寸之水蛭，皆不爬脚，不吮血，故不得为钻脚蛭也。此物在四川，俗名蚂蟥，因此物两头有嘴，其爬上脚胫时，两头钻入肉中，有似两头有锋之铁钉，故称此钉为蚂蟥绊。在北平，俗名水蟞；在山海关，俗名肉钻子。愚以其名多易淆，故以钻脚蛭一其名，以免与不钻脚之水蛭混淆，乃可见诸实功。

俗医不知虻、蛭之善恶，竟敢糊涂轻用，见有诊治单上用

① 嘈（zǎn 昝）：叮咬。
② 蠉（xuān 轩）：虫子屈曲爬行或飞。

虻虫二分，水蛭一分者，谬之甚矣。不知此二物不用则已，用则只计个数，不以两钱分厘计也。愚每用牛虻二十个，用钻脚蛭亦必二十个；用牛虻三十个，用钻脚蛭亦必三十个。其个数必相等，不得参差也。所以必用相等之个数者，因要用此二物合力以攻一个坚硬之瘀块……使破为细碎砂粒。若夫用二十个或用三十个者，则视其瘀块之大小坚柔而决定也。

若夫用其大毒以成功，而又能避其猛峻而无害者，则在乎良医辨证精明，临险不惑，见可而进，知难而退，进退适宜之运筹也。良医善用，故能起沉疴，愈大病；粗工无学无识，冒昧从事，不惟无益，而反害之，于是相戒以不可用，久而不用，用法失传。辨别采药之法亦失传，遂使起死回生有大力之神药，搁于无用之地，讵非大可惜哉！今余作《圣方治验录》二卷将脱稿，第一卷追录愚在重庆治愈之病，载有用虻、蛭治愈刘玉成妇血痨瘵之奇验。第二卷记录愚在北平用虻、蛭治愈岳项氏腹癥、腿寒、二十年不受孕，今忽受孕之奇验……"（录《圣方治验录》）

经验之言至足钦仰。今海上药铺间有备虻虫者，辨之确系牛虻，非屎虻、尿虻。但水蛭一味，则鲜有备之者。盖医家药商同视此为禁品，不敢以之列方，不敢以之售人。积习不返，良药坐湮，为可惜也。

怒激痘

秦昌遇，字景明，明上海人，遍通方脉，妙悟入微。尝行村落，见妇人淅米，使从者挑怒之，妇人忿诟。昌遇语其家人曰：若妇痘且发，当不治，吾激其盛气，使毒发肝部耳。目下春时，应见于某处，吾且止，为汝活之。及暮，如其言，乞药而愈。

第七十案　抵当汤证其二（颖师讲授，佐景笔记）

师曰：蓄血一证，见于女子者多矣，男子患者甚鲜。某年，余诊一红十会某姓男子，少腹胀痛，小便清长，且目不识物。论证确为蓄血，而心窃疑之。乃姑投以桃核承气汤，服后片时，即下黑粪，而病证如故。再投二剂，加重其量，病又依然，心更惊奇。因思此证若非蓄血，服下药三剂，亦宜变成坏病。若果属是证，何以不见少瘥，此必药轻病重之故也。时门人章次公在侧，曰：与抵当丸何如？余曰：考其证，非轻剂可瘥，乃决以抵当汤下之。服后，黑粪夹宿血齐下。更进一剂，病者即能伏榻静卧，腹胀平，痛亦安。知药已中病，仍以前方减轻其量，计虻虫二钱，水蛭钱半，桃仁五钱，川军五钱。后复减至虻虫、水蛭各四分，桃仁、川军各钱半。由章次公调理而愈。后更询诸病者，盖尝因劳力负重，致血凝而结成蓄血证也。

奇术

成医官，佚其名，明莒州人，善医术，甚神奇。青州知府倪某疾，成诊之曰：思病也。倪曰：何思？曰：虽朋友亦思也。倪曰：是也。有一窗友，甚思之，不意成疾。

命往淮安药市，见城门大书某家病剧，能愈者厚赠。至其家，见群医环视，诊之曰：诸公识此病乎？此中满证，白糖和水灌之立愈。

尝与一友携手行，诊之，惊曰：子幸遇我。速市百梨尽啖之。贮其核煮水饮之。未久其人背出一肿，成曰：此肉痈也。伏于内者不可活，得百梨表之，则为易治矣。其奇术类如此。

第七十一案　抵当汤证其三（颖师亲撰）

师曰：丁卯新秋，无锡华宗海之母经停十月，腹不甚大而胀。始由丁医用疏气行血药，即不觉胀满。饮食如常人。经西医考验，则谓腹中有胎，为腐败之物压住，不得长大。欲攻而去之，势必伤胎。宗海邀余赴锡诊之，脉涩不滑，不类妊娠。当晚与丁医商进桃核承气汤，晨起下白物如胶痰。更进抵当汤，下白物更多。胀满悉除，而腹忽大。月余，生一女，母子俱安。孙子云：置之死地而后生，亶其然乎[①]？

曹颖甫曰：《金匮·妊娠篇》："宿有癥病，当下其癥，桂枝茯苓丸主之。"方中丹皮、桃仁、芍药极破血攻瘀之能事。丹皮、桃仁为大黄牡丹汤治肠痈之峻药，芍药为痈毒通络之必要，今人之治外证用京赤芍，其明验也。桂枝合芍药能扶统血之脾阳，而疏其瘀结，观太阳病用桂、芍解肌，非以脾主肌肉乎。用茯苓者，要不过去湿和脾耳。然方治平近，远不如桃核承气、抵当丸之有力。然当时非经西医之考验，及丁医用破血药之有效，亦断然不敢用此。而竟以此奏效，其亦有故无殒，亦无殒也之义乎？

佐景按：余前表桃核承气汤为阳明攻下之方矣，若抵当汤比前汤更进一步，自亦为阳明之方。盖前汤治血之新瘀者，本汤治血之久瘀者。故二者见证显分轻重。彼曰"小腹急结"，此曰"少腹硬满"，"硬满"原较"急结"为重。彼曰"如狂"，此曰"发狂"，"发狂"原较"如狂"为重。彼有"血自下"者，此则须下其血乃愈，较血能自下者为重。彼不曰脉，当在

---

① 亶其然乎：果然是这样吗？

浮而数之例，此曰"脉微而沉"，原较前为重。彼用植物性药，此用动物性药，动物性药之功原较植物性药为烈。此皆其彰明较著者也。

本汤条文曰："太阳病，六七日，表证仍在，脉微而沉，反不结胸，其人发狂者，以热在下焦，少腹当硬满，小便自利，下血乃愈。所以然者，以太阳随经瘀热在里故也，抵当汤主之。"试以此与桃核承气汤条文同读，当得一新义，有为前人所未及者。盖二条均属太阳、阳明同病，惟前条先治太阳，后治阳明，为经。本条先治阳明，后治太阳，为权。所以有经权之分者，以血证有缓急之异也。前条血证不过急结如狂而已，故虽属阳明病，犹当先治太阳。本条血证已至硬满发狂，甚或击人上屋，其候已急，故暂舍太阳，先治阳明，正符"急当救里"之例。大论曰："本发汗而复下之，此为逆也。若先发汗，治不为逆。本先下之，而反汗之，为逆。若先下之，治不为逆。"此即桃核承气汤及抵当汤二条之提纲也。汪琥注曰："大约治伤寒之法，表证急者，即宜汗，里证急者，即宜下。不可拘拘于先汗而后下也。汗下得宜，治不为逆。"何其明澈允当也！

由是观之，仲圣假桃核承气汤及抵当汤二条，示人以太阳、阳明经权之治，同时引出阳明之方，实无疑义。在仲圣当日临床，原有此种实例，但吾人居今日而读大论，却不可固执此例，以为用二方之法门。使其过于胶执，恐二方将永无可用之时，而患二方证者反永不得主治之方，宁不可哀乎？读者试察本卷二方各案，其有太阳病者乎？无有也，斯可知二方实专属阳明无疑矣。窃以太阳经腑之说盛行，贤者不发其非，而反惑焉，用是不惮辞费而辨之。

与肺腑语

徐大椿，字灵胎，清吴江县人，生有异禀，而长于医。每觇[1]人疾，穿穴膏肓，能呼肺腑与之作语。其用药也，神施鬼没，斩关夺隘，如周亚夫之军，从天而下。诸岐黄家，目瞠心骇，帖帖奢[2]服，而卒莫测其所以然。

芦墟乍耕石，卧病六日，不食不言，目炯炯直视。曰：此阴阳相搏证也。先投一剂，须臾目瞬能言，再饮以汤，竟跃然起语曰：余病危时，有红黑二人，缠绕作祟，忽见黑人为雷震死。顷之红人又为白虎衔去，是何祥也？笑曰：雷震者，余所投附子霹雳散也；白虎者，所投天生白虎汤也。乍惊以为神。

张雨村儿无皮，见者欲呕，将弃之。命以糯米作粉糁其体，裹以绢，埋之土中，出其头，饮以乳，两昼夜而皮生。其机警灵速，皆此类也。

第七十二案　抵当丸证（颖师讲授，佐景笔记）

师曰：常熟鹿苑钱钦伯之妻，经停九月，腹中有块攻痛，自知非孕。医予三棱、莪术多剂，未应。当延陈葆厚先生诊。先生曰：三棱、莪术仅能治血结之初起者，及其已结，则力不胜矣。吾有药能治之。顾药有反响，受者幸勿骂我也。主人诺。当予抵当丸三钱，开水送下。入夜，病者在床上反复爬行，腹痛不堪，果大骂医者不已。天将旦，随大便，下污物甚多。其色黄白红夹杂不一，痛乃大除。次日复诊，陈先生诘曰：昨夜骂我否？主人不能隐，具以情告。乃予加味四物汤，调理而瘥。

① 觇（chān 搀）：查看。
② 奢（zhé 哲）：震慑。

曹颖甫曰：痰饮证之有十枣汤，蓄血证之有抵当汤丸，皆能斩关夺隘，起死回生。近时岐黄家往往畏其猛峻，而不敢用，即偶有用之者，亦必力为阻止，不知其是何居心也。

异人针术

凌云，字汉章，归安人。为诸生，弃去，北游泰山，得异人传针术，为人治疾无不效。里人嗽不止，绝食五日。云曰：此寒湿积也，穴在顶针之必晕厥，逾时乃苏。及针果晕厥。家人皆哭，云言笑自若。顷之气渐舒，复加补，始出针。呕积痰斗许，病即除。

有男子病后舌吐，云兄亦知医，谓云曰：此病后近女色太早也。穴在左股太阳，是当以阳攻阴。云曰：然。如其穴针之。舌吐如故。兄茫然自失。云曰：此知泻而不知补也。补数剂，舌渐复故。

淮阳王病风三载，云投以针，不三日行步如故。一妇少寡，欲炽发狂，云令二人坚持之，用凉水喷面，针其心，补泻并施，狂疾顿除。一妇产子三日不下，云刺其心，儿应手下，视儿手掌，有针痕。

孝宗闻其名，召至京，命太医官出铜人蔽衣而试之，所刺无不中，乃授御医。年七十七卒，子孙传其术。

第七十三案　白头翁汤证（颖师医案）

米（右，住方浜路肇方弄十四号），高年七十有八，而体气壮实，热利下重，两脉大，苔黄，夜不安寐，宜白头翁汤为主方。

白头翁（三钱）　秦皮（三钱）　川连（五分）　黄柏（三钱）　生川军（三钱，后下）　枳实（一钱）　桃仁泥

（三钱）　芒硝（二钱，另冲）

佐景按：米姓妇家贫。有一子，现年三十余龄，卖旧货为业，不娶妻，事母至孝，邻里咸呼之曰"孝子阿三"。母病卧床匝月，无力延医，安奉汤药！便器秽物悉其子亲洁之。史君惠甫有姑母居相近，闻妇苦病，慨代延师出诊。本案方系初诊方，即系末诊方。何者，老妇服此之后，得快利，得安寐，复何求者？依法，病后当事调理。但妇以劳师远驾，心实不安，即任之。竟复健康如中年人。

崇保氏序《世补斋医书》曰："今年春，保病温，群医束手，先生（指陆九芝先生）以大承气汤下之，一药霍然。保年七十矣，栀芩苦寒也，朴硝峻下也，乃力排众议，毅然行之。非有真知灼见，不惑于补阴补阳之说者，曷能若此？故保曰：仲景医中之圣，先生医中之贤以佐圣者也。"窃于吾师亦云。

余尚忆曾治一杨（左）白头翁汤证，其脉案曰："利下，色鲜红，日二十行，无表证，渴欲饮水，脉洪大。论曰：热利下重者。又曰：下利欲饮水者，以有热故也，白头翁汤主之。"其药味为白头翁三钱，秦皮三钱，枳实二钱，黄连五分，生甘草钱半，黄芩钱半，黄柏三钱，复诊大效。

夫肠中热而有燥矢者，此为实热，宜承气汤。肠中热而无燥矢者，此为虚热（在比较上言，犹言空虚之意），宜白头翁汤。胃里有实邪者，宜吐法，用瓜蒂散。胃里有虚热（亦在比较上言）者，宜清法，用白虎汤。故胃之有白虎，无异肠之有白头翁。肠之有承气，无异胃之有瓜蒂。然而胃患虚热时多，患实邪时少；肠患实热时多，患虚热时少。仲圣取其多者常者为法，故立白虎、承气为阳明正治，而以瓜蒂、白头翁为阳明辅治。若问肠何以患实时多，胃何以患虚时多？曰：胃居肠上，肠生胃下，上者可以传之下，下者莫能还之上也。经旨点穿，令人微笑。

官而贫者

陆瀚，字星槎，以沨兄。少好学，以多病，兼玩医书，久而精能。宰化县，年老罢官，贫不能归，乃悬壶于会城。顺德县令徐某之子，夏月泄泻，服清暑利湿药不效，渐至发热不食，神疲息微。徐年已暮，只此一子，计无所处，延瀚求治。瀚曰：此由寒药伤脾，阳虚欲脱，宜进温药以救之。因用附子理中汤。徐疑不敢用，瀚曰：此生死关头，前药已误，岂可再误，设此药有疏虞，我当任其咎。服药，诸证俱轻，连进数剂痊愈。徐大喜，倾囊厚赠，复为乞援同僚，因得全家归里，著有《制方赘说》行世。

第七十四案　猪胆汁导证（颖师亲撰）

师曰：门人张永年述其戚陈姓一证，四明医家周某用猪胆汁导法奏效，可备参究。其言曰：陈姓始病咯血，其色紫黑，经西医用止血针，血遂中止。翌日病者腹满，困顿日甚。延至半月，大便不行。始用蜜导不行，用灌肠法，又不行。复用一切通大便之西药，终不行。或告陈曰：同乡周某良医也。陈喜，使人延周，时不大便已一月矣。周至，察其脉无病，病独在肠。乃令病家觅得猪胆，倾于盂，调以醋，借西医灌肠器以灌之。甫灌入，转矢气不绝。不逾时，而大便出。凡三寸许，掷于地，有声，击以石，不稍损。乃浸以清水，半日许，盂水尽赤。乃知向日所吐之血，本为瘀血，因西医用针止住，反下结大肠，而为病也。越七日，又不大便，复用前法，下燥矢数枚，皆三寸许，病乃告痊。予于此悟蜜煎导法惟证情较轻者宜之，土瓜根又不易得，惟猪胆汁随时随地皆有。近世医家弃良方而不用，为可惜也。

佐景按：本案见《伤寒发微》，以其可备一格，故特转录于此。凡大便多日未行，甚且在十日以上，又不下利清水者，是盖燥矢结于直肠部分。矢与肠壁黏合甚切，故愈结愈不能下。此时倘用硝黄以治之，不惟鞭长莫及，抑将徒损胃气，伐其无辜，此导法之所由作也。

蜜煎导法为轻，但能用之合度，亦每克奏肤功。友人黄君有祖母，年已九十余龄矣。遘病旬日，不大便，不欲食，神疲不支。群医束手，不敢立方。卒用灌肠器，灌入蜜汁。粪秽既下，诸恙竟退，获享天年，此其例也。近者药房制有甘油锭，施用较便，可以为代。倘用二三锭后，依然无效者，不妨续施。因肠壁热甚者，二三锭尚不敷濡润用也。

若蜜汁或锭皆不胜任，则须用猪胆汁。盖人之胆汁本有润肠之功，今以猪胆为代，亦所谓脏器疗法之变局也。月前范石生先生治黄氏肝癌案，亦用胆汁导法。惜乎一般中医恒喜以清净为高，不肯亲犯粪矢，坐视良法湮灭，能不浩叹！

猪胆汁须和醋少许者，似欲借醋以刺激其肠壁，而促进其蠕动。故蜜锭之制，有时亦加以少许皂角末，实同此意。皂角粉少许吹入鼻孔中，即作喷嚏，其刺激之功为何如？

至于行导法用之器具，以西医所备者为简洁适用，价不昂，中医应同样采用。奈闻有法令焉，中医不许采用西医器具，是何意旨，令人莫测高深。而宝贵之中药，若大黄也，当归也，麻黄也，桔梗也，彼洋医洋商反可以恣意采取，制为所谓西药，以反售国人。嗟乎，天下事之不平，宁有甚于此者？

理中愈斑

姚惧，明宝应县人，以医术游京师。御史谢兆昌者，患寒证，汗后发斑，诸医投犀角、黄连，久之绝食饮。惧进理中汤，数剂而愈。

第七十五案　麻子仁丸证（颖师医案）

徐（左），能食，夜卧则汗出，不寐，脉大，大便难，此为脾约。

脾约麻仁丸（一两），作三服，开水送下。

佐景按：麻子仁丸原方为麻子仁二升，芍药半斤，枳实半斤炙，大黄一斤去皮，厚朴一尺炙去皮，杏仁一升去皮尖熬别作脂，等六味，蜜和丸，如梧桐子大。今药铺中通称曰脾约麻仁丸者，即是也。本方以麻子仁为君，凡仁中皆有油质，功能润下，故借之以通便，施于虚弱体质之不胜攻伐者允宜。

以上自大陷胸汤至麻子仁丸凡七证，虽有缓急之分，皆不离下法。或以结胸为主，或以瘀血为主，或以蓄血为主，或以热利为主，或以肠燥为主，其病所或偏于上，或偏于中，或偏于下。夫下则通，通则不痛，此治阳明热结之总诀也。

立方起草

吕震名，字搽村，清钱塘人，官湖北，有政声。忽动归思，侨居吴门，为人治疾多获效。潘太史遵祁病瘅，服茵陈汤不效，服平胃散又不效，脘中若藏井底泥，米饮至前辄哕。吕诊之曰：湿固是已，此寒湿宜温之。与五苓散加附子。药下咽，胸次爽然。叶氏女周岁，遘疾将殆，仰卧胸膈如阜，呻吟拒按。吕曰：此结胸也，服小陷胸汤立效。

吕酷好医书，遍览百家，而一以仲景为宗。其为医也，问切精审，不杂一他语。立方必起草，阅数刻始安。一家有病者数人，一一处之无倦容。暇辄手自撰论，阐发仲景之学，著有《伤寒寻源》行于世。

下卷

第七十六案　神志恍惚（佐景笔记）

佐景曰：友人施君朝贵，崇明人也，服务上海电报局。甲戌孟秋某晚，匆匆邀诊乃弟病。入其室，见病者仰卧榻上。叩其所苦，绝不应。余心异之。私谓施君曰：乃弟病久耳聋，无所闻乎，抑舌蹇不能言乎？则皆曰：否。余益惊异。按其脉，一手洪大，一手沉细，孰左孰右，今已莫能记忆。

因询家人以致病之由。曰：渠①前任某军电职，因事受惊，遂觉神志恍惚。每客来，恒默然相对；客去，则歌唱无序。饮食二便悉如常人，惟食时阙上时有热气蒸腾，轻则如出岫朝云，甚则如窑中烟，状颇怪特。前曾将渠送往本市某著名医院诊治，经二十余日，医者终不识其为何病。既无术以疗，翻称其无病以塞责。故于昨日迁出，请先生一断。

余细按其腹，绝不胀满，更不拒按。沉思良久，竟莫洞其症结。于是遂谢不敏，赧然告辞。越日，施君告余曰：舍弟之病，昨已延曹颖甫先生诊治。服药后，大泄，阙上热气减。余闻而愕然，遂急访之，并视所服方。忆其案尾略曰：此张仲景所谓阳明病也，宜下之，主以大承气汤。方为：

生大黄（三钱）　枳实（二钱）　芒硝（三钱，冲）　厚朴（一钱）

又越数日，余再晤施君，谂其弟服药后，已能起床，且不

---

①　渠：他。

歌唱。惟两肋胀痛，经曹师诊治，顷又愈矣。审其方，乃小柴胡汤也。

柴胡（三钱）　黄芩（三钱）　党参（三钱）　半夏（三钱）　生姜（三片）　大枣（十二枚）　甘草（二钱）

嗣是施君之弟似可告无恙矣，顾尚苦自汗，精神不振。又经曹师投以桂枝加龙牡汤，一剂而愈。

川桂枝（三钱）　大白芍（三钱）　生草（二钱）　生姜（三片）　大枣（十二枚）　花龙骨（五钱）　煅牡蛎（五钱，以上二味先煎）

自此以后，健康逾常人。一日与兄俱出，值余于途，各微笑颔首以过。翌日遇施君，问其弟昨日途间作何语。施曰：无他。固诘之，乃笑曰：彼说吾兄脉理欠精耳。余不禁重为赧然。于是深服吾师医术之神，遂执贽①而列门墙②焉。

佐景按：本案病者所患似系所谓精神病，或神经病。顾西医用神经药治之，绝不见效。中医用经方治之，反奏肤功。其理深奥，莫可究诘。殆所谓治病必求其本欤？按初方系阳明方，次方系少阳方，末方系太阳方。以三方疏其三经之阻滞，诸恙乃瘥。殆当日受惊之时，周身筋络器官，即因惊而有所滞乎？顾饮食二便如常，腹不痛，又不拒按，谁复有胆，敢用承气？乃吾师独以阙上热气之故，遂尔放胆用之，殆所谓但见一证便是，不必悉具之意乎？噫，天下怪病滔滔，微吾师其谁于归？

曹颖甫曰：此证予亦不能识，惟诊其脉，则右极洪大，左极微细，阴不足而阳有余，意其为少阴负跗阳之脉，而初非逆证。加以热气出于阙上，病情正属阳明，与右脉之洪大正合。

---

① 执贽：犹执挚，古代礼制，谒见人时携礼物相赠。
② 门墙：指老师之门。

故决为大承气汤的证，而不料其应乃如响也。

佐景又按： 本案属三阳同病，本编入本书第二集中。因邵餐芝先生大序中道及，且本案又为余从师之因，故特提前列此，以作纪念。

第七十七案　肠痈其一（颖师医案）

史惠甫先生（住上海城内方浜路七七五号三楼）。

佐景按： 史惠甫君前以病来诊，曰：我时患腹痛，药则少瘥，隔日辄发，医者以为疝气，常用理气之剂云云。余细诊之，乃肠痈也，即西医所称盲肠炎、腹膜炎之类是。当用药攻之，稍瘥，数日又发，案及处方如下。腹痛偏右，瘥而复发，便燥结，拟大黄牡丹汤。

生川军（钱半）　玄明粉（三钱，冲）　桃仁（二钱）丹皮（二钱）　败酱草（三钱）　生苡仁（四钱）　熟附块（一钱）　枳实炭（二钱）　大白芍（二钱）　佛手（钱半）

此四月十八日方也，服三剂，所下甚多，腹痛大减。至二十五日，仅觉患处隐隐作痛矣。易医治之，与以疏泄厥气之剂，方为：

软柴胡（钱半）　枳实炭（二钱）　大白芍（二钱）青、陈皮（各钱半）　云苓（三钱）　香附（二钱）　金铃子（三钱）　炙乳、没（各八分）　小茴香（八分）　炙枸橘（三钱）　青橘叶（钱半）　路路通（三钱）

服后一日，病无进退。二日，腹胀转剧，又来请诊。察之，向之腹偏右胀痛者，今则满腹左右皆胀矣。按之不甚有反抗力，经文中"腹皮急，按之濡"六字，确是形容尽致，不能更易。病者蹙颔相告曰：将如之何？余曰：无虑，前方尚可用。乃书曰："肠痈旋瘥旋发，刻诊小腹四围作胀，按之濡，隐隐痛，大便不爽，再拟原法。"

生川军（三钱）　粉丹皮（三钱）　冬瓜子（四钱）　芒硝（三钱，冲）　桃仁（三钱）　败酱草（三钱）　熟附块（钱半）　大白芍（四钱）　焦楂炭（三钱）　细青皮（钱半）

此方午刻服下，下午无动静，至夜半方欲便，下秽物甚多。次日又来诊，曰：下后腹中略舒矣。余视之，病虽减其一二，殊不了了。曰：昨方虽合，尚嫌轻也。史君曰：然则如之何？曰：当请吾师用重方，君有胆量服之否？曰：愿听命。乃谒师，作初诊。

初诊　肠痈屡经攻下，病根未拔。昨由姜君用大黄牡丹汤，腹胀略减。以证情论，仍宜攻下，仍用原法加减。

生川军（五钱，后入）　冬瓜仁（一两）　桃仁（八十粒）　粉丹皮（一两）　当归（五钱）　芒硝（三钱，冲）杜赤豆（四两，煎汤浓后入前药）

佐景按：史君持本方至药铺配药，铺中人有难色。曰：安用若许剧药耶？史君曰：毋虑，此种药予已屡服之矣。铺中人曰：然则此郎中年几何矣？曰：七十余龄矣。曰：然，是诚有经验学问之医也。乃慨予药。据史君言，服后四小时即得便下，较向之服予方用大黄三钱，须逾十小时方得下者，爽快多矣。其夜所下最多，皆黑色臭秽之物。更衣频数，至不可数。而快下之后，腹痛大减，肿胀亦消，次日乃来二诊。

二诊　昨用大黄牡丹汤，加当归、赤豆。所下黏腻赤色之物，非脓非血。此种恶浊久留肠中，必化为黑色之河泥状。服汤后，肠中有水下行，作漉漉声。盖此证肠中必有阻塞不通之处，故谓之痈。痈者，壅也。然则不开其壅，宁有济乎？病根未拔，仍宜前法减轻。

生川军（三钱）　丹皮（五钱）　桃仁（五十粒）　当归（五钱）　冬瓜仁（一两）　赤芍（五钱）　芒硝（二钱，冲）　败酱草（五钱）　杜赤豆（四两，煎汤后入前药）

佐景按：史君服此方凡二日，计二剂，夜间皆大下，甚至疲于奔波床笫与便具之间。所下除河泥状污物外，更有白色之脓水。下此水时，每作剧痛。史君自曰：计吾三日夜所下之物，当已满一器有半。吾腹虽大，乃何来若许污物，斯亦奇矣！

第三日史君服此原方，余亲访之于其私宅。史君曰：我昨未告老师以所下之物如河泥状，而老师立案，乃径曰："必化为黑色之河泥。"噫，何其神也！余笑颔之。因忆某日有徐先生（先生亦当从师游）者尝来谒师，曰："家慈以肠病弃养矣。时余以事远羁他方，未克侍侧。中医以药攻之不下。西医剖开肠之一角，见肠中所蓄，非为燥矢，乃尽属如河泥状之物。于是施术取去污物，病暂愈。乃不幸又二月余二弃养。"于此可见西医之治疗肠痛，虽见效于一时，而终不足恃，忽其本而务其末。倘死者有知，能不饮恨九泉乎？

坐谈有顷，因询史君以得病之由。曰："昔年患病，常不服药。家严①笃信仙佛，每以香灰令服，病因其在此乎？"但斯时史君所下者，已由黑色渐变为紫红之咖啡色矣。

三诊　两进加味大黄牡丹汤，肠中宿垢渐稀。惟脐右斜下近少腹处，按之尚痛，则病根尚未尽去也。仍用前法，减硝黄以和之。

粉丹皮（一两）　冬瓜子（一两）　生苡仁（一两）　桃

---

① 家严：谦辞，对别人称自己的父亲。

仁泥（五钱）　　败酱草（五钱）　　京赤芍（六钱）　　生甘草（二钱）　　当归（五钱）　　桔梗（三钱）　　杜赤豆（四两，煎汤代水）

佐景按：史君服此凡六剂，所下之物，渐由咖啡色转为绿色。而绿色之中更杂有如蚕沙之黑粒。少腹痛处较瘥，惟上行之筋反觉微微牵引不舒。六剂之后，停药二天，乃行四诊。

四诊　肠痈近已就痊，惟每日晨起大便，患处尚觉胀满，恐系夙根未除。然下经多次，血分大亏，时时头晕，脉大，虚象也。当以补正主治，佐以利下焦水道。

大川芎（一两）　　全当归（五钱）　　大熟地（四钱）　　春砂仁（一钱）　　赤、白芍（各三钱）　　猪苓（三钱）　　明天麻（四钱）　　陈皮（三钱）　　泽泻（二钱）　　生白术（五钱）　冬葵子（五钱）

佐景按：史君服此补正分利之剂后，前之大便时痛者，今已不痛矣。且其前色绿者，今亦转黄矣。惟七分黄之中，仍有三分绿耳。史君前有遗精宿恙，此时又发。或系本方分利药太重之故欤？惟遗后绝不疲劳，则亦无妨焉。

瘥后，史君踵予道谢。曰：承先生等诊视，吾之疾已痊愈矣。溯我未遇先生之前，历访中外名医，祈祷远迹神祇，二年于兹，所费时间金钱，不可计数。顾又以此辞业，未获小效。苟早知先生，则二年之劫运岂非可免乎？虽然，今日若是，亦不幸中之万幸矣。

史君又曰：我以老师之方，示我亲友，亲友无不咋舌。以剧药而用剧量，彼辈未之前睹也。余曰：剧药所以治剧病，方今举世滔滔，病家之讼医家者，日有所闻，故时流习为轻剂，驯至剧药无敢尝试，剧病无由以起，悲夫！

佐景又按：惠甫曾大病三次，皆属于肠，本案所载乃第一次也。其后二次，亦由吾师生共愈之，悉详第二集中。嗣是惠甫识医药之保身，乃毅然弃业，从师习医。寒暑尚未三易，而惠甫已成医界通人矣。故我称惠甫或曰先生、或曰君、或曰师兄者，先后关系不同故也，兹姑悉仍其旧。

第七十八案　肠痈其二（颖师医案）

陆（左）。

初诊　痛在脐右斜下一寸，西医所谓盲肠炎也。脉大而实，当下之，用仲景法。

生军（五钱）　芒硝（三钱）　桃仁（五钱）　冬瓜仁（一两）　丹皮（一两）

二诊　痛已略缓，右足拘急，不得屈伸，伸则牵腹中痛，宜芍药甘草汤。

赤、白芍（各五钱）　生甘草（三钱）　炙乳没（各三钱）

佐景按：俗所谓缩脚肠痈者，此也。吾师移《伤寒》之方，治《要略》之病，神乎技矣！

三诊　右足已伸，腹中剧痛如故。仍宜大黄牡丹汤以下之。

生川军（一两）　芒硝（七钱，冲）　桃仁（五钱）　冬瓜仁（一两）　丹皮（一两）

拙巢注：愈。

佐景按：本案陆（左）患足拘急，因获治而伸。有一杇者①足本得伸，因误治而致拘急，两者相映成趣，令人捧腹。

---

①　杇（wū乌）者：泥瓦匠人。

析者邹姓，性情滑稽，常喜据丹方小册，以自治己病。一日发热体痛无汗，意求汗出。闻友人言，糯稻根、瘪桃干可以治汗出不止。竟误会其意，取而服之，于是右足遂挛。其妻扶之，叩师门请诊，师睹其突梯之精神，不禁大笑。

肠痈病证，变化多端。上述各案尚不足以尽其情。吾友蒋冠周君偶抱孩上下阶沿不慎，稍一惊跌，顷之心中剧痛，不可耐。次日痛处移于少腹右旁盲肠处。医以定痛丸止之，而不能治其病。其令正来嘱余诊。余适以感暑卧床，荐就吾师治。吾师予以大黄牡丹汤加减，二剂将愈。不知何故，忽又发剧痛如前，改就西医诊，用药外敷，约十余日，徐徐向愈。自后盲肠部分有一硬块如银元大，隐隐作痛，按之更显。蒋君以为病根犹在，虑其再发，意欲开刀，作一劳永逸之计。余力止之，用阳和膏、瑠砂膏加桂麝散等香窜之品，交换贴之，一月而消，此一例也。

盛熙君尝患腹中隐痛，时瘥时剧者三年，余以四逆散愈之，竟不复发。一年后，某夕贲临，坦然曰：吾腹中不舒，请疏方。持脉未毕，腹痛大增，甚至呼号伛偻。列方未毕，痛竟不能耐，急呼汽车，由他友伴送之归。药为理中加味，疑其中寒也。药后，即大呕吐，继之以血，终夜反复，不获一寐。次日往诊，自谓腹中痛瘥，盲肠处转痛。余知其病情与上案蒋君仿佛，乃以轻剂大黄牡丹汤微下之。三日，踵余道谢，能久坐戏剧院，观赏电影矣，又此一例也。

曹颖甫曰： 肠痈一证，舍大黄牡丹汤以外，别无良法。《千金》肠痈汤虽与此方大略相似，而配合犹未尽善。但有时药虽对病，而治愈正未可必。尝治庄翔生次妻张氏，屡用本汤攻下，而腰间忽起流火，以至于死。考其原因，实由平日有鸦片瘾，戒烟后，不复吸烟，常用烧酒浸鸦片灰吞之，以至肠燥成痈。下后，鸦片灰毒内发，遂发流火，以至由肿而烂，终于不救，要不得归咎于方治之猛峻也。欧阳文忠述其先德曰："求其生而不得，则死者与我皆无憾也。"吾愿同学诸君奉此言为圭臬。

漆气毒

王思中，字建甫，明吴江人，少攻医，精于切脉。海盐彭氏媳方婚而病，烦懑欲绝，诸医莫知所为。思中诊视，令尽去帷幔窗棂，并房中什器，密求蟹脐炙脆研入药中，服之顿痊。询其故，曰：此乃中漆气毒耳。

纳药鼻中

方炯，字用晦，明莆田人，精医术。尝有一僧暴死，口已噤矣。炯独以为可治，乃以管吹药纳鼻中，良久吐痰数升而愈。

第七十九案　肠痈其三（颖师医案）

周小姐（住小西门）。

复发初诊　大便不甚畅行，自以他药下之，痛而不行，仲师所谓非其治也。今拟用承气汤加桃仁主之。

生川军（三钱，后入）　枳实（四钱）　川朴（二钱）桃仁（四钱）　芒硝（二钱，冲）

佐景按：周小姐先于本年五月间病肠痈，经吾师暨俞哲生师兄后先治愈，体健回校肄业。至十二月间，因运动过度，饮食不节，前之盲肠患处又见隐痛，大便不行。乃市某西药房所制之丸药服之，冀其缓下。孰知仅服二丸，便不得下，痛反增剧，不能耐，自悔孟浪。无已，仍请吾师赐方，即本案复发初诊方也。服后，便畅下，痛大除，惟有时按之还作小痛耳。越日，乃来二诊。

二诊 昨经下后，旧时患处按之尚痛。脉弦而数，用《千金》肠痈汤以和之。

粉丹皮（三钱） 丹参（三钱） 白芍（三钱） 生地黄（五钱） 生甘草（一钱） 败酱草（三钱） 茯苓（三钱） 生苡仁（八钱） 大麦冬（五钱） 桔梗（一钱） 柏子仁（一两） 佛手（二钱） 生姜（三片）

佐景按： 周女士来二诊时，余方恭侍师侧。师令余按脉，得弦细而数。察其面色，似未甚荣润。惟据述痛已大减，无任私慰。师令余拟方。余曰：《千金》肠痈汤差足以和之。承赐诺，即用焉。以其下经多次，故不加大黄。以其夜寐不安而性易躁怒，故加柏子仁。以其偶或气郁不舒，故加佛手。以其经欠调，故仍用丹参。药味既多，竟不似吾师之方矣，相与一笑。

周女士服此二剂，大觉舒适，夜寐竟安。闻师将返江阴度岁，重来乞调理长方，余乃知之稔。

本案似无多大特色，不足录，惟以其可以示复发及调理之一格，故附焉。虽然周女士初病之经过，极曲折侥幸之奇观，容续述之，以博一粲①。

先是五月间，周女士病腹痛偏右，就诊于中医孙先生。孙先生与以理气定痛之剂，续治二月有余，不见效。改请西医王先生诊察究系何病，断谓盲肠炎。欲求根治，当用手术。病家不敢从命，乞施别法。西医乃用冰罩其患处，痛止，周女士得仍回校中攻读。

未逾十日，病又作，倍剧于前。至是西医坚决主张用手术，

① 粲（càn 灿）：露齿笑。

且谓时不可失，后将无及。相与议定手术费银若干两，但须家长签字，即可实行。此时也适周女士之父因事在杭，接家报如此云云，急复电谓"待我返再议"。而女士之痛已不可忍，且拒按，右足不能伸，证情发发，不可终日。周母无主，惶急异常。会有咸祝先生至，曰：何不请中医治？周母曰：中医之方积叠成簿，惟其不能治，乃请教西医耳！曰：我有友人或能治此，曷请一试？于是俞哲生师兄应运而出。

晚七时许，诊之，洒淅①恶寒，口渴，脉弦滑而数，苔抽心而绛，边反白腻，急疏大黄牡丹汤加味，内用生大黄三钱。周母急令购药煎服，待其服已，俞师兄乃返寓。夜十一时，周先生忽作不速客访俞兄，惊问曰：生大黄竟可服至三钱耶？我昔延请之孙先生用药数十剂，仅末剂有蜜炙大黄五分。俞兄问服后病情，曰：腹加痛矣，将奈何？俞兄慰之。周先生曰：姑待我返舍看变化如何。倘不幸转剧，我必以电话相告。未越一小时，俞家之电话铃声果响。诸君试思之，俞君为一执业未久之医士，当时闻此叮叮之铃声，将生若何之心理？然而事出望外，但闻周父曰：病者得下，而足已伸矣。

续诊三次，颇告顺手。并知服第一剂后，下如血筋等污物。服第二剂后，下瘀血。服第三剂后，下血水。服第四剂后，竟得黄色粪。其日适值病者经来，病情未免夹杂，当延老师诊治。视已，师曰：病根未除也！依然用下剂。晚六时服药，其夜病者竟作瞑眩。四肢厥逆，冷汗出，下经六七次。至天亮，痛休。自是方真入坦途，了却无限风波。至于瞑眩之夜，周父额汗奔波，叩师门以问计者，又当在智者意料之中也！

---

① 洒淅：寒颤貌。

本集编按既竟，余又诊得一盲肠炎病，即肠痈也。病者为友人陈君子良弟，名国桢，年十五，肄业城内一粟街尚文小学六年级，住大南门电话局后宝隆里六号。国桢攻读至勤，因家离校稍远，每饭已，辄匆匆赴校，日以为常。

二月一日，子良邀余诊视，据述已经西医陈天枢先生详细诊察，指为盲肠炎。并曾注射退热剂之药，及用安福消肿膏，因病势急，似尚未见速效。大便四日未行，小便短赤，绝不欲食，常屈足而卧。每作痛，辄不耐云云。余以手按其患处，适在所谓"马克孛内氏之压痛点"①，即自脐至右腹角高骨引一直线，此线与右直腹肌边线相交之点是，亦即近前线之中点。自起病至今，已四日矣。家人见病不退，且知按诸西医法，当用手术，方得根治，但恐发生危险，故未敢冒昧尝试。当时余初诊方，用生川军二钱，粉丹皮二钱，桃仁泥四钱，玄明粉钱半（分冲），京赤芍三钱，败酱草钱半，生苡仁一两，香谷芽三钱。

二日复诊，知一日服药之后，得下三次，悉属秽浊不堪之物。腹痛随减，按之亦不甚痛，又能进粥，大佳。方用生川军钱半，粉丹皮三钱，桃仁泥二钱，冬瓜子四钱，玄明粉一钱，柏子仁四钱，赤茯苓三钱，生苡仁一两，光杏仁三钱，生甘草钱半。

三日三诊，知二日夜中亦下，腹中甚适，言语渐有力，舌苔渐清净，小便之色渐淡。予粉丹皮四钱，败酱草二钱，桃仁泥二钱，冬瓜仁四钱，生苡仁一两，柏子仁五钱，火麻仁四钱，光杏仁三钱，赤茯苓三钱，紫丹参二钱，香谷芽三钱，生甘草二钱。

---

① 马克孛内氏之压痛点：即麦氏压痛点。

四日四诊，知三日夜中，大便较难而痛，苔腻脉弦。料其内热未除，急予制川军钱半，粉丹皮二钱，桃仁泥钱半，冬瓜子四钱，玄明粉一钱二分，生苡仁一两，京赤芍三钱，藿香钱半，佩兰钱半，生甘草钱半，灯心三札。

五日五诊，量得体温三十八度一，脉搏八十二至，舌苔前部较清，后部仍腻，盲肠部得按依然作痛，每夜必自痛剧，甚至呼喊。药用生大黄二钱，牡丹皮三钱，桃仁三钱，芒硝二钱，枳实钱半，厚朴三分，当归尾钱半，京赤芍三钱，生苡仁一两，炙乳、没各一钱。

六日六诊，病家疑惧。子良谓：大便日日得下，痛苦依然未除，如何堪长用攻药，得毋坏其肠？伯母尤焦虑，因所有子女凡十人，以小恙而折者凡五，皆得病辄延医，延医则不治。此番愁眉，自在意中。独老伯庆斋先生供职于枫林桥市政府地政局，是日特告假商诊，拜聆之下，知为识者。老伯意加重攻下之品，一面请西医施止痛针，余难加可否。量其身热升作三十八度七（时当下午三时），计其脉搏得九十至，精神较昨困顿，脉亦无力，舌苔又呈腻象，并见咳嗽不爽，不思纳谷。虽痛之次数较稀，综察全证，殊难乐观。

欲向吾师请教，而吾师适已返江阴度旧岁。欲荐他医以自代，病家又慰留勿许。默思责任之重大，证情之棘手，无异于孤军苦战，草木皆兵。阅者试设身处地，为余着想，居此险境，将何所施其技？殊不知当此进退维谷、疑难莫决之际，正医者练胆煅心之时。炼何胆？炼大胆也。煅何心？煅细心也。

余乃整襟危坐，凝神沉思。夫病为盲肠炎的证，药属盲肠炎主方，投之未得捷效者，以其蚓突中当有污物未出，即吾师所谓病根未拔也。每作阵痛者，即蚓突力拔病根时也。精神反

下卷

247

疲，体温反高（下午三四时许本较高），脉搏反数者，以病既延久，正气随虚也。然则急起直追，何容踯躅？因将原方去枳实，加生黄芪钱半，生甘草钱半，杏仁三钱，藿香二钱，改厚朴作五分。

七日七诊，病情竟急转直下，身热退至三十七度六，脉搏减至七十六至。苔大化，纳突佳。余惊问其故，据述六日晚服药后，上半夜呼痛特甚，倍于畴昔。惟子夜后即泰然睡去，绝不呼痛。天亮醒来，其粪色作淡黄色，异于前此之污色、黑色、老黄色。且其粪能沉器底，不似前之但浮矣。小便亦较清长。因予生大黄一钱，牡丹皮三钱，生苡仁八钱，冬瓜子五钱，柏子仁三钱，光杏仁二钱，生黄芪二钱，当归尾钱半，炙乳、没各八分，赤茯苓三钱，生甘草钱半。

八日八诊，体温退作三十七度四，脉搏减作六十七至，此乃病后应有之现象。盲肠部分已完全不痛，且软如左侧，能自由起立，如平人，又食而知味。当予生大黄八分，牡丹皮二钱，生苡仁四钱，大生地三钱，生黄芪二钱，潞党参一钱，当归尾钱半，炙乳、没各八分，杏仁三钱，生甘草钱半。

九日九诊，国桢能到前房，坐案旁畅谈，不须余就床沿问切矣。当从十全大补汤加减，嘱服二剂。次日适值废历岁尾，病魔乃随年神俱去。

余于本病素加注意，前年参观同济大学人体解剖展览会时，曾检阅盲肠及蚓突之种种异状至详。余并有一臆想，即大黄牡丹汤可代西医之刀与钳，且本汤能驱除蚓突中之污物，有刀与钳之利，而无刀与钳之弊。人初闻吾此言，鲜不以为眩技欺世，故我宁甘自藏拙。自得国桢之诊，益信吾言不谬。实告世人，所谓盲肠炎者，初起每非盲肠本身之发炎，乃盲肠后部之附属器官称"蚓突"状如小管者发炎耳。肠中污物之所以得入蚓突中者，因盲肠部分肠内容物拥挤不堪，不能上行，以致从旁溢入蚓突耳。服大黄牡丹汤即得泻出污物者，因肠壁受药力之刺激，故能推送内容物上行、平行、下行，以达肛门。盲肠之处既空，蚓突又得药力之刺激，乃返挤污物于盲肠，由是蚓突之炎以消而病以已。故云本汤可代刀与钳者，乃言其药力能刺激肠壁及蚓突，使自起力量，排出污物耳。执是以言，宁不可信？

肠痈初起，每有恶寒之状。国桢初得病时，亦然。故《金匮·疮痈肠痈浸淫病脉证并治篇》第一条即曰："诸浮数脉，应当发热，而反洒淅恶寒，若有痛处，当发其痈。"内"而反洒恶寒"大堪着目。世人竟有误认为疟疾之初起者。又"发"字诸家多凿解，窃意为痈生于体内，无从目睹，当其初起之时，甚不自知病所何在，故曰"若有痛处"，则"当发其痈"者，犹曰"当觅其痈"，盖"发"犹"发现"之谓也。

《金匮》曰："肠痈者，少腹肿痞，按之即痛如淋，小便自调，时时发热，自汗出，复恶寒，其脉迟紧者，脓未成，可下之，当有血；脉洪数者，脓已成，不可下也，大黄牡丹汤主之。"历来注家对于"脓已成，不可下也"一语，殆无异辞。甚且以此为大黄牡丹汤与薏苡附子败酱散主治之分野，此殆不思之过也。

《金匮》所谓未成、已成之脓所包至广，一切炎性渗出物、腐化之白血球、腐烂之肠壁皮肉等均是，要在当去之例一也。夫肠痈当未成脓之前，曰可下之，试问欲下者何物？依余之说，下其肠中一切污积，使蚓突得挤出病根是矣。当已成脓之后，反曰不可下之，试问其脓作何处置？将使脓复返为血乎？此乃绝无之事。将任脓突脐而出乎？此乃速死之图。

《方伎杂志》略云："一商家女（中略）自腹以至面部四肢悉肿，少腹右方之底有酿脓。因思取脓则可保十日，以此告病家。病家相惊吐舌，谓前医皆不知有脓，但云补药以助元气，则水气自治耳。遂乞施针。余曰：针则至多延命一月。取脓则十日。但识病在医，而死生任诸天数，姑针之可也。遂用铍针刺入寸许，脓汁逆射，上及承尘，臭气扑鼻，病家人人惊愕，乃与薏苡附子败酱散，疮口纳细棉条以出瘀脓。然其人元气渐脱，十一日而毙。"

可谓一证。犹曰薏苡附子败酱散主之，试问服散之后，散能与脓起化学作用，齐化为乌有乎？吾惧其未能也。若曰散将与脓结而俱下，则依然是下法，乌得曰不可下？或曰：不可下者犹言不胜下，下之终危也。余则谓果下之，犹不失背城借一之计，不下即是束手待毙之策。孰得孰失，明眼者自能辨之。况脓去正虚，大可用补，活法在人，宁难善后。故窃于"不可下"三字大起疑惑，即使的系仲圣遗文，犹当据事实以改正之。如何改正？曰：当作"当急下"也（又经文称本病"小便自调"，按之事实，不尔，改正之责，委之贤者）。

《金匮》大黄牡丹汤方后曰："顿服之，有脓当下，如无脓当下血。"本已昭示后人无脓当下，有脓当急下，悉主以本汤之意，人自不察耳。以病例言，本集肠痈案其一史君之大下河泥状污物，其三国桢之下秽浊不堪物，皆有脓当下之例。吾师《金匮发微》本汤条下师母之下血半净桶，及本集肠痈案其三周女士之下血筋、瘀血、血水等物，皆无脓当下血之例。是故下血云者，此乃当下之恶血，血去则病除，绝非失血之谓也。

客曰：审如君言，薏苡附子败酱散将无用武之地矣。答曰：非也，特其用武之时不同耳。余有本汤治验一案，颇富趣味，容详本录第二集中。但二方不同之点，当稍述一二，以快客之先睹。依《金匮》法，肠痈实分为二种。一种为热性者，为大黄牡丹汤所主。一种为寒性者，为薏苡附子败酱散所主。热性者多急性，寒性者多慢性。热性者痛如淋，寒性者痛缓。热性者时时发热，寒性者身无热。热性者常右足屈，患起于瞬时。寒性者则身甲错，恙生于平日。热性者属阳明，故大黄牡丹汤即诸承气之改方；寒性者属太阴，故薏苡附子败酱散①乃附子理中之变局，且散与丸为近。热性者病灶多在盲肠，寒性者病灶不限于盲肠。能知乎此，则二汤之分明矣。客憬然若悟，鞠躬而退。

西医治盲肠炎初起，用冰罩其患处，可以暂遏病根，略退炎灶。不久以后，炎灶复生，病势反剧。于是注射退热剂，而热不退；注射止痛剂，而痛不止。盖皆治标之法，无裨实际故也。其惟一治本之法，厥为动手术。诸君请阅《断肠续命记》（载本集附录中），即知动手术之危险为如何？陈庆斋老伯见告云：近者一人患盲肠炎，受割治，割口缝成后，依然作痛，查知有一小块药棉留腹中，忘未取出，再开刀，卒不救云云，此又动手术之意外枝节也。

然则西医何不用下法？意者最初西医之治本病，原用下法。但多致肠穿孔出血而死，后遂医医相诫，故至今无复有敢议下者。然则中西医同用下法，而死生之分又何径庭？盖下其所谓下，非吾之所谓下也。实言之，大黄牡丹汤之下，下中带消炎之意。《本经》谓大黄荡涤肠胃，推陈致新；牡丹皮除瘀血，疗痈疮，即是此意。而彼之下药或仍系金石热品，以热攻热，无

---

① 散：原为"败"，据文义改。

怪肠壁穿孔。得此一说，吾惑庶解。今有西医于此，采取吾说，选用能消炎之下剂以治盲肠炎，使其得效，余乐闻其言；使其偾事，余恕不负责。欲策万全之道，请用大黄牡丹汤！

曹颖甫曰：无锡华宗海，丁甘仁之门人也。曾于十年前患肠痈，往医院治疗。同时患肠痈者三人，二人先行破腹，皆命随刀尽。宗海闻之惧，无如已经签字，无从反悔。最后，某西人以学徒手术不精，自行奏刀，将盲肠之阑尾割去缝好，幸得全生，是殆有命存焉。虽然，令前解剖之二人或不入医院，用大黄牡丹汤治之，吾知其未必致死。于此而不归咎于人事之失，不可得也。

第八十案　肺痈其一（颖师医案）

师曰：辛未七月中旬，余治一陈姓疾。初发时，咳嗽，胸中隐隐作痛，痛连缺盆。其所吐者，浊痰腥臭，与悬饮内痛之吐涎沫，固自不同，决为肺痈之始萌。遂以桔梗汤，乘其未集而先排之。进五剂，痛稍止，诸证依然，脉滑实。因思是证确为肺痈之正病，必其肺脏壅阻不通而腐，腐久乃吐脓，所谓久久吐脓如米粥者，治以桔梗汤。今当壅塞之时，不去其壅，反排其腐，何怪其不效也。《淮南子》云：葶苈愈胀，胀者，壅极不通之谓。《金匮》曰：肺痈，喘而不得眠，即胀也。《千金》重申其义曰：肺痈胸满胀，故知葶苈泻肺汤非泻肺也，泻肺中壅胀。今有此证，必用此方，乃以：

葶苈子（五钱）　大黑枣（十二枚）

凡五进，痛渐止，咳亦爽。其腥臭夹有米粥状之痰，即腐脓也。后乃以《千金》苇茎汤，并以大、小蓟，海藻，桔梗，甘草，杜赤豆出入加减成方。至八月朔日，先后凡十五日有奇，用药凡十余剂，始告全瘥。九月底其人偶受寒凉，宿恙又发，乃嘱兼服犀黄醒消丸，以一两五钱分作五服。服后，腥臭全去。但尚有绿色之痰，复制一料服之，乃愈，而不复来诊矣。

佐景按： 本案并略见《金匮发微》。后历检吾师医案，乃得本案之先后全方。两相对照，更易昭然。特再附诸方于下，谅阅者当不嫌重复也。

陈（左，住浦东陆家渡）。

初诊（七月十二日）　肺痈，咳嗽，胸中痛，上连缺盆，而所吐绝非涎沫，此与悬饮内痛者，固自不同，宜桔梗甘草汤。

桔梗（五钱）　甘草（五钱）

二诊（七月十八日）　五进桔梗汤，胸中痛止，而左缺盆痛。此肺脏壅阻不通也，宜葶苈大枣泻肺汤。

葶苈子（五钱）　黑大枣（十二枚，先煎）

三诊（七月二十四日）　五进泻肺汤，左缺盆痛止。痰黄厚，时见腥臭，及如米粥者。此湿邪去，而燥气胜也。宜《千金》苇茎汤。

鲜芦根（四两）　生苡仁（一两）　桃仁（五十粒）　冬瓜子（五钱）

四诊（七月二十九日）　服《千金》苇茎汤五剂后，咯出之痰腥臭止，而如米粒者亦除。惟痰尚黄厚，肺痈消，而胃热尚盛也。右三部脉浮滑，不复见沉弦之象，可以无后患矣。

粉前胡（三钱）　生苡仁（一两）　桔梗（三钱）　生草（三钱）　冬瓜子（八十粒）　桃仁（三钱）　杜赤豆（六钱）　大、小蓟（各三钱）　海藻（二钱）　芦根（五两）

拙巢注： 服此二三日，痊愈。

续发初诊（九月二日）　肺痈愈后，复发。咯痰腥臭，见血，心下痛，咳时气从中脘上冲。宜清胆胃之火，防其乘肺。

柴胡（三钱）　生石膏（二两）　生甘草（三钱）　淡芩（三钱）　肥知母（五钱）　生苡仁（一两）　芦根（四两）冬瓜仁（一两）　桃仁（三钱）　杜赤豆（一两）　全当归（四钱）

二诊（九月十日）　肺痈未能断根，咯痰腥臭如昔，但不似米粥耳。痰不黄而色绿，味酸，咳不甚，脉细数，仍宜桔梗甘草汤，不当攻伐，佐以消毒，以清病原。

桔梗（一两）　生甘草（五钱）　冬瓜仁（一两）　昆布（一钱五分）　海藻（二钱）　大、小蓟（各钱五分）　前胡（三钱）　犀黄醒消丸（三钱，另服）

拙巢注：后不复服药，专服犀黄醒消丸，愈。醒消丸系王鸿绪法，马培之颇非议之。然用之而效，则马说不足信也。

佐景按：夫肺痈，重病也。仲圣云：脓成则死。今本案病者脓成而腥臭，吾师乃能愈之。岂吾师之术迈①于仲圣乎？非也。所谓则死者，极言其危，而教人药量之不可轻也！夫桔梗今人仅用数分至一钱，葶苈今人少用之，用之亦不出数分，苇茎今人通常用一尺，今吾师用此三者乃至五钱。五钱，五两，不其骇人乎？虽然，此皆仲圣之教也，余仍恐脓成亦可愈之难以信人也，姑引他医之医案一则如下，以为佐证。

新建熊廷诏老医作《内痈治疗记》曰："肺痈一症，《金匮》谓脓成则死，但病者别脏器官尚强，而单单肺脏局部溃烂，尚可救治。民国十九年，国民革命军陆军第三十四旅驻节施南，有罗连长树成者，黔之松涛人，年约三十。于夏月初出防建始

经方实验录

254

---

① 迈：超过，跨越。

县，患热症，被医者误认伤寒，用大辛大温之药，以致攻烂肺之左叶。每咳嗽，则左胁前后皆痛，吐出臭脓败血，五六尺外即闻其秽气。遂转施南，初求西医诊治，听诊、触诊、检温、检尿，精详殆遍。未及三日，即云万无生理，为之宣告死刑。病者绝望。

其同事李秘书劝就中医诊治，遂延一同道诊之。其人无经验，慑于胆，邀余会诊。初会面，病者即求决生死。余见其皮肤尚润泽，声音如常，询知饮食尚佳，二便尚和，即答之曰：'肺痈一症，医圣张仲景断为脓成则死，今阁下吐出皆脓血，余何人斯，敢云能活？但详观外貌润泽，肺部似未全枯，耐烦服药调治，或能挽回，但不居功、不任过耳。'罗曰：'先生能治，好歹绝无怨言。'

余遂详诊其脉，滑数且实，右手更洪，即认定为肺痈。参用《金匮》葶苈大枣泻肺汤、桔梗汤、大黄牡丹汤，《千金》牡丹皮散，出入加减。总不使其大便秘结，则肺热有下行之路。前后服药八十余剂，另用西洋参代茶，亦服至半斤。时至百日之久，脓血方净，一切如常。但每咳则左胁前后隐隐尚痛，即以白及为末，用米饮冲服，每日四钱，共服八九两，其病始告痊愈。

次年回黔，来函道谢。二十二年来函，竟升团长矣。可见治病要在统察全局，胸有把握，若拘拘于脓成则死，误矣。当其初求余诊之际，一般西医皆谓此病由中医治，决死无疑。如不死，愿断头。余潜心精究，毫不为动。及余治痊愈，罗旅长谓诸西医曰：'尔等拿头来！'若辈喋若寒蝉。此病终算战胜西医一次，爰公开告吾同道，以供讨论，固非炫己之长耳。

又曰：今年五六月间，余在施恩救济院施医，所诊一漆匠名黄玉林，年四十，贫苦无依，患肺痈，吐出臭痰脓血，气达六尺以外，其痰落地，须臾发酵，高至六七分，成花泡。咳嗽则胸中隐隐作痛，饮食衣服皆不适体。淳于公所谓六不治已居其半。

余令自采芦笋、茅根煎水常服，仍依治罗树成法，出入为方。经余赠药九剂，幸告愈。可见苦同胞饮茅芦水亦有洋参之功，堪作医林经验之一助。

又余每遇贫人肺热，嘱食豆浆、豆芽汤，亦往往作焦头烂额之客。圣方平易，不尚珍奇。当兹经济破产时代，凡吾同道，在可能范围内，当为民众省节金钱，莫谓非本责而不顾也。"

（录《光华医药杂志》三卷二期）

熊老医士大胆细心，诚是吾辈后学者之导师。

《要略》曰："风伤皮毛，热伤血脉，风舍于肺，其人则咳，口干喘满，咽燥不渴，多唾浊沫，时时振寒，热之所过，血为之凝滞，蓄结痈脓，吐如米粥，始萌可救，脓成则死。"由此可知，肺痈之病源为热，其病状为先唾浊沫，后吐脓血。浊沫者，肺津为热熏灼所成也。脓血者，津尽甚至肺体腐化也。

又曰："咳而胸满，振寒，脉数，咽干，不渴，时出浊唾腥臭，久久吐脓如米粥者，为肺痈，桔梗汤主之。"由此可知，桔梗汤之所主者，为肺痈之初成，时出浊唾腥臭，必久而久之，方吐脓如米粥，非初时吐脓如米粥也。

又曰："肺痈喘不得卧，葶苈大枣泻肺汤主之。"又曰："肺痈，胸满胀，一身面目浮肿，鼻塞，清涕出，不闻香臭酸辛，咳逆上气，喘鸣迫塞者，葶苈大枣泻肺汤主之。"后人见此二条无脓血字状，竟以本方专为逐水之剂，非有脓血也，乃失仲圣原旨矣。夫曰胸满胀，试问其所胀者何物，非肺津肺体化为脓血而何？曰喘鸣迫塞，曰不得卧，试问其故安在，非肺体腐化不能营其呼吸之工作而何？况仲圣之笔法多有详于彼，而略于此者。故桔梗汤条既曰久久吐脓如米粥者为肺痈，葶苈大枣汤二条即但言肺痈，而隐含吐脓血于其中矣。

又曰："《千金》苇茎汤治咳有微热，烦满，胸中甲错，是为肺痈。"按烦满，读如烦懑。烦懑者，肺中微热之初生，似尚未灼烁肺津为腥臭之浊唾也。故苇茎汤所主之候，还在桔梗汤之前。由是观之，以上三汤，殊有轻重层次之分。苇茎汤最先而轻，桔梗汤为中，葶苈大枣汤最后而重。姑以方譬方，则苇茎汤犹如白虎汤，桔梗汤犹如调胃承气汤，葶苈大枣汤犹如大承气汤。

今有阳明肠胃病者于此，大便不行，医试以调胃承气，小瘥而未愈，于是与以大承气，遂大下而病瘥。顾胃热未楚，乃以白虎奏全功，此事实所许可者也。故吾师本案先用桔梗，次用葶苈大枣，末用苇茎，其义殆亦犹是。未知吾师之意云何？

凡酒客烟徒大便久秘者，最易生肺热。《内经》以肺与大肠相表里，殆千古不刊之论。本案所引熊老医士之言曰："总不使其大便秘结，则肺热有下行之路。"实经验有得之谈。余尝治前上海晨报馆编辑曹陶成先生夫人，患恙已久，其证每当清晨睡未醒，即盗汗，汗后周身觉冷，蜷卧被中，略似桂枝加龙骨牡蛎汤证，然而非是，此乃肺痈条之所谓振寒也。盖详察之，大便燥结，三日一行，小溲觉热，脉弦数，咳吐脓痰，胸中隐隐作痛，经事先期而至，作紫色，日晡必发潮热，五中烦热。夫人自分肺病，疾不可为愁眉紧锁者多日矣。余曰：毋虑，可治也。用苇茎汤为主方，以治其肺热，加青蒿、白薇、地骨皮，以退其潮热，加丹参、丹皮、益母子，以调其经期。二诊四剂，诸恙均瘥。此即后人之所谓阴虚虚劳，实则《要略》所云肺痈初起之证也。

更有桔梗白散，合桔梗、贝母、巴豆而成，其力更峻。经文虽曰桔梗汤，疑其有误。本散非但可以治重证之肺痈，且可以荡涤一切顽痰壅塞。在膈上者，能使之吐；在膈下者，能使之泻。东人多有用之者，吾不愿国内之大医反弃而勿道之。

曹颖甫曰：肺痈一证，咳吐时，胸中必隐隐作痛，所吐浓厚之痰，杂以如米粥者，至地甚有力，渐乃发酵成气泡，不复平塌地上。盖胸中热如沸汤，蒸烂肺之本体，然后吐出如脓之痰，则所吐之物其中实有蒸气热力，故吐出而发酵也。此熊医士所见者，予亦亲见之。若夫脉之滑大沉实，与夫大便之燥结，则本证均有之。吾他日得遇熊医，愿为之香花顶礼，以其能为吾医界中放大光明也。

肺与大肠为表里，在今日医林中已成口头禅。而肺痈用肠痈方治，实为破天荒作用，要不失为仲景遗意。即如痰饮，肺病也，而悬饮内痛，支饮不得息，则用十枣汤以下之。结胸，肺病也，则用甘遂、大黄、芒硝以下之。要之燥气在下，则肺脏必受熏灼，非用釜底抽薪之法，不足以清上炎也。

貂被貂帐

李中梓，字士材，明华亭人，以医名世，遇奇证无不立愈。鲁藩某患疾，时方盛暑，寝门重闭，床施毡帷，悬貂帐，身覆貂被三重，而犹呼冷。中梓视之曰：此伏热也。古有冷水灌顶法，今姑变通之。乃以石膏三斤，浓煎作三次服。一服去貂被，再服去帐，三服而尽去外围，体蒸蒸流汗，遂呼进粥，疾若失。

无腮鲤

王彦伯，荆州道士，天性善医。裴胄尚书有子，忽暴中病，众医拱手。或说彦伯，遽迎使视之。诊良久曰：都无病，乃煮散数味，入口而愈。裴问其状，彦伯曰：中无腮鲤鱼毒也。其子实因脍得病。裴初不信，乃脍鲤鱼无腮者，令左右食之，其疾悉同，始大惊异。

第八十一案　肺痈其二（颖师医案）

吴冠明小姐（住上海法租界华成路六号）。

佐景按：吴君大镛，余友也。其第二女公子，名冠明，年十岁，肆业小学校中。本年（二十五年）七月三日，忽感不适，自言胸中痛，约于十日左右，就诊于上海广慈医院。医与内服药，兼用药水揩胸部。续诊一星期许，胸中痛少止，而身热咳嗽仍甚。十七日起，在家自服种种养肺成药，至二十日无效。是日夜间发热更甚，竟夜不能睡，甚且号哭。二十一日上午，重返广慈医院，请检验，医嘱住院疗治。但卒未果，即回家。

二十二日，就诊中医张君，断为小伤寒。其方案曰："时邪感肺，痰湿交阻，咳呛不爽，肌热颇甚，脉滑数，法拟疏解豁邪，候正。香豉三钱，嫩前胡钱半，蝉衣八分，木蝴蝶四分，浙贝母去心三钱五分，橘络一钱，生薏米四钱，款冬花一钱八分，鲜佩兰一钱，桑叶钱半，丝瓜络钱半，竹茹钱半。"

二十三日二诊，方案曰："热势夜甚，咳呛胁痛，夜难安睡，脉数舌绛，时温夹痰湿交阻，再以宣解为治，恐剧，候正。炒香豉三钱，白夕莉①二钱，浙贝母去心三钱，蝉衣八分，光杏仁三钱，路路通五个，生薏米四钱，通草一钱，嫩前胡钱半，鸡苏散三钱包，荷梗尺许，竹二青钱半。"服后，痰出渐呈臭味。

---

①　白夕莉：即白疾藜。

二十四日三诊，方案曰："热势较昨已淡，咳呛颇甚，脉滑数，苔腻，温邪夹痰湿遏肺，再进昨法加减，候正。香豉三钱，鲜佩梗钱半，蝉衣八分，鸡苏散三钱包，浙贝母去心三钱五分，紫菀钱半，光杏仁三钱，白夕莉二钱，木蝴蝶五分，前胡钱半，荷梗尺许，炒竹茹钱半。"

二十五日四诊，方案散佚，共四诊。至是，热加甚，抚之烙手，咳亦甚，每作则痛剧，彻夜不安，甚至昏厥，乃由伊母手抱竟夜。

二十六日，延西医胡先生诊，断为肺炎。用安福消肿膏外涂胸部，又注射药水二种，一以退热度，一以滋营养。如是三日，热略退，顾退后热又高，痛咳未减，不能平卧，但坐，喘鸣迫急，肩动以助呼吸，是为肩息。胡先生恐变急性肺炎，嘱另请高明。

八日上午，急送红十字会医院。陈医师诊为肺脓疡，应用手术，当夜住院。九日照X光一次，审知左肺无恙，右肺因肋膜太厚，不能成影。十一日早，又照X光一次，下午又照一次，所以在上下午分行者，因清早脓未出，下午脓已吐，冀比较其不同之情形故也。不料所得底片二纸，毫无异状。尔时所吐脓痰之属，积之，每日可得三五小罐。医与鱼肝油等补剂，冀其体力略佳，以为施手术之张本①。并经验血二次，似未有结果。

小儿科主任陈医师主张用人工气胸术，使肺部压小，以便抽脓。但可否实行，还须先照X光，决定病灶后再议。乃由肺科主任刘医师重照X光，所得结果，仍为左肋骨明晰异常，右肋骨部分，底片上全部发白，断为肺与肋膜相接过紧，不可施

---

① 张本：为了事情的发展而预先所做的安排。

人工气胸术，终非开刀不可，且须去肋骨一条，以便出脓。但究应取去何条肋骨，仍赖 X 光之照取。法用一种颜色油从气管打入肺部，如是再照 X 光时，即易显出肺烂之处，乃可就肺烂最近之处，取去肋骨。据云此种颜色油以后自能吐出，不妨病体。惟动手术前，例须病者家长签字，吴君夫妇筹思再三，终签字与之，时八月十三日下午二时也。六时许，冠明得知次日将受手术，并须吃颜色油，心滋不悦，忧形于面，婉恳勿尔。吴君夫妇不忍拂其意，乃向医师婉请撤回签字，但仍住院以求别法诊治，医师勉允之。

十五日，值星期六夜，吴君忽闻友人言，肺痈一病，中医亦有办法，但须服药已足，不必动手术，较为安全。十六日为星期日，吴君急早起，奔至医院，婉恳领女回家调治。医院中人惊骇曰："君何突然变策耶？余等为令媛之恙，集会研究者多日，已不知费却几许心血（佐景注：此言绝非虚语，我实深信，是以该院历来信誉卓著，非幸致也）。所为者何，无非求令媛之速愈耳。今者出院，余等固无从施其技，而令媛亦安得获其救耶？"吴君语塞，辞以经济困难问题。医曰：本院原属慈善性质，此节可以通融办理，请勿虑。终以吴君有外交折冲①才能，医许之，即于午刻出院。回家时，胸部右方已略觉高肿。下午，急请拙巢师出诊，案曰：

初诊（夏历六月三十日）　肺痈已经匝月，咳嗽，咯痰腥臭，夜中热度甚高，内已成脓，当以排泄为主。宜桔梗合《千金》苇茎二汤主治。

苦桔梗（五钱）　生甘草（三钱）　生苡仁（一两）　冬

---

① 折冲：交涉，谈判。

瓜子（一两）　　桃仁（六钱）　　炙乳、没（各二钱）　　鲜芦根（半斤，打汁冲服，渣入煎）　　犀黄醒消丸（每服三钱，开水送下）

佐景按：吴小姐服此一剂，咳即减。次早，大便即通。向在医院，大便常闭，医用肥皂水灌洗，方得粪水，不能自下也。本方连服三日，每早大便均畅行，师本嘱连服四剂，八月十九日（佐景注：拙按内悉用国历），又请师二诊。

二诊（夏历七月初三日）。

原方去桔梗，加葶苈子（三钱，炒研），用黑枣去核包麻扎入煎。

佐景按：吴小姐于下午三时许，服初煎药，三刻钟后，忽然剧痛作，大呼姆妈来抱吾。瞬间，气喘，目上视，四肢厥逆，冷汗出，神识不清，随即昏去。同时有一怪象生，即其右胸患处，约在乳部之上，突隆起如拳大。举家惊惶，不知所措。半小时后，神略清，如醒回。至六时，又剧痛昏厥如前。

吴君于晚七时回家，睹状大骇。急请西医胡先生来诊，驾到约夜间十时，主动手术，谓服药无效也，未曾施治而辞。迨夜十二时，病者神志忽然清明，呼啜热粥，果能进一瓯。胸前隆起者依然，而痛却渐定，能安睡。直至次早天明，方醒，热渐退，咳渐减。吴夫人曰："使非昨药之功，安得否极泰来耶？"即不畏其峻。清晨八时，复予二煎药。服后不复瞑眩。夫人告余曰："冠明自起病以迄服葶苈大枣前，无一夜得安睡。自服葶苈大枣后，虽病，无一夜不得安睡。"余为之惊异。八月二十日，守服原方，毫无恶化现象。二十一日，三诊。

三诊（夏历七月初五日）　累服桔梗泻肺二汤合《千金》苇茎，病势略轻，仍宜前法加减。

生甘草（五钱）　　生白芍（五钱）　　生苡仁（一两）　　冬瓜子（一两）　　桃仁（六钱）　　桔梗（五钱）　　香白芷（一钱）　　炙乳、没（各二钱）　　轻马勃（五分）　　败酱草（三钱）葶苈子（三钱，炒研用枣包扎）　　犀黄醒消丸（每服二钱）

佐景按：此方连服三日，二十四日，吴君以儿病渐减，拳肿处亦渐平，遂携方至师家，请予加减。师减去白芷、乳没、葶苈、败酱、马勃，余依旧。又连服三日。二十七日，吴君凝轩予药一剂，计生甘草五钱，生白芍五钱，生苡仁一两，冬瓜子八钱，败酱草三钱，桃仁泥三钱，桔梗二钱，川贝母三钱，忍冬藤三钱，炙乳没各钱半，白及钱半，觉药汁腻甚。

八月二十八日，予自乡返申，吴君急邀诊视。案曰："肺痈延已二月，刻诊右肺外部依然隆起，但不如向之如拳矣。咳嗽不爽，咯痰黄绿色，咽中痛，大便二日一行，脉象细数，拟排脓养阴合法，请正。生甘草三钱，苦桔梗二钱，大麦冬去心三钱，天花粉六钱，丝瓜络五钱，光杏仁三钱，象贝母三钱，冬瓜瓣二两，地枯萝三钱。"

二十九日，承邀续诊。据谓昨方颇效。案曰："服药后，咳时加多，脓痰加多。按此种脓痰蕴积于内，非排去之不为功。刻诊脉象数，肩息未除，咽中痛，大便已行而坚。病情尚在险途，再拟前法加减。鲜芦根三根，西洋参一钱，生苡仁二两，苦桔梗二钱，冬瓜瓣二两，光杏仁四钱，丝瓜络六钱，地枯萝四钱，南沙参三钱，生甘草二钱。"

三十日，吴君来谓身热又减，臭痰亦少，坚请三诊。余以其脉虽细数，一分钟一百四十余至，不足虑。独息时左肩尚动，思仲圣云："上气，面浮肿，肩息，其脉浮大，不治。"此虽非上气病，终不禁踌躇。又以杂务纷集，无暇抽身，仍主请师续诊。

九月一日，吴君到师家商议，问吉凶，师慰之。案曰："肺痈业经出险，但咯痰尚浓，兼有微热，仍宜前方加减。生甘草五钱，桔梗五钱，桃仁泥二钱，生白芍五钱，瓜蒌皮、仁各三钱，生山栀钱半，另服醒消丸每服二钱。"此方服后，又有进步。

九月二日，夜中，不知何故，忽云心中剧痛，随呕出鲜红之血，约半小杯，随续吐出数次，吐后，神疲纳呆，又不能安寐。三日，吴君急到师家乞诊。值师玉体不豫，乃口报药味，由湘人师兄录之。方曰："嫩射干三钱，白前三钱，桃仁泥二钱，生甘草三钱，生白芍五钱，枳壳一钱，全瓜蒌六钱切，桔梗一钱，制香附三钱，生山栀三钱，另服醒消丸每服一钱。"下午二时，进初煎；六时，进二煎；夜十一时，痛即定。次早起，痛全除。众惊药之速效，竟至于此也。五日，师健步，命驾出诊，案曰：

四诊（夏历七月二十日） 肺痈无腥臭之痰，病已出险，但时吐浊痰，胶黏黄厚，当从《千金》皂荚丸法，改汤以治之。盖浊痰不除，咳必不能止也。

牙皂末（五分），用黑枣去核包煎。

佐景按：此方之药值贱甚，仅需铜元三枚而已。药铺中先生微笑曰：此能愈疾乎？吴君得药，仍取大黑枣，先去其中核，却纳入牙皂末，用线扎枣两端，使勿漏出，计需枣七枚，已将牙皂末装毕，即煎与服。服后，竟又峰回路转，别见柳暗花明。陡有多许白腻之痰浊，悉从大便出，口中吐痰反少，一如师预告。非第此也，前数日饮食常带呕意。予曰：呕者，胃不和也。凡大病久病，有胃则生，胃不和则危，此定例也。今则非第不呕，而且胃纳转佳，又能自起坐大便，或为其他动作矣。又前此卧不得左胁着席者，今则能之。所以然者，前此右肺蓄脓方盛，使用左胁着席，则脓将压诸其他脏器上，因而不舒乎？胸前隆起处，前服三诊方后，即开始降落，今乃悉平。咳嗽时，胸部不再牵痛。又安福消肿膏自经西医敷用，即时常更换，至此乃免除。此方连服三日，功效甚著。自八日起又服前之悬拟方，但去生山栀。其中之醒消丸计守服迄今，自三钱减为一钱，犹未间也，自是顿入坦途，能食饭，怕吃药，嬉戏如常矣。

二十九日，吴君又叩调理之方，师曰：

五诊（夏历八月十四日）　肺痈已经出险，而阴气大伤，宜《千金》黄昏汤，昨日姜佐景亦云。

合欢皮（如手掌大一块），用水三碗煎至一碗半，作两次服。

佐景按：服此甚佳，食量增，而肌肉丰，虽不时尚有微咳，并带薄痰，是为病后余波，不足虑也。

本病有一特性，即但恶热，不恶寒。夫不恶寒、但恶热者为阳明病。故吾曰：肺痈者，阳明病之一格也。夫阳明病以清、吐、下为三大正治，故肺痈之用苇茎，清法也；用桔梗，吐法也；用葶苈牙皂，下法也。经曰：肺与大肠相表里，故大肠能移热于肺，夫知此，方可以言治肺痈。

余更忆某日侍诊师侧，一童子年可十二三矣，随其母来视。童子解衣袒胸，见其左肋骨处有疮痕未敛。其母曰：此儿患肺病，数载于兹。先由外国医生开刀，去肋骨，涌出脓痰不少，自后即不能收口。曾经西医多人察视，卒无功。后幸得收口结疤矣，而胸部反痛剧。不得已，又将结口刺破，导入药线，任脓流出，则痛方止。缠绵经年，家资将罄，如之何？余视之惨然。后未来二诊，不知究竟。其母为吴产，齿音明朗，故印象殊深云。

阅者将以为西医不能治病乎，非也。医者不分中西，倘得愈病，常不惜任何牺牲以赴之，遑论椎心呕血而已哉？故彼不为医者，决不解医者之苦。彼惯用轻剂，或一遇重证，即曰另请高明之医，亦决不解肯负责治重证之医者之苦。

先岳西垣童公于今岁八月归道山。先是，客岁十二月间，患大渴引饮，日进大量果汁，雪夜不识寒，犹自开窗睡。生平抱不药为中医之旨，不信医，亦不自以为病。至二三月间，消渴更甚。及至四五月转为中消，一日能进食七八次，无饱意。虽病根已深，犹未能善自服药。寻而热在上焦，因咳为肺痿。而后知肺痿之病，从何得之？师曰：或从消渴、小便利数一语，确由实验得之（由此，并知或从汗出，或从呕吐，或从便难，又被快药下利，重亡津液诸语，悉由实验得之。我故曰：《伤寒杂病论》者，一部医学实验录也）。寻而胸中隐隐痛，热之所过，血为之凝滞，蓄结痈脓，吐如米粥，知此为肺痈矣。

迨余返里省视，则已大肉尽削，恶闻食臭。诸医手无策，余亦勿能例外。况其时因神疲纳呆，不得已，稍进福寿膏以图振作。夫病本由亡津液而生，安堪以膏火续烁之？余见证已危，乃用大剂苇茎合桔梗、甘草加味，咳爽脓出，目得泪，足能行，初似略有进步。继乃又转萎靡。临危前数日，脉象怪状迭出，多非二十八脉所备者。然后知仲圣谓始萌可救，脓成则死者，盖排脓非难，而脓排后生肌复原之实难也，又何况期此七十二龄之老翁哉？

呜呼，先岳硕德鸿儒，诗书遗泽，足启来兹，堂构相承，克家绳武，泉路有知，似可含笑。然而余在医言医，则常常耿耿有余恨焉。余恨者何？曰：不能知吾师之善用葶苈、牙皂也！

为特详志吾过，以告世之治医者（又黄芪于本病有特效，医者不可不知）。

曹颖甫曰： 凡治此证，痈脓结聚肺部，当开泄肺气，清其郁热，为第一步。及肺脏气疏，咯痰不畅，则以决去痈脓为第二步。及腥臭之痰出尽，而胶痰之未成脓者，尚吐之不已，则以破除痰结为第三步。及胶痰渐少，肺之破碎处当用补救，则以扶养肺阴为第四步。惟补救之方推《千金》黄昏汤为最。黄昏为合欢皮，张路玉称其两干相著，即黏合不解，取其黏性实足以补肺脏之罅漏，而收其全功，较世传白及尤为稳当。敢布腹心，以告同仁。按合欢为马缨花，花红如马缨，五六月始开，枝干多连理，予亲见之。盖肺主皮毛，此树之皮彼此易为黏合，故能补肺之绽裂也。

又按： 佐景谓肺痈病原实出阳明，此说甚精确。盖肠胃燥实，郁热上熏于肺，则肺燥而胶痰生，一日之燥气不除，则一日之胶痰不去。久久热伤肺脏，因变痈脓。故治之之法，第一当开壅清热，其次则当破顽痰，皆所以抉其壅也。至如中消之证，尤当破其壅结，而清其胃热，重者承气，轻者人参白虎，皆当用之。否则，肺液一伤，甚则为痈，轻即为痿（佐景注：肺痿又有属于寒性者，多为虚证，治法迥异，详第二集）。童公之病，实由于此，竟致不起者，未尝不由此也，可以为前鉴矣。

佐景又按： 余记本案既竟，携示吴君大镛。吴君阅毕，乃书证明词如下："小女刻已痊愈，曹公再造之恩，不敢忘也！本案记载翔实无误，世有同病者，知所抉择矣。特此附笔证明，并表谢忱。民国二十五年十一月吴大镛拜志。"

第八十二案 悬饮其一（颖师医案）

张任夫先生（劳神父路仁兴里六号）。

初诊（二十四年四月四日）　水气凌心则悸，积于胁下则胁下痛，冒于上膈则胸中胀，脉来双弦，证属饮家，兼之干呕短气，其为十枣汤证无疑。

炙芫花（五分）　　制甘遂（五分）　　大戟（五分）

上研细末分作两服。先用黑枣十枚煎烂，去渣，入药末，略煎和服。

佐景按：张君任夫，余至友也。先患左颊部漫肿而痛，痛牵耳际，牙内外缝出脓甚多。余曰：此骨槽风也。余尝以阳和汤治愈骨槽风病多人，惟张君之状稍异，大便闭而舌尖起刺，当先投以生石膏、凉膈散各五钱，后予提托而愈。

越日，张君又来告曰：请恕烦扰，我尚有宿恙乞诊。曰：请详陈之。曰：恙起于半载之前，平日喜运动蹴球，恒至汗出浃背，率不易衣。嗣觉两胁作涨，按之痛。有时心悸而善畏，入夜，室中无灯炬，则惴惴勿敢入，头亦晕，搭车时尤甚。嗳气则胸膈稍舒。夜间不能平卧，平卧则气促，辗转不宁。当夜深人静之时，每觉两胁之里有水声漉漉然，振荡于其间……

余曰：请止辞，我知之矣。是证非十枣汤不治，药值甚廉，而药力则甚剧。君欲服者，尚须商诸吾师也。君曰：然则先试以轻剂可乎？曰：诺。当疏厚朴、柴胡、藿、佩、半夏、广皮、车前子、茯苓、清水豆卷、白术等燥湿行气之药与之。计药一剂，值银八角余。服之，其效渺然，张君曰：然则惟有遵命偕谒尊师矣。

翌日，余径叩师门，则师诊视张君甫毕，并在立案矣。走笔疾书，方至"脉来双弦"之句。余问曰：先生，是何证也？曰：小柴胡也。予曰：不然，柴胡之力不胜，恐非十枣不效。先生搁笔沉思，急检《伤寒论》十枣汤条曰："太阳中风，下利呕逆，表解者，乃可攻之。其人漐漐汗出，发作有时，头痛，心下痞硬满，引胁下痛，干呕，短气，汗出，不恶寒者，此表解里未和也，十枣汤主之。"因问张君曰：君气短而干呕乎？曰：良然。师乃顾谓余曰：尔识证确，所言良是也。师乃续其案而书其方，即如上载者是。

又按：《金匮》曰："脉沉而弦者，悬饮内痛。"又曰："病悬饮者，十枣汤主之。"余尝细按张君之脉，觉其滑之成分较多，弦则次之，沉则又次之。以三部言，则寸脉为尤显，与寸脉主上焦之说适合。以左右言，则左脉为较显，盖张君自言左胁之积水较右胁为剧也。

今当报告张君服汤后之情形。张君先购药，价仅八分，惊其值廉。乃煮大枣拾枚，得汤去滓，分之为二。入药末一半，略煎，成浆状物。其夜七时许，未进夜饭，先服药浆，随觉喉中辛辣，甚于胡椒。张君素能食椒，犹尚畏之，则药性之剧可知。并觉口干，心中烦，若发热然。九时起，喉哑不能作声，急欲大便，不能顷刻停留，所下非便，直水耳。其臭颇甚。于是略停，稍进夜饭，竟得安眠，非复平日之转侧不宁矣。夜二时起，又欲大便，所下臭水更多，又安眠。六时，又大便，所下臭水益增多。又睡至十时起床，昨夜之喉哑者，今乃愈矣。且不料干呕、嗳气、心悸、头晕诸羔均减，精神反佳。张君自知肋膜炎为难愈之疾，今竟得速效如此，乃不禁叹古方之神奇！

次日中午，喉间完全复原。下午七时，夜膳如常。九时半，进药，枣汤即前日所留下者。药后，胃脘甚觉难堪，胃壁似有翻转之状，颇欲吐，一面心烦，觉热，喉哑，悉如昨日，但略差可。至深夜一时，即泄水，较第一夜尤多。翌晨，呕出饭食少许，并带痰水，又泄臭水，但不多矣。至午，喉又复原，能进中膳如常，嗳气大除，两胁之胀大减。惟两胁之上（乳偏下）反觉比平日为胀。张君自曰：此胁上之胀，必平日已有，只因胁下剧胀，故反勿觉。今胁下之胀除，故胁上反彰明耳。而胆量仍小，眼目模糊，反有增无减，但绝无痛苦而已。

吾人既知服后经验，试更细阅十枣汤之煎服法，两相参研，乃知煎服法虽仅寥寥二三行，而其中所蕴蓄之精义甚多。煎服法曰："上三味，捣筛，以水一升五合，先煮肥大枣十枚，取八合，去滓，内药末，强人服一钱匕，羸人服半钱，平旦温服之，不下者，明日更加半钱，得快下后，糜粥自养。"观张君之第一日先药后饭而不呕，第二日之先饭后药而呕，可知也。先药后饭，较先饭后药为愈，亦安知平旦服之云者，不饭而服之也，较先药后饭为更愈乎。又云："快下后，糜粥自养。"则其未下以前，不能进食可知。实则下后糜粥自养，较先后俱不饭者为尤佳，此其第一义也。

曰："不下者，明日更加半钱。"而不言："不下，更作服。"可知"明日"二字，大有深义，即明日平旦之省文。盖平旦之时，胃腑在一夜休养之后，机能较为亢盛，故借其天时之利，以与此剧药周旋耳。且一日一服，不似其他汤药之可以多服，盖一以见药有大毒，不宜累进，一以为胃腑休养地步，此其第二义也。

强人一钱匕，羸人则改半钱，斤斤较其药量，倍显慎重之意。何者？其义与上述者正同，此其第三义也。

十枣汤以十枣为君，亦安知十枣之功用为何如乎？东人曰：大枣、甘草等药功用大同而小异，要为治挛急而已。说殊混统不可从。吾友吴君凝轩尝历考经方中大枣之功用，称其能保胃中之津液。今观十枣汤之下咽即起燥痛，则甘遂、大戟、芫花三者吸收水分之力巨可知，入胃之后，虽能逐水驱邪，然克伤津液，在所不免，故投十枣以卫之，方可正邪兼顾。又吴君谓十枣汤之服法，应每日用十枣煎汤，不可十枣分作两服，以弱保正之功，其说颇有见地。况旧说以枣为健脾之品，又曰脾能为胃行其津液。由此可知枣与胃液实有密切之关系。惟其语隐约，在可解不可解之间，今得吾友之说，乃益彰耳，此其第四义也。

甘遂、芫花、大戟为何作药末以加入，而不与大枣同煎，盖有深意。以余研究所得，凡药之欲其直接入肠胃起作用者，大都用散。薏苡附子败酱散，世人用之而不效，不知其所用者非散，乃药之汤耳。五苓散，世人用之又不效，谓其功不及车前子、通草远甚，不知其所用者非散，亦药之汤耳。至于承气亦直接在肠中起作用，所以不用散而用汤者，盖肠胃不能吸收硝黄，用汤无异散也。其他诸方，用散效用汤而不效者甚多。容当作《经方散药之研究》一文，细推论之。虽然，甘遂等三药为末，入胃逐水，有此说在。又何能逐两胁间之积水乎？曰：水饮先既有道以入胁间，今自可循其道，追之使出。事实如此，理论当循事实行也，此其第五义也。

呜呼！仲圣之一方，寥寥二三行字，而其所蕴蓄之精义，竟至不可思议。凡此吾人所殚精竭虑，思议而后得之者，尚不知其是耶非耶？安得起仲圣而问之耶？

二诊（四月六日）　两进十枣汤，胁下水气减去大半，惟胸中尚觉胀漕，背酸，行步则两胁尚痛，脉沉弦，水象也。下后，不宜再下，当从温化。

姜半夏（五钱）　北细辛（二钱）　干姜（三钱）　熟附块（三钱）　炙甘草（五钱）　菟丝子（四钱）　杜仲（五钱）　椒目（三钱）　防己（四钱）

佐景按：师谓十枣汤每用一剂已足，未可多进。所谓大毒治病，十去其四五是也。又谓甘遂、大戟皆性寒之品，故二诊例以温药和之。此方系从诸成方加减而得，不外从温化二字着想。惟据张君自言，服此方后，不甚适意。觉胁上反胀，背亦不舒，目中若受刺，大便亦闭结。按此或因张君本属热体，而药之温性太过欤？

三诊（四月八日） 前因腰酸胁痛，用温化法，会天时阳气张发，腰胁虽定，而胸中胀潢，左胁微觉不舒。但脉之沉弦者渐转浮弦。病根渐除，惟大便颇艰，兼之热犯脑部，目脉为赤，当于胸胁着想，用大柴胡汤加厚朴、芒硝。

软柴胡（三钱） 淡黄芩（三钱） 制半夏（三钱） 生川军（三钱，后下） 枳实（三钱） 厚朴（二钱） 芒硝（钱半，冲）

佐景按：张君言：服药后，夜间畅下四五次，次日觉胁背均松，胸中转适，精神爽利，诸恙霍然。观此方，知师转笔之处，锐利无比。前后不过三剂，药费不过三元，而竟能治愈半载宿恙之肋膜炎病。呜呼，其亦神矣！

曹颖甫曰：凡胸胁之病多系柴胡证，《伤寒·太阳篇》中累出，盖胸中属上焦，胁下则由中焦而达下焦，为下焦水道所从出，故胁下水道瘀塞即病悬饮内痛，而为十枣汤证。胸中水痰阻滞，上湿而下燥不和，则为大陷胸汤证。若胸中但有微薄水气，则宜小柴胡汤以汗之。胁下水气既除，转生燥热，则宜大柴胡汤以下之，可以观其通矣。

第八十三案 悬饮其二（颖师亲撰）

师曰：宋子载之妻年已望五，素病胸膈胀痛，或五六日不得大解，夜睡初醒，则咽燥舌干。医家或以为浮火，或指为肝气，花粉、连翘、玉竹、麦冬、山栀之属，多至三十余剂；沉香、青皮、木香、白芍之属，亦不下十余方。二年以来，迄无小效。去年四月，延余诊治。余诊其脉双弦，曰：此痰饮也。因用细辛、干姜等，以副仲师温药和之之义。宋见方甚为迟疑。曰：前医用清润之品，尚不免咽中干燥，况于温药？余曰：服此当反不渴。宋口应而心疑之。其妻毅然购药，一剂而渴止。惟胸膈胀痛如故，余因《金匮》悬饮内痛者用十枣汤下之，遂书：

制甘遂（一钱）　大戟（一钱）　炙芫花（一钱）

用十枣浓煎为汤，去滓令服，如《金匮》法，并开明每服一钱。医家郑仰山与之同居，见方力阻，不听，令减半服之，不下，明日延余复诊。知其未下，因令再进一钱，日晡始下。胸膈稍宽，然大便干燥，蓄痰未下。因令加芒硝三钱，使于明早如法服之。三日后，复延余复诊，知其下甚畅，粪中多痰涎。遂令暂行停药，日饮糜粥以养之。此时病者眠食安适，步履轻捷，不复如从前之蹒跚矣。后一月，宋又延余诊治，且曰：大便常五六日不行，头面手足乳房俱肿。余曰：痰浊既行，空隙之处，卫气不充，而水饮聚之。《金匮》原有发汗利小便之法以通阳气。今因其上膈壅阻特甚，且两乳胀痛，不得更用缓攻之剂，方用：

制甘遂（一钱）　大戟末（一钱）　王不留行（二钱）
生大黄（三钱）　芒硝（三钱）

一泻而胀痛俱止。宋因询善后之法，余因书：

苍术（一两）　白术（一两）　炙甘草（五钱）　生麻黄（一钱）　杏仁（三钱）

令煎汤代茶，汗及小便俱畅。即去麻、杏，一剂之后，永不复发云。余按十枣汤一方，医家多畏其猛峻，然余用之屡效，今存此案，非惟表经方之功，亦以启世俗之蔽也。

佐景按：此吾师十年前之治案也。是时，余有志于医，顾未尝学焉。师另有本汤验案多则，悉详《金匮发微》。然则人犹是也，病犹是也，方犹是也，效亦犹是也。所谓古人不见今时月，今月曾经照古人，其间同具妙理。若曰古方不可治今病，犹曰古月不可照今人，得毋痴不可及？

南宗景先生曰："舍妹曾患胀病，初起之时，面目两足皆微肿。继则腹大如鼓，漉漉有声，渴喜热饮，小溲不利，呼吸迫促，夜不成寐。愚本《内经》开鬼门（玄府也，亦即汗腺），洁净府（膀胱也）之旨，投以麻附细辛合胃苓散加减。服后，虽得微汗，而未见何效。

妹倩①金君笃信西医，似以西医治法胜于中医，于是就诊于某医院，断为肾脏炎症，与以他药及朴硝等下剂。便泻数次，腹胀依然。盖以朴硝仅能下积，不能下水也。翌日，忽头痛如劈，号泣之声达于四邻，呕出痰水，则痛稍缓。愚曰：此乃水毒上攻之头痛，即西医所谓自家中毒。仲景书中曾载此症（见赵刻本《伤寒论》第一百六十条），非十枣汤不为功。乘此体力未衰之时，可以一下而愈，迟则不耐重剂也。

乃拟方用甘遂三分（此药须煨透，服后始不致作呕，否则吐泻并作，颇足惊人，曾经屡次试验而知），大戟、芫花炒各钱半，因体质素不壮盛，改用枣膏和丸，欲其缓下。并令侍役先煮红米粥，以备不时之需。服药后，四五小时，腹中雷鸣，连

---

① 妹倩：妹夫。

泻粪水十余次，腹皮弛缓，头痛亦除。惟神昏似厥，呼之不应。其家人咸谓用药过猛。愚曰：勿惊。《尚书》所云"若药不瞑眩，厥疾勿瘳"，此之谓也。如虑其体力不支，可进已冷之红米粥一杯，以养胃气，而止便泻。如言啜下，果即泻止神清。

次日，腹中仍微有水气，因复投十枣丸钱半，下其余水，亦去疾务尽之意。嗣以六君子汤补助脾元，且方内白术一味能恢复其吸收机能。故调理旬日，即获痊愈。"（录《中医内科全书》）

此亦古方治今病之一好例也。

蛊毒

钉铰匠，唐时人，中书舍人于邈尝中蛊毒，医治罔效，遂解组归，欲远适求医。一日策杖于门外，忽有钉铰匠见之。问曰：何故而羸苶①如是乎？邈即为述之。匠曰：某亦曾中此疾，遇良工为某钤出一蛇而愈，某亦传得其术。邈欣然祈之。匠曰：此细说耳，来早请勿食，某当至。翌日果至，请邈于舍檐下向明张口，执钤俟之。未几一蛇出，匠夹之而倏忽遁去。匠又约以来日。既至，注意伺之，一夹而中。视其蛇已二寸许，赤色，粗如钗股，遽命火焚之，疾遂愈。

第八十四案　奔豚其一（颖师医案）

刘（右）。

初诊（九月十六日）　始病中脘痛而吐水，自今年六月每日晨泄，有时气从少腹上冲，似有瘕块，气还则绝然不觉。此但肝郁不调，则中气凝滞耳。治宜吴茱萸汤合理中。

---

①　苶（nié）：疲倦。

淡吴萸（四钱）　生潞党（五钱）　干姜（三钱）　炙草（三钱）　生白术（五钱）　生姜（三片）　红枣（十二枚）

二诊（九月十八日）　两服吴茱萸合理中汤，酸味减而冲气亦低，且晨泄已全痊。惟每值黄昏，吐清水一二口，气从少腹挟痞上冲者，或见或否。治宜从欲作奔豚例，用桂枝加桂汤，更纳半夏以去水。

川桂枝（三钱）　白芍（三钱）　生草（钱半）　桂心（钱半）　制半夏（五钱）　生姜（五片）　红枣（七枚）

拙巢注：服后痊愈。

佐景按：本案初诊所谓吐水，二诊所谓吐清水，颇可疑，或即是"白津"，其说详下案。

羞溺

孙卓三，明浮梁县人，精于医。县令某因宸濠之变，舆送其妻避山中，已而小便闭急，五日不通，肿胀如鼓，仰面张目，势甚危殆。卓三曰：此盛暑急趋，饮水过度，羞溺而胞转也。以猪尿胞吹气灌满，令女婢投入其私处冲之，立愈。

第八十五案　奔豚其二 （佐景医案）

周（右，住浦东）。

初诊　气从少腹上冲心，一日四五度发，发则白津出，此作奔豚论。

肉桂心（一钱）　川桂枝（三钱）　大白芍（三钱）　炙甘草（二钱）　生姜（三片）　大红枣（八枚）

佐景按：本案为余在广益中医院所诊得者，余视此颇感兴趣，若自珍其敝帚者然，请从"白津"说起。

《金匮要略》曰："寒疝绕脐痛，苦发则白津出，手足厥冷，其脉沉弦，大乌头煎主之。"本条中"苦发"二字，《千金》《外台》作"若发"，此不足论。"白津"二字，《千金》《外台》作"白汗"，"白汗"二字在仲圣书中为少见，或以为即《素问》之"魄汗"，或以为即《脉经》之"白汗"，似未得为的解。若仍作"白津"，亦未能确指为何物。若释"白津"为"白带"，尤误。因"带"则称"下"，而不称"出"，称"白物"而不称"白津"故也。

独本案病者周（右）告我以一病状，我无成句以形容之。欲得而形容之，除非"发则白津出"五字，庶足以当之。盖周（右）每当寒气上冲之时，口中津液即泉涌而出，欲止之不得，其色透明而白。待冲气下降，此种白津方止。其来也不知何自，其止也不知何往。但决非痰浊之属，盖痰浊出于肺胃，此则出于口中，痰浊较浓而厚，此则较淡而清。痰浊之吐出须费气力，此则自然流溢，故二者绝然为二物。夫奔豚为寒性病，既有出白津之例，则寒疝亦为同类之寒性病，其出白津复何疑？师兄吴凝轩谓尝亲见冻毙之人将死之时，口出白津无算，汩汩而来，绝非出于其人之自主，与此正可互相印证，事实之不可诬有如是者！

叶案曰："高年少腹气冲，脘下心肋时痛，舌底流涎，得甜味，或静卧，少瘥，知饥不食，大小便日窒。此皆阴液内枯，阳气结闭。喻西昌有滋液救焚之议。然衰老关格病，苟延岁月而已，医药仅堪图幸。"药用"大麻仁、柏子仁、枸杞子、肉苁蓉、紫石英、炒牛膝"。细按本病实是奔豚，所谓"舌底流涎"，即是"白津"。其用药虽非正道，而足以互证病情者乃至审也。

按：依西医解剖学言，唾腺亦名涎腺，涎腺计有三对，曰耳下腺，曰颔下腺，曰舌下腺，其末端各有球囊如葡萄状。耳下腺为最大，在外耳之直下，别有管开口于上颚白齿之近旁，以输送唾液。颔下腺在下颚之内前部，舌下腺在舌底黏膜之下，其输送管皆开口于舌尖下部之两侧。若唾腺神经起反射兴奋，以致唾液分泌亢盛者，谓之反射性流涎症云云。窃意奔豚病者心腹部分之神经剧受刺激，因反射及于唾腺神经，故分泌唾液特多。此唾液也，实即本案所谓"白津"。

二诊 投桂枝加桂汤后，气上冲减为日二三度发，白津之出亦渐稀。下得矢气，此为邪之去路，佳。

肉桂心（一钱半）　川桂枝（三钱）　大白芍（三钱）炙甘草（三钱）　生姜（三片）　红枣（十枚）　厚朴（钱半）　半夏（三钱）

佐景按：初诊时有为我录方之同学曰：此肝气也。余曰：肝气之名太泛，毋宁遵经旨称为奔豚，同学疑焉。次日病者欣相告，曰：冲气减矣，胃纳亦增，同学愕然焉。余又琐琐重问白津之状，及关于白津之一切，所言悉合，无可疑焉。又曾细按其脉，颇见弦紧之象，与仲圣所言寒疝之脉相似，益见疝与奔豚，确属类似之病。

服桂枝加桂汤而得矢气者，因桂性芳香兼能逐秽故也。然而逐秽气之专功，却不及厚朴，此为余屡次实验而得之者。又以半夏善降，故并用之。

三诊 气上冲，白津出，悉渐除，盖矢气得畅行故也。今图其本，宜厚朴生姜甘草半夏人参汤加桂。

厚朴（三钱）　生姜（四钱）　半夏（四钱）　甘草（三钱）　党参（三钱）　桂心（一钱）　桂枝（二钱）

佐景按：余每遇可研究之病，恒喜病者多来受诊几次，俾可详志服药后之经过。但以用经方之故，病者向愈至速，每一二诊后，即不复来。予乃无从详讯，每致大失所望。本案当初诊时，妇鉴于前此就地医治之无效，频频问："先生，这个毛病阿会好？"意犹言"未知尚有愈望否？"也。予期以十日，妇笑颔之。至二诊来时，予鉴于前此查询病情之无从，当即详询妇之沪寓住址。第三诊后，妇果不复来。又越数日，余乃按址趋至城内肇嘉路关帝庙对过木器号内其戚家访之。得其外甥女出见，曰：家舅母因病已将痊愈，又以家务纷繁，早欣然回浦东去矣。以余意忖付，此妇病根必然未拔，不久行当重发。夫当其病剧之时，则以身体为重，家事为轻；及其病减之后，又以家事为重，身体为轻。此乃人之常情，安足怪欤？

有善怀疑之读者必将问佐景曰：何谓"今图其本"？为答此问题起见，余乃不能不发表其未成熟之说。缘余于奔豚一病曾下小小研究工夫，只以学殖①过浅，资质过钝，迄无一得。即稍稍获新意，亦殊不敢自信，故曰未成熟之说也。倘邀高明教正，幸也何如。

余曰：奔豚病之本源乃肠中之矢气，即肠胃中残余未曾消化之物，因发酵分解所生之瓦斯是也。厚朴生姜甘草半夏人参汤治此最佳。方中人参、生姜、半夏能健胃降逆，使立建瓴之势；厚朴、甘草能逐秽安正，大有剿抚之功。病者服此后，其矢气将更多，源源而出，臭不可闻。俗语谓屁之响者不臭，臭者不响，故此种矢气并无多大响声，旁人当慎防之。矢气既去，腹之胀满者乃渐平。本案周（右）腹本胀满，两服药后，遂渐平，今特补述于此。病人之腹渐平，奔豚乃免复发，所谓图其本者此也。

---

① 学殖：学问，学业。

我今当补述周妇气上冲之情形，据述其气确发源于小腹，惟并非仅中道一线直上，仿佛腹之两旁皆有小线向上中方向升腾，直冲至心脏部分而杳。方其冲也，颇觉难堪，及其杳也，不知何去。而白津之忽涌忽止，又皆出于不能自主。如是前后数分钟，方复原状。然而神为之疲，食为之减。

吾人当注意此妇之逆气冲至心而杳一语，与经文"气从少腹上冲心者""气从少腹上至心"二语，悉合符节。经文之"至"字，有以心为止境，至此而止之意。经文之"冲"字，有以心为正鹄，"冲"此即"中"之义。经文冲心至心大同小异之二条，悉主桂枝加桂汤，故我治本案冲心至心之奔豚，亦用桂枝加桂汤。

此妇服药得矢气后，则上冲之气顿减，可见冲心之逆气无非肠中之矢气，肠中之矢气即是冲心之逆气。意者肠中发酵之瓦斯，既不能泄于下，势必膨于中，故腹胀满。而腹之胀满程度又殊有限制，故此时瓦斯乃随时有上溢之可能。适肠系于肠间膜，膜中有无数静脉管吸液上行，平时因血管有关约之作用，瓦斯不能溢入血管。适其人暴受惊恐，关约失其效能（吾人手方握物，受惊则物堕地。书载难产之妇，因骤闻响器掷地，胎儿安下。是皆关约筋因惊失效之明证），于是瓦斯乘机溢入血管。此溢入之量必甚微渺，然其害已烈。观西医之注射液剂，必避免空气之随入，慎之又慎，可见一斑。设瓦斯溢入静脉管，病人之感痛楚尚不甚剧，因瓦斯与静脉血液同向上行故也。设其所溢入者为动脉管，则二者逆向而行，痛楚斯甚。以我亿①测，此种瓦斯甚且逆大动脉而上薄心脏，但心脏瓣膜开阖喷压

---

① 亿：通"臆"。臆测，预料。《论语·先进》："亿则屡中。"

之力殊强，故瓦斯终为击溃，或下退原处而杳。

药以桂枝加桂汤者，因桂枝能助动脉血运畅行之故，更加桂心以为君，则其喷压之力更强，而瓦斯乃不能上溢，但能下返（我前释桂枝汤中桂枝之用与此处相合，尚不致有两歧之误）。如此解释，似觉圆满。但依生理书言，肠中毒素每能侵入血管，至肠中之瓦斯殊不能溢入血管之中。然今日之生理尚不足以尽释实际之病理，观肋膜炎病者进十枣汤后，其肋膜间之水竟从肛门而出，即是一例。故我敢依此种病例作奔豚病理之"假说"如上。"假说"云者，即假定之学说，并非绝对之真理，姑留此说，以待他人之改正谬误或补充证明者也。故阅者有以吾说为非是，起而驳难者，我当谨敬受教。但望另著新说，以餍众望。若夫徒事破坏，莫能建设者，则非吾所期望也。

依鄙意，病者肠中先有瓦斯之蕴积，偶受惊恐，则关约失效，致瓦斯溢入血管之中。故仲圣曰"皆从惊发得之"。"发"犹言"始"也，此言大有深意。仲圣又曰："烧针令其汗，针处被寒，核起而赤者，必发奔豚。"试问烧针令汗，何故多发奔豚？历来注家少有善解。不知仲圣早经自作注释，曰"加温针，必惊也"，曰"医以火迫劫之，亡阳必惊狂"，曰"奔豚，……皆从惊发得之"。合而观之，则烧针所以发奔豚之理宁非至明？故以经解经，反胜赘说多多。惟其人肠中本有宿气，待时而动，此乃可断言者也。

虽然，余之假说，尚不止于此。设阅者能稍耐烦，容当续陈其义。余曰：此上所述之奔豚病为第一种奔豚，更有第二种奔豚与此稍异，即奔豚汤所主之奔豚病是也。

此二种奔豚乃同源而异流者。同源者何？盖同种因于腹中之瓦斯是也。异流者何？盖一则逆大动脉而犯心脏；一则溢入淋巴管，逆胸导管亦犯心脏，甚且犯胸与咽喉。师曰："奔豚病，从少腹起上冲咽喉，发作欲死。"又曰："奔豚气上冲胸，腹痛，往来寒热，奔豚汤主之。"即是此一种犯淋巴系之奔豚。

试更详为之证，胸导管之上端适当胸部，其位高于心脏，故曰"上冲胸"，而不仅曰"上至心"，此可证者一也。咽中如有炙脔者，属半夏厚朴汤证，其病在咽喉部分之颈淋巴系，属少阳，与此处所谓上冲咽喉极相类，此可证者二也。淋巴系病即中医所谓少阳病，义详本书第二集。少阳病以"寒热往来"为主证，故曰"往来寒热，奔豚汤主之"，此可证者三也。试察奔豚汤方内有半、芩、姜、草，酷如少阳之主方小柴胡汤，此可证者四也。吾师曾用奔豚汤原方治愈此种奔豚病，其案情详《金匮发微》。读者欲知其详，请自检之，此可证者五也。有此五证，此第二种奔豚病乃告成立。

是故姑以六经言，二种奔豚病同生于太阴，一则发于太阳，一则发于少阳。以生理言，二种奔豚病同生于肠中瓦斯，一则发于循环系，一则发于淋巴系。考之实例，发于循环系者多，发于淋巴系者少，故桂枝加桂汤之用，常较奔豚汤为广。东哲有言曰："奔豚主剂虽多，特加桂汤为最可也。"即缘此故耳。至奔豚病之剧者，其逆气同犯循环淋巴二系，亦属可能之事，故用方亦不妨并合。

笔述至此，奔豚病似可告一段落，徜有读者更欲追问肠中瓦斯之所由来，太阴病之所由成，我又安得无言？曰：以生理言，肠中瓦斯之成，实由于胃乏消化力，即西医所谓消化不良症是也。故欲治肠，当先健胃。犹欲求流之长，必先浚其源。虽然，是乃粗浅之言，不值一笑，今当进一步从心理方面言，曰：肠胃机能之所以不良者，乃忧思伤感有以造成之耳。试观吾人偶逢忧伤，则食不下，即下亦不能化，可作明证。故中医谓忧能伤脾，又谓脾主运化，犹言忧令人消化不良也。本此，用敢不揣冒昧。续伸仲圣之说曰："奔豚病，皆从惊恐发之，而从忧伤积之。"盖发于骤，而积于渐也。

读者试将前案吾师治验例及本案拙案例合而考之，可知吾所言者，皆实验之论，非玄想之谈。又吾师之案与拙案较，在治法上言，有一不同之点在。读者明眼，谅早已烛之。如其未也，不妨略予思考，得之，然后接阅下文，与吾所言者对勘，此乃治学之一法，添趣之一术也。

吾师前案先用吴茱萸合理中汤，继用桂枝加桂汤纳半夏；拙案则由桂枝加桂汤渐移作厚朴生姜甘草半夏人参汤加桂，一往一来，彼顺此逆。易言之，吾师先治其本，后图其标，余则先治其标，后图其本，与上卷葛根芩连汤证，师用退一步法，余用进一步法者，遥遥对映，正可相得益彰。学者当知一病之来，每非一方可奏全功，见其实则进，虑其虚则退；惟其急则顾标，因其缓则保本。必也进退合度，标本无误，病乃速已。抑进退之外，尚有旁敲侧击之法，标本之间，更有中气逆从之调。一隅三反，又岂待焦唇之喋喋乎？

《史记·扁鹊仓公列传》曰："扁鹊过齐，齐桓侯客之，入朝，见曰：君有疾，在腠理，不治将深。桓侯曰：寡人无疾。扁鹊出，桓侯谓左右曰：医之好利也，欲以不疾者为功。后五日，扁鹊复见，曰：君有疾，在血脉，不治恐深。桓侯曰：寡人无疾。扁鹊出，桓侯不悦。后五日，扁鹊复见，曰：君有疾，在肠胃间，不治将深。桓侯不应。扁鹊出，桓侯不悦。后五日，扁鹊复见，望见桓侯而退走。桓侯使人问其故，扁鹊曰：疾之居腠理也，汤熨之所及也；在血脉，针石之所及也；其在肠胃，酒醪之所及也；其在骨髓，虽司命无奈之何。今在骨髓，臣是以无请也。后五日，桓侯体病，使人召扁鹊，扁鹊已逃去。桓侯遂死。"

吾人读此，得毋惊扁鹊之神乎？独恽铁樵先生本《内经》以为说，曰："扁鹊所以知齐侯之病，初无其他巧妙，全是今《内经》所有者……且扁鹊必有佐证，凡治一艺而名家者，其心思必灵活。当时之气候，齐国之土宜，齐侯之嗜好、之意志、之环境，必曾——注意。常人用意不能如此，扁鹊之言遂神。"恽先生此言可谓发前人所未发，实深得吾心矣。后世医人多自视过卑，以为古人能治未病，每油然生景仰之心，今人不及古人，辄废然无抗衡之志，窃意以为过矣！

今设有一病妇，叩君之门而求诊焉。君一见之下，即当望闻。见其愁眉紧锁，闻其叹声频发，可以想知其心志之抑郁；见其腹部胀满，闻其呕逆时作，可以想见其肠胃之不运；见其叉手冒心，闻其自语慰藉，可以想知其惊恐之易乘。更察其苔，白而腻，切其脉，沉而弦。问之，幸未有逆气之上冲。但君于此时，当逆料奔豚上冲之期匪遥，发作欲死之候将届。君乃出慰藉之言，以宽其心志；用芳香之药，以鼓其胃气；遣逐秽之剂，以扫其肠积；借安神之品，以扶其心君。无何，妇转健硕，安病奔豚？夫若是，君已能治未病，君即是上工。彼扁鹊虽神，安得专美于前哉？学者当知古之上工，人也，吾亦人也，吾独不得为上工乎？用特添一笔于此，以自勉勉人。

兹姑舍吾国古人而论欧美洋人。洋风，女不必轻于男。周旋进退之际，女先而男后；运动游艺之场，并肩而齐观。加以家庭之组织綦①小，妯娌之分争绝无。故吾国妇女常病奔豚，

---

① 綦（qí其）：极，很。

彼邦医籍乃无此名。至国人西医每仅述洋医之成法，无能创新术以鸣世，故若叩以奔豚之病理，彼将瞠目不知所答。嗟乎！以言西医，我不如人；以言中医，今不如古。此今日同胞之厄运，而佐景之所以叹息者也，用特赘一笔于此，以为本案余波。

曹颖甫曰：治病不经实地考验，往往失之悬断。孟子有言：为高必自丘陵，为下必因川泽。今佐景乃因仲师所言之病情，进而求其所以然，则见证用药，随在有得心应手之妙，要不惟奔豚为然也。

又按：奔豚向称肾积，而方治实为肝病。陈修园谓奔豚汤畅肝气而逐客邪；黄坤载发明桂枝解达肝郁；佐景所述某同学所言肝气亦自有理。但以奔豚证属肝病则可，泛称肝病，并不知为奔豚证则不可。今人动称弦脉为肝病，并疟疾、痰饮而不识，予尝非笑之。又安知举世皆然，正有无从纠正者哉？

第八十六案　历节其一（颖师医案）

耿（右）。

初诊（八月二十七日）　一身肢节疼痛，脚痛，足胫冷，日晡所发热，脉沉沉而滑，此为历节，宜桂枝芍药知母汤。瘰病，从缓治。

川桂枝（五钱）　赤、白芍（各三钱）　生甘草（三钱）生麻黄（三钱）　熟附块（五钱）　生白术（五钱）　肥知母（五钱）　青防风（五钱）　生姜（一块，打）

二诊（九月一日）　服桂枝芍药知母汤，腰痛略减，日晡所热度较低，惟手足酸痛如故，仍宜前法。

川桂枝（五钱）　赤、白芍（各五钱）　生甘草（三钱）净麻黄（四钱）　苍、白术（各五钱）　肥知母（五钱）　青

防风（四钱）　生姜（一块，打）　咸附子（三钱，生用，勿泡）

佐景按：我见历节案，乃联想及一笑话焉。有贫夫妇二人，伉俪甚笃，夫病历节，呻吟未已，妇随夫唱，亦病历节。既病，不能外出营生。语谓坐吃山空，夫妇积欠房金重重，安得医药之资。一日闻师常施诊贫病，二人踮步伛偻，觍①然求诊。师同饮以桂枝芍药知母汤，先后二诊五剂，收效颇捷。后此夫妇之二房东来告曰："二人病已大减，能行动矣，更不料其乘夜但携什物，不问房金走也。"呵呵。

吾师又曾治一戴姓妇人，病情离奇曲折，蔚为大观。先，妇人妊娠八月，为其夫病求医，抱夫乘车，胎儿竟为夫身压毙，遂作腹痛。一医药而堕之，腐矣。妇本属血虚体质，死胎既下，因贫不能善后，即病历节。手足拘挛，节骺剧痛，旦日较缓。拖延二年，方求师诊。师用一方，二剂不应。二诊改用某药，汗乃大出。两剂，肢节便可诎信②，足肿亦小，独手发出大泡，有浓有水，将成溃烂。乃采丁甘仁先贤法，用某某等药，清其血热，二剂而痂成，四剂而痂脱。遂与未病时无异。以为可无恙矣，妇忽阴痒难忍，盖湿毒未尽，而下注也。师因令其用某药煎汤熏洗，良瘥。未几，入市购物，卒然晕倒，诸恙退而血虚之真象见。师乃用某某诸药大剂，凡二十余日痊愈，后竟抱子云云。读者试猜想吾师究用何方何药？谅多兴趣。欲求两相对勘，请阅《金匮发微》。

曹颖甫曰：肢节疼痛，病名历节。此证起于风邪外感，汗出不畅，久久湿流关节，脉迟而滑，属寒湿，其微者用桂枝芍药知母汤，其剧者宜乌头扬。尝治一吴姓男病，予用净麻黄三

---

① 觍（tiǎn 腆）：羞惭。
② 诎信：屈伸。

钱，生白芍三钱，生绵芪三钱，炙甘草三钱，乌头二枚切片，用蜜糖一碗另煎，煎至半碗，盖悉本《金匮》法也。

烹鸡

黄升，字启东，明京山县人，善察脉。有分巡戚某，晨兴忽疾作不语，呼升视之。升曰：脉与证不应。乃询其左右。云：夜食烹鸡。升曰：此必食后就寝，有蜈蚣过其口鼻中毒耳。投之以剂，立苏。戚犹未信，乃更烹鸡置寝处，果有蜈蚣三枚，自榻顶下。

第八十七案 历节其二（佐景医案）

张先生（住静安寺路润康村一六八号），天时与疾病有密切之关系，尤以宿恙为然。刻诊脉苔均和，惟右腿按之尚觉微痛，再拟桂枝芍药知母汤主之。

川桂枝（三钱） 净麻黄（一钱） 青防风（一钱） 大白芍（三钱，酒炒） 生白术（三钱） 熟附片（一钱） 知母（二钱） 生甘草（二钱） 生姜（一片）

佐景按：张聿修先生病右腿膝盖关节处酸楚，不堪长日行走，曾历三四年矣，屡治未愈。今年请治于西医，服药注射，达五月之久，亦未见功。而心悸，头眩，纳呆，便结，遗精，溲混，诸恙迭作。不得已问治及下工，以情不可却，勉治之。余先用芳香之剂开其胃纳，缓下之剂（制川军不可省）通其大便，继用炙甘草汤安其心脏，仿十全大补意补其脑力，又以桂枝加龙骨、牡蛎止其遗精，五苓散利其小便，如是诸恙愈而神振矣。乃以桂枝芍药知母汤治其腿部酸楚，我以为是历节之类也。投之，酸楚果减，有时且觉全除。张君喜不自胜，不知何以谢吾。

适时值节气届临，天雨潮湿，张君之患处又觉微发，故本案脉案中"天时与疾病有密切之关系"云者，即指此而言也。余初与张君言此，君似不信，因有西医之言为先入之见故也。后注意考察，果于天雨之先一日，即发微微酸楚，而旧历节气之前后尤显，张君乃信服。夫宿恙与天时关系之密切，乃铁一般之事实。诚以天时变，则空气之组织成分亦变，人生空气中，无异鱼居水中，息息相关，无时或休故也。此义至关重要，特借本案表之。

张君之宿恙虽随天时之转变时愈时微发，但我则秉不折不挠之精神，为君立方，君亦出再接再厉之毅力，依我服药。现方日向痊愈程中，总冀人定以胜天也！

重

宁波范文甫先生，名医也。病家之不恭者，先生每戏之。一日，有病家请先生用重剂，先生为疏石狮子一对。

第八十八案　发背脑疽（颖师医案）

师曰：人体外证之属寒者，除流注外，发背脑疽最为重大。惟世传阳和汤一方与仲师当发其痈之旨最合，若误投寒凉败毒之品，十不活一。所以然者，为血络凝于寒湿，非疔毒流火之属于阳证者比也。附阳和汤方如下：

麻黄（三钱，去根节）　　炮姜（三钱）　　熟地黄（一两）
鹿角胶（三钱）　　肉桂（一钱，寒重加附子）

佐景按：友人周慕莲君患脑疽。初起，察其属阴性，法当与阳和汤，顾大便五日未行，疑其有热结，为之踌躇者再。谁知服汤后，次早项背转动便易，大便畅下，乃悟其大便之闭，亦属寒性故也。其外用膏药，为阳和膏。

又有友人周焕根君患脑疽，发于项后偏右，皮色不变而结块，脉微细，大便亦不行。采邻居之言，购番泻叶值铜元十枚服之，大下，而自止，疽反日剧。予仍以阳和汤投之，二日不应。易医，又投阳和汤加减，二日，又不应。易名医，投和荣通络轻剂，不更衣，则无暇问也。如是二日，疽依然，而大便之不行也如故。无已，予乃嘱用甘油锭以润之，因用之不得法，无效。次日详告以术，乃下燥矢四五颗，随以溏薄矢液，自是得安寐竟日。醒来知饥索粥，精神大振。便下皆溏者，湿既有去处，疽乃以渐告愈。事后，余乃悟此为先硬后溏证，原不可攻，其所以有燥矢结于肠中者，必是番泻叶之流弊。盖大下亡阴，液去而矢在，故结而致燥也。病家之药误，医者可不留意哉？

叶劲秋先生曰："民九秋，随业师诊海上某翁疾，翁病发热神糊，师诊视良久，莫名其故。细细问之，该病家微吐曾病发背，经某德医诊，将瘥，再毋顾虑矣。师请探视，病家坚勿许，其意若谓西医善外科，中医优内科。发背初时，溃如碗许，逐渐收口，仅如豆大，即日可瘥。今所病者，发热神昏系内症，故求中医。师曰：不观疮疡部分，不足以明病理。旋即解扣探视之，新肉色黯淡不红，臭味深重。师曰：邪毒攻心，予无能为矣。敬谢不敏。病者果于翌晨殁。"然则内科、外科可分而不可分者也，世之执迷不悟如某翁家人者，可以醒矣！

又闻有人患发背，受治于西医，痛化为腐肉，则剪而去之，孰意其外围之好肉又腐，又腐又剪，又剪又腐，竟至不可收拾。后转请某中医外科专家救治，用胡椒粉散其上，兼内服药，乃腐去新生，渐得收功云。以事未目睹，当待证于高明。

脑疽发背亦有皮色鲜红，化脓甚速，由于湿热蕴蒸，未必尽属寒证者，惟居少数耳，亦不可不知。

曹颖甫曰：阳和汤一方不惟脑疽发背为宜，即膝盖忽然酸疼，为鹤膝风初步，用之亦多效。若华母于去冬今春两次患此，临睡时服药，醒即不痛。施之骨槽风病，亦能一服定痛，真神方也。

第八十九案　汗后致虚（颖师医案）

师母，案缺。

生半夏（三钱）　炙草（五钱）　当归（三钱）　陈皮（三钱）　白术（三钱）　生黄芪（三钱）　熟附块（五钱）党参（四钱）　熟地（二两）　干姜（三钱）　川芎（三钱）炙乳、没（各三钱）　生米仁（一两）

佐景按：师母体素瘦削，而微有痰饮之疾。数日前，偶感风寒，恶寒，头痛，发热，师疏表剂予之，稍瘥而未了了。再予之，如是者屡。余曾检得其一方，为桂枝三钱，白芍三钱，生草二钱，浮萍三钱，姜三片，盖桂枝汤去大枣加浮萍也。服后，汗出甚多，微恶寒，神疲心痛，叉手自冒，徐按稍瘥，筋肉不舒，有如针刺，皮肤干燥，血脉色转褐，心时悸，头时眩，坐立不稳，但觉摇摇然，脉细小而弱。师母固知医者，因谓师曰：我今虚，法当补。互商之下，乃得上方。师母且曰：倘熟附而不效者，我明日当易生附也。其时方暮，心痛甚剧，筋肉牵掣亦良苦。进初煎，旋得安睡。夜半醒来，痛随大减。次早进次煎，精神大振。皮色较润，而行动渐渐如常矣。

事后，余推测本案之病理药效，其有可得而言者，师母似系血液衰少，痰浊凝据之体，虽有表证，本不宜发汗过多。论曰："脉浮紧者，法当身疼痛，宜以汗解之。假令尺中迟者，不可发汗。何以知然，以荣气不足，血少故也。"可以见之。况桂枝汤去大枣加浮萍，其发汗之力较桂枝原汤为尤猛。因大枣本为保存津液者，今反易以伤津液之浮萍故也。以不宜发汗之人，令大发其汗，自有变证。大论曰："发汗过多，其人又手自冒心，心下悸，欲得按者，桂枝甘草汤主之。"此盖为无痰饮者言之耳。又曰："太阳病，发汗，汗出不解，其人仍发热，心下悸，头眩，身瞤动，振振欲擗地者，真武汤主之。"此盖为有痰饮者言之。又曰："发汗，病不解，反恶寒者，虚故也，芍药甘草附子汤主之。"此盖为虚者言之。今师母所服之方，虽非桂枝甘草汤，亦非真武汤，又非芍药甘草附子汤，然相去匪远，而周详或且过之，故能效也。由是观之，仲圣教人用麻桂以表邪，固又教人有不宜用麻桂之证，而又教人误用后补救之法。其意也善，其法也备，观本案而益信。读《伤寒论》者，又安可执其一而舍其二哉？

曹颖甫曰：虚人发汗，是谓重虚。重虚之人，必生里寒。血不养筋，故筋脉牵掣。血不充于脉道，故微细。不补气血则筋脉不调，不温水脏则表阳不达。又因其有水气也，加干姜、半夏。因其体痛也，加乳香、没药。因其心悸也，重用炙甘草。因其夹湿也，而加生苡仁。大要随证酌加，初无成方之可据。而初意却在并用术、附，使水气得行于皮中。盖救逆之方治，原必视病体为进退也。

砒石羊肉

陶华，字尚文，号节庵，明余杭县人，治病有奇效。一人患病，因食羊肉涉水，结于胸中。其门人请曰：此病下之不能，吐之不可，当用何法？陶曰：宜砒石一钱。门人未敢用也，乃以他药试之，不效，卒依华言。一服而吐，遂愈。

第九十案　太阳转阳明其一（颖师医案）

姚（左）。发热，头痛，有汗，恶风，脉浮缓，名曰中风，桂枝汤加浮萍主之。

川桂枝（三钱）　生白芍（三钱）　生草（钱半）　浮萍（三钱）　生姜（三片）　大枣（三枚）

服药后进热粥一碗，汗出后，诸恙可愈。汗出热不除，服后方，热除不必服。

生川军（三钱）　枳实（三钱）　厚朴（钱半）　芒硝（二钱，冲）　生甘草（钱半）

佐景按： 上列二方乃师初诊时一次疏予者也。他医似无此例，然师则常为之。师曰："我今日疏二方，病者明日可以省往返之劳，节诊金之费，不亦善哉？"虽然，苟我师无先见之明，能预知明日之变证者，其亦安肯若是耶？

浮萍为我师暑天常用之药，多加于桂枝汤中。师每赞其功于徒辈之前。

病者姚君持方去后，竟不敢服。质疑于恽铁樵先生之门人某君。某君曰：先解其表，后攻其里，是乃仲圣之大法也，安用疑为？卒从其言。服后汗出，果如方案所记，诸恙悉愈。不意半日许，复热，病者固不知此热却非彼热，姑壮胆服后方，竟便行而热除。三日，悉如常人。惊吾师之神，踵门道谢，曰：仆行囊已备，即将出门经商去矣。

余问曰：桂枝汤之后，有宜继以承气者，有无须继以承气者，其间岂无辨认之点耶？师曰：病者初诊，吾见其苔作黄色而且厚，吾以是用承气也。余曰：诺，举一反三，又岂惟苔黄厚而已？则凡便之不畅或不行者，口渴者，阙上痛者，或素体热盛者，莫非皆承气之预见证乎？予自是亦能效吾师之法，一诊而疏二方矣。

以余临床实验所得，凡服桂枝汤后，桂枝证除而转为阳明轻证，又服承气而病愈不传者，甚多。状此事实，则"一日太阳，二日阳明"八字恰甚相切。虽然，此仅就太阳病服药者言，若不服药，恐又非如是矣。余固不谓《内经》之一日至六日相传一说，尽合于事实者也。

曹颖甫曰： 予治伤寒学，早于仲师大论中证明七日为一候，一候为一经，二候为再经，六经传遍当在四十二日。然亦有不作再经者，由其肠胃中本不燥实也。若太阳之病初起，阳明先见燥实，则先解其表，后攻其里，即为正治。予昔治赵庭槐之妻常以一方笺书二方，治愈者不止一二次。又尝治缪桂堂亦用二方并书一笺，缪不识字，误以二方之药并煎，汗出便通而愈。或告余曰：此所谓盲人骑瞎马也。予为之大笑不止。

百年厌多

谭仁显，宋成都人，精医学。居郡城东南隅，庭庑篱落间，遍植草药，年高而益壮，无喜怒，毁誉不能动其心，手持念珠，常诵佛经。于闾巷中治病，所得钱帛，即分授于贫者，瞑目而坐。大中祥符乙卯冬，无疾端坐而逝，时已百岁。未化前，有人叩以长生之法，对曰：导养得理，以尽性命，百年犹厌其多，况久生之苦乎？人服其达。

第九十一案　太阳转阳明其二（颖师医案）

徐柏生。

初诊 微觉恶寒，头痛，腰脚酸，左脉甚平，右脉独见浮缓，饮暖水，微有汗，而表热不去，此风邪留于肌腠也。宜桂枝汤加浮萍。

川桂枝（三钱）　生白芍（三钱）　生草（一钱）　浮萍（三钱）　生姜（三片）　枣（七枚）

二诊　汗出身凉，大便不行，宜麻仁丸。

脾约麻仁丸（三钱），芒硝泡汤送下。

拙巢注：药后大便行，愈矣。

众医皆讶

李可大，字汝化，明杞县人。因母病，遂遍览医书，久之大悟，治疾无不奏效。朱锦衣子甫一岁，昼夜啼不止。可大曰：啼而不哭为痛，用桔梗汤调乳香，灌之即愈。

有族母七十余，中酒昏迷无气，诸儿以为已死，将入殓。可大至，见目未陷，心尚温，曰：此母不死，吾能起之。取井底泥涂母心上，用黄连葛根汤灌之，已而果苏。

李进士病虚损痢疾，腹痛异常，用人参、五灵脂治之。众医皆讶曰：二物相畏，奈何同用？可大曰：不闻相畏而后能相使乎？药下果愈。

宁县尉病伤寒，身冷，口出清水。可大诊之曰：阴毒已极，用附子一味医之立愈。

梓人①母年四十余，手大指忽肿，因偃仆不知人事。可大诊之曰：此必月信至，而适为冷水所伤也。问之果然，用当归甘遂汤服之而愈。

一妇人产后大喘，医戒用参。可大诊之曰：此孤阳绝阴也，正宜用参，遂加苏木为汤饮之，喘立止。

---

① 梓人：泛指木工、建筑工匠。

第九十二案　太阳转阳明其三（颖师医案）

俞哲生。

初诊　微觉恶寒，头痛，发热，脉浮小紧，宜麻黄汤。

净麻黄（三钱）　桂枝（三钱）　生草（一钱）　光杏仁（三钱）

二诊　汗出，热除，头痛恶寒止，惟大便三日不行，胸闷恶热，脉浮大，宜承气汤，所谓先解其表后攻其里也。

生川军（三钱，后入）　枳实（四钱）　川朴（二钱）芒硝（二钱，冲）

拙巢注： 服药后，下四次，病痊愈。

第九十三案　太阳转阳明其四（颖师医案）

王（左）。

初诊（二十四年三月五日）　起病于浴后当风，恶寒而咳，一身尽痛，当背尤甚，脉弦，法当先解其表。得汗后，再行攻里。大便七日不行，从缓治。

生麻黄（三钱）　川桂枝（三钱）　光杏仁（三钱）　北细辛（二钱）　干姜（三钱）　五味子（二钱）　生甘草（一钱）　制半夏（三钱）　白前（四钱）

佐景按： 本案病者王君平素有疾必就师诊，每诊一二次，疾必良已。者番①又来，自谓病重甚，不知能如前速愈否？师笑谓无妨，汗出续诊一次可矣。君欣然告辞。

二诊（三月六日）　发汗已，而大便未行，食入口甜，咽

---

①　者番：这番，这次。

肿脘胀，右脉滑大，下之可愈。

生川军（三钱）　枳实（四钱）　厚朴（一钱）　芒硝（三钱，冲）

佐景按： 诊后病者问明日尚须复诊否？察其神清，盖已非昨日病象矣。师笑曰：无须再劳驾矣。后如师言。

学者当知疾病之传变，绝无一定之成规。若我前所谓桂枝汤证一变而为白虎汤证，麻黄汤证一变而为麻杏甘石汤证，葛根汤证一变而为葛根芩连汤证，此皆言其至常者也。若以上太阳转阳明诸案，或由桂枝证传为承气证或麻子仁丸证，或由麻黄汤证、或由小青龙汤证传为承气证，又皆不失其常者也。若其它种种传变，或由葛根汤证传为承气证，或由大青龙汤证传为承气证，又悉在可能之中，何必一一赘列？是故医者但求能辨证用方，初不必虑其病变多端，但求能大胆细心，初不必泥于温热伤寒也。下工之所得贡献于上宾者，若是而已。

"邪之着人，如饮酒然。凡人醉酒，脉必洪而数，气高身热，面目俱赤，乃其常也。及言其变，各有不同。有醉后妄言妄动，醒后全然不知者；有虽沉醉，而神思终不乱者，醉后应面赤而反刮白者，应委顿而反刚强者，应壮热而反恶寒战栗者；有易醉而易醒者；有难醉而难醒者；有发呼欠及喷嚏者；有头眩眼花及头痛者。因其气血虚实之不同，脏腑禀赋之各异，更兼过饮、少饮之别。考其情状，各自不同。至论醉酒一也，及醒，一时诸态如失。"此吴氏又可借饮酒以喻邪之传变无定者也。因其言通俗易晓，故借录之。

昨药奇灵

一老者素患心腹痛，每服祛痛散，稍宽。一日散缺，遇邻人入市，托代购之。邻人又为别人带毒鼠药，店户分配与之，并嘱其某某包鼠药，某心痛散。其人未留意，竟至错交，至夜始悟，私无辞。天将明，故以借物为由觇之，则老人欣然迎笑曰：昨带之药奇灵，服后绞痛，半夜呕一虫如蛙，遂觉宽快。邻人闻之，终不敢以鼠药告，老者由是康健矣。年久，始露实情。此老者所自述，老者上冈人，逸其名。（录胡著《医学举隅》）

第九十四案　暑天阳明病（颖师亲撰）

师曰：血热壮盛之人，遇天时酷蒸，往往以多汗而胃中化燥。始则大便不行，继则口燥饮冷。夏令伏阴之体，饮冷太暴，或且转为下利。究之利者自利，胃中燥实依然不去，故仍宜用大承气汤以下之。

予子湘人辛未六月在红十字会治一山东人，亲见之。一剂后，不再来诊，盖已瘥矣。壬申六月，复见此人来诊。诊其脉，洪大而滑疾，已疏大承气汤方治矣。其人曰：去岁之病承先生用大黄而愈。湘人告以亦用大黄，其人欣然持方去，不复来，盖又瘥矣。又江阴街烟纸店主严姓男子，每年七月上旬，大便闭而腹痛，予每用调胃承气汤，无不应手奏效。

佐景按：此又天时之关系于疾病者也，吾人但知其理足矣。至疏方用药，仍当一以脉证为依归，设在盛夏遇真寒之霍乱证，脉伏肢冷，吾知四逆又为必用之方矣。

曹颖甫曰：以上所列二证不过欲证明至其年月日时复发之理由，而病之变化，要必视其人之本体为断。其人血热过重，则易于化燥；水分过多，则易于化湿，燥热当泻，寒湿当温，诚当如佐景所云矣。

虫舐犬血

张戴人曰：余昔过夏邑西，有妇人腹胀如鼓，饮食乍进乍退，寒热更作，而时呕吐，且三载矣。师觋①符咒，无所不至，惟俟一死。会十月农隙，田夫聚猎，一犬疫死，磔②于树下，遗腥在根上。病妇偶至树根，顿觉昏聩眩瞀③不知人，枕于根侧，口中虫出，其状如蛇，口眼皆具，以舌舐其遗腥。其人惊见，以两袖裹其手，按虫头极力出之，且二尺许，重几斤，剖而示人，其妇遂愈。此正与华元化治法同，盖偶得吐法耳。

第九十五案　产后阳明病（颖师讲授，佐景笔记）

师曰：同乡姻亲高长顺之女嫁王鹿萍长子，住西门路，产后六七日，体健能食，无病，忽觉胃纳反佳，食肉甚多。数日后，日晡所，觉身热烦躁，中夜略瘥，次日又如是。延恽医诊，断为阴亏阳越。投药五六剂，不效。改请同乡朱医，谓此乃桂枝汤证，如何可用养阴药？即予轻剂桂枝汤，内有桂枝五分，白芍一钱。二十日许，病益剧。长顺之弟长利与余善，乃延余诊。知其产后恶露不多，腹胀，予桃核承气汤，次日稍愈。但仍发热，脉大，乃疑《金匮》有产后大承气汤条，得毋指此证乎？即予之，方用：

生大黄（五钱）　枳实（三钱）　芒硝（三钱）　厚朴（二钱）

方成，病家不敢服，请示于恽医。恽曰：不可服。病家迟疑，取决于长顺。长顺主与服，并愿负责。服后，当夜不下，次早，方下一次，干燥而黑。午时又来请诊，谓热已退，但觉腹中胀，脉仍洪大，嘱仍服原方。实则依余意，当加重大黄，

---

① 觋（xí 习）：巫师。
② 磔（zhé 哲）：分裂牲畜肢体。
③ 瞀（mào 冒）：目眩，眼花。

以病家胆小，姑从轻。次日，大下五六次，得溏薄之黑粪，粪后得水，能起坐，调理而愈。独怪近世医家遇虚羸之体，虽大实之证，不敢竟用攻剂。不知胃实不去，热势日增，及其危笃而始议攻下，惜其见机不早耳！

佐景按： 王季寅先生作《产后之宜承气汤者》篇曰："产后虚证固多，实证间亦有之，独怪世医动引丹溪之说，谓产后气血双虚，惟宜大补，虽有他证，均从末治，执此以诊，鲜不贻误。

余友王百安君于月前治一郭姓妇人。该妇于双产后，发狂见鬼，多言骂詈，不认亲疏。其嫂曾被其掐颈，几至惊毙。家人因使强有力者罗守之。遂延王君往诊，车至中途，病家喘急汗流奔告曰，病者角弓反张，口吐涎沫，现已垂危，后事均已备妥，特询还可医否？如不可医，毋徒劳先生往返也。王君答以果系实症，不妨背城借一，或可挽回，然未敢必也。

及至病所，见病人反张抽搐，痰涎如涌，诊其脉，数而疾，因病者躁动，未得细诊。询以恶露所见多寡，腹中曾否胀痛，二便若何，该家惊吓之余，视病者如虎狼，此等细事全无人知。王君以无碻凿佐证，力辞欲去。病家苦求立方，坚不放行。王君默念重阳则狂，经有明文，加以脉象疾数无伦，遍体灼热，神昏流涎，在在均露热征，其角弓反张当系热极成痉。综合以上各点，勉拟下方：生石膏四钱，知母三钱，寸冬三钱，川连三钱，条芩三钱，阿胶三钱，白薇三钱，生地三钱，半夏三钱，木通三钱，枳壳三钱，生军三钱，粉草一钱，竹叶三钱。一剂，痉愈，躁动略安。

复延往诊，病者固拒不令诊脉，询以大便情形，据云水泄夹有燥粪，遂为立大承气汤加桃仁、丹皮，嘱其分三次灌之。

如初次服后矢气，便为对证，可将余药服下。次日，病家来云，躁动若失，已能进食，惟仍狂言不寐。遂处下方：川连、炒栀子、条芩、杭芍、阿胶、云苓、茯神、远志、柏子仁、琥珀、丹皮、当归、生地、鸡子黄。据称服后熟睡竟夜，此后可以无虑。其母因其灌药艰难，拟令静养，不复服药矣。似此病证，若仍以产后多虚，妄用十全八珍或生化汤加减，岂不促其命期耶？"（录《医界春秋》）

按本证初起，似属桃核承气汤证，或竟抵当汤证。仲圣曰"其人如狂，但少腹急结者，乃可攻之"，又曰"其人发狂者，以热在下焦，少腹当硬满"是也。此二条，如狂与发狂异，急结与硬满异，是其辨也。迨后角弓反张，当为大承气汤证。仲圣曰"卧不着席，脚挛急，必齘齿，可与大承气汤"是也。最后，狂言不寐，亦如仲圣所谓"心中烦，不得卧，黄连阿胶汤主之"之证。故用药近似，即可以起死回生。呜呼，此仲圣之所以为万世法也！此证甚剧，亦属产后，引之可知吾师原案云云尚属平淡。免世人见之，而惊骇也。

曹颖甫曰：产后宜温之说，举世相传，牢不可破。而生化汤一方，几视为金科玉律，何怪遇大实大热之证，而束手无策也。大凡治一病，必有一病之主药，要当随时酌定，不可有先入之见。甚有同一病证，而壮实虚羸之体不当同治者，此尤不可不慎也。

第九十六案　阳明大实 （颖师医案）

陈（左，住马浪路，十四岁）。

初诊（八月十七日）　发热有汗，阙上痛，右髀牵掣，膝外廉痛，时欲呕，大便不行，渴饮，舌苔黄燥，腹满，脉滑，阳明证备，于法当下，宜大承气汤加黄连。

生锦纹军（四钱，后入）　枳实（四钱）　中朴（钱半）
芒硝（三钱，冲服）　淡吴萸（五分）　细川连（二分）

二诊（八月二十日拟方）　下后，但见燥矢，阙上仍痛，
时欲吐，痰多，是阳明燥气未尽，上膈津液化为痰涎也，宜小
半夏加硝黄。

制半夏（四钱）　生川军（三钱，后入）　芒硝（钱半，
冲）　生姜（五片）

佐景按：若仍用大承气汤加重厚朴，似亦甚佳，因厚朴并
能去上湿也。

三诊（八月二十二日）　进小半夏合承气，下后，热除，
痛止，知饥。经食煮红枣六枚，顿觉烦闷，夜中谵语不休，甚
至昏晕。此特下后肠中燥热上熏脑部，而又发于下后，要为无
根毒热，不足为患。夜不能寐，当用酸枣仁汤加减。

酸枣仁（五钱）　辰砂（五分）　潞党参（三钱）　知母
（三钱）　天花粉（一两）　生姜（三片）　红枣（三枚）

佐景按：本汤之用，似不得当。盖此时热势方稍稍受折，
转瞬当复炽。观其仅服红枣六枚，即转为谵语昏晕，不可终日，
可以知矣。酸枣仁汤功能安和神经，使人入睡，为病后调理之
良方，而不宜于此热势嚣张之时，故服后少效，宜其然也。或
者当时病家见两服硝黄，遂惧病者虚脱，故乃恩师用此似较平
稳之方欤？

四诊（八月二十三日拟方）　阳明之热未清，故尚多谵
语，阙上痛，渴饮，宜白虎汤加味。

生石膏（八钱）　知母（四钱）　生甘草（二钱）　天花
粉（一两）　洋参片（五钱）　滑石（六钱）　粳米（一撮）

牡蛎（二两，生打，先煎）

五诊（八月二十四日）　服人参白虎汤加味，渴饮，阙上痛定，夜无谵语，今尚微渴，饮粥汤便止，仍宜前法。

生石膏（一两）　知母（三钱）　生草（三钱）　天花粉（一两）　北沙参（八钱）　潞党参（五钱）　块滑石（一两）　左牡蛎（二两，先煎）

拙巢注：此证不大便二十余日，始来就诊，两次攻下，燥热依然未尽。予所治阳明证未有若此之重者，自十七日至今，前后凡八日，方凡五易，始得出险。此与三角街吴姓妇相似，盖郁热多日，胃中津液久已告竭也。

曹颖甫曰：此证下后，湿痰未去。二诊悬拟方，因病家来告贫苦，减去厚朴，以致湿热留于上膈。三诊，但治不寐，未尝顾及阳明实证。下后胃热未除，以致病根不拔，诚如佐景所言。盖胃不和，固寐不安也。附志于后，以志吾过，而警将来。曾记八年以前，同乡周钜臣绍介一汪姓病人，初诊用生大黄四钱，厚朴二钱，枳实四钱，芒硝三钱，其人病喘不得眠，壮热多汗，脉大而滑，下后稍稍安眠，而时吐黄浊之痰，予用承气汤去大黄加皂荚末一钱，二剂而愈，与此证相似，并附存之。

紫雪理中

张锐，字子刚，宋郑州人，笃好医方。一产妇患泄泻喉痹，喉痹宜凉，泄泻宜温，诸医皆谓法难两顾。锐乃以紫雪丹裹理中丸，吞之，咽通而泻亦止。

第九十七案　阳明战汗（颖师医案）

陆（左）。

初诊（三月二十二日）　阳明病，十日不大便，恶气冲脑，则阙上痛，脑气昏，则夜中谵语，阳明燥气熏灼，则右髀牵掣，膝屈而不伸，右手亦拘挛，夜不安寐，当急下之，宜大承气汤。

生川军（四钱，后入）　枳实（三钱）　中朴（一钱）芒硝（三钱，冲服）

拙巢注：此证服药后，夜中大下二次，稍稍安睡。二诊、三诊用白虎汤为主，以其右手足不伸，而加芍药；以其渴饮，而加天花粉。三诊后，闻延张衡山两次，又以无效中止。三十日后，闻其恶热甚，家人饮以雪水，颇安适，此即"病人欲饮水者，少少与之，即愈"之证也。予为之拟方用生石膏二两，知母五钱，生甘草三钱，西洋参一钱，和米一撮。煎汤服后，病者甚觉清醒。四月一日服二煎，至午后，病者忽然寒战，闭目若死，既而壮热汗出，此当在《伤寒论》战而汗出之例，非恶候也。

续诊（四月六日拟方）　此证自三月二十二日用大承气汤下后，两服凉营清胃之剂，不效。其家即延张衡山二次，不效中止。后于三十日闻其恶热渴饮，用白虎加人参汤，至一日战而汗出，意其愈矣。至四日，病家谓其右手足不伸，而酸痛，为之拟方用芍药甘草汤加味（赤、白芍各一两，炙甘草五钱，炙乳、没各三钱，丝瓜络三钱），手足乃伸。今日病家来云，能食，但欲大便不得，小便赤，更为之拟方如下：

生川军（一钱五分）　芒硝（一钱，冲）　生甘草（二钱）

拙巢注：下后诸恙悉愈，胃纳大畅。

佐景按：战而汗出，是为战汗。若本案之战汗，是阳明之战汗也。大论曰："凡柴胡汤病证，而柴胡证不罢者，复与柴胡汤，必蒸蒸而振，却复发热汗出而解。"是少阳之战汗也。又曰："太阳病未解，脉阴阳俱停，必先振栗，汗出而解。"是太阳之战汗也。粗观之，似三阳皆有战汗。

试问病人何以欲汗？曰：假此以逐邪耳。设其人正气充实，受邪不重，又得药力以助之，则溅然汗出，了无烦苦。设不假药力之助，但凭正气与邪相搏，则其人略有烦苦矣。故大论曰："欲自解者，必当先烦，乃有汗而解。"设其人正气虚弱，邪气充实，即使得药力之助，亦必须战战兢兢，努力挣扎，方能得汗，而其外表不仅为烦，甚当为战矣。故大论又曰："问曰：病有战而汗出，因得解者，何也？答曰：脉浮而紧，按之反芤，此为本虚，故生战而汗出也。其人本虚，是以发战，以脉浮，故当汗出而解，若脉浮而数，按之不芤，此人本不虚，若欲自解，但汗出耳，不发战也。"本条词句重叠，不类仲圣口吻，然而说理至精，可以奉信。抑余尤有说焉，伸之如下：

凡汗出而愈，属于太阳病居多，属于少阳病次之，属于阳明病者尠。夫太阳之战汗，原不足以为异。少阳病服柴胡汤已，其溅然或战而汗出解者，或亦有太阳之邪错杂于其间也。至本案阳明病之战汗，亦无非旧日太阳或少阳之宿邪，寄于肌表三焦，医者不能善为汗解，及其病已转为阳明，则液灼不能化汗，医更无暇及之。及其后，阳明病愈，阴液少复，病者自己之正气欲除久伏之宿邪，故不得已出于一战耳。由是观之，谓本案曰阳明之战汗者，特就其近病而言之耳，犹非至通之论也。

战汗者，破釜沉舟，背城借一之谓也。战而胜，则生；不胜，则死。一战不决，则再三战，以求其果。盖久病之后，正气不堪病魔之缠扰，故宁与一决雌雄，以判胜负。是故战汗乃生死之枢机，阴阳所从分，医者病家，当共深晓，爰录三则，以为参考。

《伤寒证治明条》云："凡伤寒疫病战汗者，病人忽身寒鼓颔战栗，急与姜米汤热饮，以助其阳。须臾战定，当发热汗出而解。或有病人恶热，尽去衣被，逆闭其汗，不得出者，当以生姜、豆豉、紫苏等发之。有正气虚不能胜邪，作战而无汗者，此为难治。若过半日或至夜而有汗，又为愈也。如仍无汗，而神昏脉渐脱者，急以人参、姜、枣煎汤以救之。又有老人虚人，发战而汗不行，随即昏闷，不知人事，此正气脱而不复苏矣。"又云："余见疫病有五六次战汗者，不为害也。盖为邪气深，不得发透故耳。又有二三次复举者，亦当二三次作战，汗出而愈。"

《医林绳墨》云："应汗而脉虚弱者，汗出必难。战不得汗，不可强助，无汗即死。当战不得用药，用药有祸无功，要助其汗，多用姜汤。"

《温疫论》云："应下失下，气消血耗，即下亦作战汗。但战而不汗者危，以中气亏微，但能降陷，不能升发也。次日，当期复战，厥回汗出者生，厥不回汗不出者死，以正气脱，不胜其邪也。战而厥回无汗者，真阳尚在，表气枯涸也，可使渐愈。凡战而不复，忽痉者必死。痉者身如尸，牙关紧，目上视。凡战不可扰动，但可温覆，扰动则战而中止，次日当期复战。"又云："狂汗者伏邪中溃，欲作汗解，因其人禀赋充盛，阳气冲击，不能顿开，故忽然坐卧不安，且狂且躁，少顷大汗淋漓，狂躁顿止，脉静身凉，霍然而愈。"

《温疫论》又云："温疫得下证，日久失下，逐日下利纯臭水，昼夜十数行，乃致口燥唇干，舌裂如断。医者按仲景协热下利治法，与葛根黄连黄芩汤，服之转剧。余诊视，乃热结旁流，急与大承气汤一服，去宿粪甚多，色如败酱，状如黏胶，臭恶异常。是晚利止，次日服清燥汤一剂，脉尚沉，再下之，脉始浮。下证减去，肌表尚存微热。此应汗解，虽不得汗，然里邪先尽，中气和平，所以饮食渐进。半月后，忽作战汗，表邪方解。盖缘下利日久，表里枯燥之极，饮食半月，津液渐回，方能得汗，所谓积流而渠自通也。可见脉浮身热，非汗不解，血燥津枯，非液不汗。昔人以夺血无汗，今以夺液亦无汗。血液虽殊，枯燥则一，则知温疫非药可得汗者矣。"本节上半可作自利清水，大承气证之补注；下半可作余说战汗多属太阳病之别解。

曹颖甫曰：战汗多属太阳，为前人所未发。盖太阳有寒水，他经不当有寒水也。凡战汗而愈之病，皆由太阳失表所致。在少阳一经，犹曰手少阳三焦为寒水下行之经隧。而阳明已经化燥，则断断不应有此。而卒见此证者，或由其人水分太多，上膈水气犹在，肠胃已经化燥，水气被蒸，化为湿热，与燥矢相持而不动。燥矢一去，湿热不能独留，乃战汗而外出。数十年来偶然一见，要未可据为成例也。

佐景又按：以上吾师各案，皆为依法治之而得生者，所谓验案是也。然而验案之书多矣，掩不善而著善，何足贵者？吾今特选吾师治而不验之案，详尽述之，以存真迹，而昭大信。考其不治之由，或因病情之过重，或因证方之未合，或因药量之嫌轻，或因人事之未尽。拙按内悉旁征博引，细为推求，间有越仲圣之大范者，不计也。总冀阅者获此，庶了若观火，洞垣一方，以后即遇此种疑难险证，亦能治之而验。夫如是则今兹不验之案，尤远胜于吾前此之验案也欤？

良者苦

许国桢，字进之，元曲沃县人，博通经史，尤精医术。元世祖患痰，进药味苦，不饮。祯曰：良药苦口利于病，忠言逆耳利于行。世祖然之，饮药而愈。

第九十八案　阳明呕多（颖师医案）

陆（左，八月二十九日，住大兴街），伤寒八九日，哕而腹满，渴饮，小便多，不恶寒，脉急数，此即仲师所谓知其何部不利，利之而愈之证也。

生锦纹军（三钱，后入）　生甘草（二钱）　枳实（二钱）　芒硝（二钱，冲服）

拙巢注： 此证下后，呃不止，二日死。

佐景按： 大论曰："伤寒呕多，虽有阳明证，不可攻之。"按呕多与呕异，凡呕多不止者，其胃机能必衰逆，更加硝黄苦寒以伤其气，是为误治。法当先治其呕为是。吾师《伤寒发微》注本条云："盖即《金匮》病人欲吐者，不可下之之说也。胃中郁热上泛，湿痰壅于上膈，便当用瓜蒂散以吐之。胃中虚气上逆，而胸满者，则吴茱萸汤以降之。否则，无论何药入咽即吐，虽欲攻之，乌得而攻之。故必先杀其上逆之势，然后可行攻下。予每遇此证，或先用一味吴萸汤。间亦有肝胆郁热，而用黄连汤者。呕吐既止，然后以大承气汤继之，阳明实热乃得一下而尽。须知'有阳明证'四字，即隐示人以可攻。若不于无字处求之，但狃于胃气之虚，视芒硝、大黄如蛇蝎，真瞌睡汉耳。"薛生白先贤曰："湿热证，呕恶不止，昼夜不瘥欲死者，宜用川连三四分，苏叶二三分，两味煎汤呷下，即止。"可以互参。

曹颖甫曰： 于昔治肉庄范阿良妇十五日不大便，终日呕吐，渴而饮水，吐尤甚。予诊其脉洪大而实，用大承气汤，生军三钱，枳实三钱，川朴二钱，芒硝三钱。以其不能进药也，先用吴萸三钱，令其煎好先服，一剂愈。

后治菜市街福兴祥衣庄男子，大热，脉实，大便七日不行，亦以其茶水入口即吐也，先用姜汁半夏三钱，吴萸一钱，川连三分，令其先行煎服。然后用大黄三钱，枳实四钱，厚朴一钱，芒硝三钱，亦以一剂愈。盖见呕吐者易治，见哕逆者难治，世有能治此者，吾当北面事之。

第九十九案　阳明津竭（颖师医案）

甘（右）。

初诊（四月八日）　阳明病，十四日不大便，阙上痛，谵语，手足濈然汗出，脉滑大，宜大承气汤。

生川军（五钱，后入）　枳实（四钱）　川朴（钱半）芒硝（三钱，冲服）

二诊（四月九日）　下经三次，黑而燥，谵语如故，脉大汗出，前方加石膏、知母。

石膏（一两）　知母（五钱）

加入前方中。

佐景按：张氏锡纯曰："愚临证实验以来，知阳明病既当下，其脉迟者固可下，即其脉不迟而又不数者，亦可下。惟脉数及六至，则不可下，即强下之，病必不解，或病更加剧。而愚对于此等病，则有变通之下法，即用白虎加人参汤，将石膏不煎入汤中，而以所煎之汤将石膏送服者是也。愚因屡次用此方奏效，遂名之为白虎承气汤。方为生石膏八钱捣细，大潞党参三钱，知母八钱，甘草二钱，粳米二钱。药共五味，将后四味煎汤一盅半，分二次将生石膏细末用温药汤送下。服初次药后，迟两点钟，若腹中不见动作，再服第二次。若腹中已见动作，再迟点半钟，大便已下者，停服。若仍未下者，再将第二次药服下。至若其脉虽数而洪滑有力者，用此方时，亦可不加党参。

愚从来遇寒温证之当下，而脉象数者，恒投以大剂白虎汤，或白虎加人参汤，其大便亦可通下。然生石膏必须用至四五两，煎一大碗，分数次温服，大便始可通下。间有服数剂后，大便仍不通下者，其人亦恒脉静身凉，少用玄明粉二三钱，和蜜冲服，大便即可通下。然终不若白虎承气用之较便也。

按生石膏若服其研细之末，其退热之力一钱抵煎汤者半两，若以之通大便，一钱可抵煎汤者一两。是以方中止用生石膏八钱，而又慎重用之，必分二次服下也。寒温阳明病，其热甚盛者，投以大剂白虎汤，其热稍退。翌日，恒病仍如故。如此反复数次，病家终疑药不对证，而转延他医，因致病不起者多矣。愚复拟得此方，初次用大剂白虎汤不效，二次即将生石膏细末送服。其汤中用五六两者，送服其末不过两余，或至二两，其热即可全消矣。"

张氏谓脉迟可下，脉数难下，吾师则谓下后脉和者安，脉转洪数者危，其理正有可通之处。要皆经验之谈，不可忽视者也。张氏谓生石膏研细末送服，一钱可抵煎汤者一两，信然。余则谓生石膏研细煎服，一钱亦可抵成块煎服者三钱。大论原文本谓打碎绵裹，可以知之。若夫熟石膏有凝固痰湿之弊，切不可用。张氏为此，曾大声疾呼以告国人，诚仁者之言也。

三诊（四月十日）　两次大下，热势渐平，惟下后津液大伤，应用白虎加人参汤，无如病家贫苦，姑从生津着意。

生石膏（五钱）　知母（三钱）　生草（二钱）　天花粉（一两）　北沙参（一两）　玄参（三钱）　粳米（一撮，先煎）

拙巢注：此证当两次下后，脉仍洪大，舌干不润，竟以津液枯竭而死，可悲也。

佐景按：张氏又曰："愚用白虎加人参汤，或以玄参代知母（产后寒温证用之），或以芍药代知母（寒温兼下利者用之），或以生地黄代知母（寒温兼阴虚者用之），或以生山药代粳米（产后寒温证用之，寒温热实下焦气化不固者用之），或于原方中加生地黄、玄参、花粉诸药，以滋阴生津；加鲜茅根、鲜芦根、生麦芽诸药，以宣通气化。凡人外感之热炽盛，真阴反复亏损，此乃极危险之症。此时若但用生地、玄参、沙参诸药以滋阴，不能奏效，即将此等药加于白虎汤中，亦不能奏效。惟石膏与人参并用，独能于邪热炽盛之时立复真阴，此仲师制方之妙，实有挽回造化之权也。"观本案以病家贫苦，无力用人参，卒致不起，可证张氏之言为不虚。

津竭而反当下之证，固不可冒然用大承气，除张氏之白虎承气汤法外，尚有麻子仁丸法，惟麻仁如不重用，依然无效。又有猪胆汁导法，取其苦寒软坚，自下及上，亦每有效。若节庵陶氏黄龙汤法，即大承气汤加人参、地黄、当归，正邪兼顾，屡建奇功。降至承气养营汤，即小承气汤加知母、当归、芍药、地黄，效相仿佛。又闻有名医仿白虎加人参之例，独加人参一味于大承气汤中，预防其下后之脱，亦是妙策。至吴鞠通之增液承气汤，其功原在承气，而不在增液。若其单独增液汤仅可作病后调理之方，决不可倚为病时主要之剂。故《温病条辨·中焦篇》十一条增液汤主之句下，复曰"服增液汤已，周十二时观之，若大便不下者，合调胃承气汤微和之"。盖彼亦知通幽荡积，非增液汤所能也。沈仲圭先生论此甚详，非虚语也。倘有人尚执迷增液汤之足恃，请再检阅下引之一则。

李健颐先生作《增液汤杀人》篇曰："俞某与余素善，在船上为舵工。因洋中感冒温邪甚笃，适为狂风所阻，迨两星期，始抵潭港。邀余诊视，六脉沉实，口渴引饮，舌绛焦黑，肌肤大热，多汗，便秘。按照《温病条辨》中焦所列暑温蔓延三焦，与三石汤合增液汤，以救液清液之法治之。连服二剂，热退身凉，惟舌苔不退，大便未通。意欲用承气下之，缘以初权医职，一则心胆细小，再则太顾清议，况过信吴鞠通所云温病禁用汗下，所以未敢剧下。

至午后，大热复作，再与前方。次日，稍愈，愈而复作，绵延十余日。不惟大热不减，更加语乱神倦，乃改为调胃承气。迨夜半，连下二次，其病若失，知饥欲食，连食稀粥两碗，遂止后服。于此时也，仍不忘鞠通之言，大便既下，须止后服等语，改用增液白虎。隔二日，热势复作，再延某医，亦止用增液汤，加犀角、芩、连而已，竟至不治。呜呼伤哉！时余以俞某之不起，亦命矣夫。

不意续读《世补斋伤寒阳明病释》①，谓伤寒有五，传入阳明，遂成温病。斥鞠通用增液汤之误，凡温病皆宜以阳明治之。余方悟是病乃因于不敢用承气，而特增液误之之过也。盖阳明实病，里热已盛，肠胃燥结，燥气上熏，燥灼津液，正当用承气白虎。下其大便，则燥热可解，津液挽复，诸病可愈。然余只以《条辨》一书，奉之如圭臬，何敢稍越其用药之意，遂致临诊不决，便成误治，余过大矣。遂遇有是症，辄投承气白虎，而治愈者不少。可知医者当博览群书，切勿墨守一家言，以贻

---

① 世补斋伤寒阳明病释：应为"世补斋伤寒论阳明病释"，清代陆懋修著，其字九芝、勉旃，号江左下工、林屋山人，元和（今江苏苏州）人，家为世医。

世害。余自此抚躬自警，益加虚心，精心研究，战战兢兢，惟恐再蹈覆辙矣！"（录《医界春秋》）

由是观之，孰为温病，孰为阳明，直是不可分辨。若必欲一一凿分，即是自欺欺人！陆公谓"伤寒传入阳明，遂成温病"我犹嫌其言之不彻底，何者？设使吾心目中依然有"温病"（广义的）二字存在，即是我于伤寒大论未尽了解故也。或者陆公但求与人共喻，故亦不惜作此类通俗说法乎？呜呼！"肺腑而能语，医师面如土"，能毋慨然！

曹颖甫曰：医至今日难言矣。医者身负盛名，往往不敢用药，迁延日久，精气日败，然后嘱病家另请高明。后医见证可下也，不暇考其精气存亡而下之，而死之罪乃归于后医矣。前医又稍稍语人曰：某家病，某医之所杀也。其术乃终身不破。昔有某富翁患温热病，累日不大便，延某名医诊治，日易一方，大要不外增液汤加减。积至三十余日，夜不成寐，昼尤烦躁。病者求死不得，名医乃用挖粪下策，稍稍挖出黑粪，而大便终不得行。延至四十日，以至于死。闻将死之前，某名医谓病家曰：此病若请曹颖甫医治，尚有一二分希望。友人裴君来告，津液已枯，不可往诊，乃止。后二日，病者果死，予心常耿耿焉。窃意用猪胆汁灌肠，或能侥幸于万一。死者不可复生，徒呼负负而已！

芪米汤

许楗，字珊林，清海宁人，精医理。官平州时，幕友杜某之戚王某，山阴人，夏秋间忽患肿胀，自顶至踵，大倍常时，气喘声嘶，大小便不通，危在旦夕。令用生黄芪四两，糯米一酒盅，煎一大碗，用小匙逐渐呷服。服至盏许，气喘稍平，即于一时间服尽。移时小便大通，溺器更易三次，肿亦随消，惟脚面消不及半。自后仍服此方，黄芪自四两至一两，随服随减，佐以除湿平胃之品，两月复元。独脚面有钱大一块，不消，恐次年复发，力劝其归。届期果患前证，延绍城医士诊治，痛诋前方，以为不死乃是大幸，遂用除湿猛剂，十数服而气绝。次日将及盖棺，其妻见死者两目微动，呼集众人环视，连动数次，试用芪米汤灌救，灌至满口不能下。少顷，眼忽一睁，汤俱下咽，从此便出声矣。服黄芪至数斤，并脚面之肿全消而愈。

第一百案　阳明鼻衄（颖师医案）

陈（右，住九亩地，年二十九岁）。

初诊（四月十七日）　十八日不大便，腹胀痛，脉洪大，右足屈而不伸，壮热，证属阳明，予调胃承气汤。

生川军（三钱）　生甘草（钱半）　芒硝（二钱）

二诊（四月十八日）　昨进调胃承气汤，下经四次，阳明之热上冲脑部，遂出鼻衄，渴饮，脉仍洪数，法当清热。

鲜芦根（一两）　天花粉（一两）　地骨皮（三钱）　鲜生地（六钱）　生石膏（五钱）　肥知母（三钱）　玉竹（三钱）　生草（二钱）　玄参（三钱）

拙巢注：此证卒以不起，大约以下后脉大，阳气外张。与前所治之甘姓相似，盖阴从下竭，阳从上脱，未有不死者也。

佐景按：本证至于鼻衄，似宜犀角地黄汤，即小品芍药地黄汤。汤中犀角能降低血压，除血中之热；丹皮能调剂血运，去血中之瘀；生地内有铁质，足资生血之源；芍药中含酸素，善令静脉回流。四物皆为血药，诚治血热之良方也。本证未下之先，热结肠中一处，既下之后，热散周身血脉，亦有不经攻下而然者。血热既臻极点，乃从脆弱之处溢射，或从鼻出，或从口出，或从溺出，或从便出，其形虽异，其治则一。

《千金》："犀角地黄汤治伤寒及温病，应发汗而不汗之，内蓄血者，及鼻衄吐血不尽，内余瘀血，面黄，大便黑，消瘀血。"可以证之。《温病条辨》曰："太阴温病，血从上溢者，犀角地黄汤合银翘散治之。"又曰："时欲漱口，不欲咽，大便黑而易者，有瘀血也，犀角地黄汤主之。"悉不出《千金》范围。

细审本汤或系仲圣之方，而《伤寒》《金匮》所遗者。不然，则本方殊足以补二书之未备，弥足珍也！《千金》《外台》诸方以犀角为主药者甚多，悉可覆按。后人以此加神灵之品，如羚羊、牛黄；增香窜之物，如安息、麝香；添重镇之药，如金银、朱砂。扩而充之，乃成紫雪至宝之属，善自施用，原不失为良方。惜乎俗医信之过专，用之过滥，一遇神昏谵语，动谓邪迷心包，不问其是否承气之证，悉假之作孤注一掷。及其不效，则病家无怨词，以为劫数难挽；医家无悔意，以为吾心无愧，茫茫浩劫，方今未已，至足悯也！

至犀角早用，亦多弊端，故太炎章氏有言曰："有以为温病药总宜凉，每令早服犀角，而反致神昏谵语者比比。观仲景方未有用犀角者，《本草》谓犀角解毒，《千金》《外台》方中多以犀角止血，故凡大吐衄，大崩下，或便血等，多以犀角治之，盖犀角有收缩血管之功用也。阳明病原自有汗，今反以犀角收之，于是将邪逼入肠胃，神昏谵语，自然起矣。人每不明此理，以为神昏谵语，终是邪入包络，因此犀角之误治，终不了然。惟陆九芝为能知之耳。由是以观，河间已逊仲景，叶、吴辈更不如河间远矣。"盖亦有感而发。然而陆氏《犀角膏黄辨》最后之结论曰："病岂必无膏黄之不能愈，而待愈于犀角者哉？然必在用过膏黄之后，必不在未用膏黄之前，盖亦有可决者。"方是持平之论也。

至犀角与羚羊角之功用，大同小异之处，亦当求其几微之辨。吴兄凝轩与余共研此事，得结论曰："犀角能降低血压，其主在血液；羚羊角能凉和神经，其主在神经。依旧说，血液为心所主，故曰犀角为心经药。神经为肝所属，故羚羊角为肝经药。然而血热者神经每受灼，神经受灼者其血必更热，二者常互为因果，故二药相须而用。同中之异，如此而已。"

曹颖甫曰： 近世犀角、羚羊角二味，其价翔贵，非大贵巨富之家罕有用入煎剂者。若遇贫寒之人则有方与无方同，直坐待其死耳。吾愿同道君子分其诊金之余，俾贫病同胞于万死中求得一生路，吾中医前途庶有济乎。

佐景又按： 以上各节，皆为医理之探讨。夫阳明无死证，在理论固是，然而阳明病之不起，又有属于人事之未尽者。试言一点，以为证明。余谓凡属险证，类皆变化多端，忽而神昏谵语，忽而撮空摸床，忽而寒战若死，忽而汗出几脱，忽而热化，忽而寒化。犹如夏令酷蒸，仰观则万里无云，俯视则流金烁石，忽而油云密布，沛然下雨，其变之倏也，乃间不容发。

故治若此之病，理当医者不离病人，一医之不足恃，会数医而共图之，随脉证之传变，作迅捷之处置，以是赴之，庶或有济。然而通常病家力不能辨此，一诊之后，须待来日，不知其间变化已多，即其获救之机会失去者亦多。举例以明之，有用大承气下后，即当用参、芪、归、芍以救其虚者。然而病家不知，徒事惊惶，乱其所措，而病者撒手矣。

呜呼！安得广厦千间，良医百人，集世之绝险大证，起其死而还之生，功德无量，当胜造浮屠万座。今闻吾国医馆长焦公易堂有鉴及此，方努力筹建首都国医院，以为全国倡。而上海国医分馆馆长沈公仲芳更节其花甲令诞之贺仪筵资，以助该院建筑经费。行见登高一呼，万方响应；众擎易举，集腋成裘。拯同胞之疾苦，扬中医之权威，阐学术于神明之境，臻世界于大同之城。馨香祷祝，企予望之！

附录

经方的认识

祝怀萱演讲　张鉴青记录

这是祝先生在苏州国医学校讲演词的上半段，兄弟认为极有流传的价值，所以冒昧地加上了现在的标题，借刊于此，谅祝先生总可以允许和原谅的罢。

姜佐景附识

　　兄弟今天到贵校来参观，顺便得和各位谈谈医学，非常欢快。惟自揣学识谫陋①，经验浅薄，并且时间忽促，竟想不出有统系的题目来讨论，只有将近数年在上海所自己经验的及得之于师友之间的，记忆所及，来拉杂讲讲，似乎比较有些意味。

　　现在我第一项想到就是经方问题。我前在苏州时对于经方的识验简直一些没有。后来买得一部《皇汉医学》，见他内容都是日本汉医的经方验案，始渐渐了解经方的可贵，有研究的必要。但那时虽心知其妙，仍未敢试用。自到了沪上，闻见同道中以经方治病的甚多，自己不知不觉也能胆大起来，遇着该用经方的病证，毅然决然的据证立方，成绩极好。

　　至于同道中专用经方者，要推曹颖甫先生了。闻他老人家曾治一小孩出痧子，病仅二日，痧子未透忽隐，气急鼻扇，泄泻，肢冷，症势危殆，群医束手。曹先生拟附子理中合葛根汤，

---

① 谫（jiǎn 检）陋：浅薄。

扶正达邪,兼筹并顾。果然一剂知,二剂已。

其次,如陆渊雷先生亦是用经方的高手。前年告诉我治一阳明经病,壮热汗出,烦躁渴饮,服过时方数剂无效,为用人参白虎汤,覆杯即愈。

又余之内子志道在章次公先生案头聆教多时,对于经方颇有相当认识。记得去年五月间,她自己忽然害病,怕冷发热,胸闷面黄,一身尽疼,尤以两足为剧。初投荆、防、苏叶、秦艽、苍术等发表化湿之药不应,后议用麻黄加术汤,外加薏苡,计麻黄钱半,桂枝二钱,苍术三钱,米仁五钱。药铺在寓所附近,余观自持方赴店兑药,店伙见方诧曰:药品分两俱重,阁下开耶?何人服耶?余笑应之曰:自己开的,家人吃的,照配无妨。既归煎服,翌晨微微汗出,诸证若失。

以上数则不过聊举其例,可知有是病,必须用是方,应当用经方的代以时方,决不能胜任愉快。而药店伙少见多怪,妄加评论,往往有之,最属非是。

经方之效既如上述,为何时师多不用此?有三种原因:其一,是经方药力峻,若方不对证,危险即随之发生。其二,是他们所从的师傅,所读的书籍,多是叶派。其三,是病家见了麻黄、桂枝、石膏、大黄一类药,辄疑惧不敢服。

诸位试想,经方的环境恶劣如此,吾们究竟用何种方法去战胜呢?鄙意要各地多设国医学校,充分灌输经方知识。医校既多,从私人学习的自少。假使社会上开业医生多半是学校毕业,多能用经方治病,病家和药铺都司空见惯,自然而然地不吓怕了。诸位以为对吗?

书后三篇

张治河

一、"桂枝加龙牡汤证"书后

经方价值，端在执简驭繁，苟能活用，则可应变无穷。曹老先生及姜佐景君用桂枝加龙牡汤，治遗精，治盗汗，更治虚劳等证，可谓深入仲景堂奥，得其精粹者矣。考汗之与精，虽属有形之物质，但其活动则多受无形之精神所支配。如大急汗出，大惊汗出，见色思淫，则梦交而精出，等等，是皆无形之精神，感动有形之物质之证也。

再观盗汗、遗精之病者，大多神经过敏，易于兴奋，龙骨、牡蛎不独性善收敛，更为镇静神经之良药。仲圣治疗惊狂，皆用此药，盖亦知其有镇静之力也。此二味加入桂枝汤中，则成安脑强心、调和气血之剂，用治虚劳家之神经衰弱，盗汗遗精，适合科学法则。余于临床，亦常用之。

姜君云："吴下之士有言曰'麻不过三，桂不过五'。"敝地亦有此谚。考桂枝一物，枯树材也。药肆因其干硬难咀，乃任意浸泡，必泡至绵软，方切成薄片。实则此种制法，表面虽觉美观，而原汁已损失矣。原汁既所存无多，而用量再轻，简直等于未用耳。

药肆之滥施炮制，不独桂枝一物，其他坐此等弊者颇多。焦馆长曾云："凡制药物不必求其漂亮，需要保存原质。"此实切中时弊之言也。余用桂枝以及其他坚硬之药，皆用整者生杵，以避此弊，所收效果，十倍于普通饮片。敝地同仁，现亦多效此法矣。

二、"当归建中汤证"书后

肺痨症为传染疾病之一，其伤人生命虽不若霍乱、脑炎之迅速，但其蔓延之广，死亡之多，实较霍乱为尤甚。吾国境内，无时无地无之。每年患此死者，不啻恒河沙数。刻下中西医术皆无特效疗法，诚憾事也。古籍中虽有经验良方，惜又缺乏精确理论。或主温补，或主凉润，令人无所适从。

今阅《神州国医学报》四卷六期内，载姜佐景先生用当归建中汤治愈王女士虚劳一案，殊觉令人景仰。考王女士病经停九月之久，而腹无癥瘕，腹虽疼痛，而却喜按，当是子宫贫血，而兼郁血之病变。郁血日久，产生"自家中毒"（亦即汤本氏所云之血毒是也）。此毒复随血液流行他处，刺激其他脏器，发生病变。犯肺则咳，凌心则悸，扰胃则恶食，妨害淋巴则胸肋闷痛，侵及脑筋则脑筋衰弱，而生头晕、失眠、盗汗、畏寒等症。姜君独具卓识，依据其"腹痛，恶寒，盗汗"之证候，而用当归建中汤，补血强心，安脑健胃，面面周到，处处吻合，可谓深得仲圣心法，善用仲圣经方者也。

夫仲圣医术即为凭证用方，今以科学原理证之，若合符节，亦云奇矣。盖某种证候发现，即系某处病变之征兆，所用某种方剂，即系刺激某处机能，以兴奋其工作，排泄其病毒。例如寒热头痛之证候发现，即系肌表病变之征兆。所用麻桂方剂，即系刺激肌表排汗机能，籍以驱除病毒。痞满烦实之证候发现，即系肠胃病变之征兆，所用硝黄方剂，即系刺激肠胃排泄机能，藉以驱除病毒。唯其所用方剂，系刺激病灶中机能，使其兴奋工作，排泄病毒。故临床之际，只须细察所现之证候而用之，则任何病毒皆能驱除，任何疾病皆当就痊。姜君治愈王女士之虚劳，即此故也。

三、"神志恍惚案" 书后

读《现代中医》一期原案，施君之证，拙见疑是阳明性之神经病（此名是杜撰的）。夫人之脑胃，有连带关系，脑病常能累胃，胃病亦能累脑。如精神抑郁，影响消化不良；肠胃有病，发生惊厥谵妄；等等，数见不鲜。尤其是"阳明病，头汗出，剂颈而还"，更见脑与胃关系密切。

再征之常人饮酒时，或食生姜、辣椒时，虽当冬令，头部亦易出汗，亦此故也。施君病理，当是受惊之后，引起胃中神经过敏，故一受食物刺激，则脑部旋即充血，汗腺张弛，而阙上蒸气作焉。

拙巢先生根据此证，认为病在阳明，实为卓见。用承气汤畅下大便，使肠部充血，诱导血液下行，以减轻脑部血压，实为根本疗法。此所谓"隔二治法"者是也。继进善后之小柴胡汤，健胃安脑（汤本氏云"小柴胡汤能治脑贫血，亦能治脑充血"，诚然），疏利淋巴。桂加龙牡静镇神经，收敛汗腺，尤为面面周到，宜乎收效若神。彼西医见现神经病状，以为病灶即在神经，而用镇静神经药品，泥于"头痛医头，脚痛医脚"之呆笨疗法，亦无怪乎其无效也。管见如斯，未知常否？尚祈海内方家有以教之。

论甘草之主治

吴凝轩

仲圣方中用参、甘、姜、枣者甚多。其中,人参之作用为振起胃机能之衰弱,生姜能温胃止呕(止呕必合半夏,若仅用生姜只能温胃),古今诸家似无异议。惟甘、枣二味,则诸家颇有出入。古人谓甘草能和中健脾,调和诸药,缓和诸药之峻烈,故有国老之称。东医则谓能治急迫挛引之症,与大枣同功而小异。然疾病各自有病源在,因病而致急迫,非因急迫而致病也。去其病源,急迫之症状自去,则东医之说实属非是。若谓甘草能缓诸药之峻烈,则更有可商。《药征》曰:"攻病以毒药,药皆毒①,若解其毒,何功之有?"诚哉斯言。若嫌诸药峻烈,则小其量而与之,不亦可乎,又安用甘草为哉?则古人之说亦不足信亦。余既释大枣之功用为摄持胃中之津液,又鉴于仲圣方中用甘草之众,故特详究其主治,庶于探索诸方时,可收事半功倍之效。

常疑大论半夏、生姜、甘草三泻心汤,其药味大致相同,惟用量有异,而经文所标之主治亦仿佛相似。遍搜诸家注释,亦无明白之分析。惟元坚云:"半夏泻心是饮盛者也,生姜泻心是寒胜者也,甘草泻心是虚胜者也。"然如此注释,仍未餍我侪之愿望。盖经文中证候既大致仿佛,何从辨其是饮、是寒、是虚?后穷思默索,方知半夏泻心以水饮为证,如元坚所释是也。生姜泻心以呕吐为主证,甘草泻心以下利为主证。反复再三,

---

① 攻病以毒药,药皆毒:据《药征》为"攻病以毒药,药皆毒,毒即能"。

尚觉不误。故余敢武断甘草之功用为安肠。

请再以调胃承气为证，调胃承气汤之病位在肠，承气乃硝黄之事，则其余甘草一味，其目的在安肠也明矣。盖古人所谓胃，大半乃指肠也（见《伤寒今释》），"调"字亦和或安之义也。

大黄甘草汤之病位亦在肠，因大便不通，肠中阻塞，胃中不能复容，故食已即吐（见《金匮今释》），故用大黄以泻肠，用甘草以安肠也。

再观大论发汗吐下后虚烦者，栀子豉汤主之。呕者加生姜，少气者加甘草。夫少气者，腹部无力之谓也。盖吾人之呼吸，因横膈膜之推荡，与腹部相应和。若腹部挛急，无力扩张，则肺部起代偿作用，即见呼吸浅表之状（见《伤寒今释》）。今过吐伤胃，故以生姜和其胃；过下伤肠，故以甘草安其肠，不亦明且显乎？

黄芩汤为治热痢之方，方中除黄芩一味为除热之品外，其余三味均东医之所谓治急迫之品也。夫黄芩汤症之急迫固若是其甚乎？勿思之甚矣。盖用黄芩者所以撤其热，甘草、大枣以安其肠胃，芍药以止其腹疼也。

吴茱萸汤为治胃寒、胃多酸之方，方中以姜、茱温胃，大枣和胃，人参振起胃机能之衰弱，不用甘草者，以肠中无病故也。否则，以此方汤证之，头痛、呕吐、烦躁急迫之状甚于黄芩汤远矣，乃可不用甘草耶？

故凡肠胃虚弱之病，必用大枣以摄持胃液，更用生姜以温胃，甘草以安肠，人参以振其机能，于是参、姜、枣可称安和肠胃之基本药矣。

（刊《中医新生命》）

论大枣之主治

吴凝轩

《药征》云："大枣主治挛引强急也。"又云："仲景氏之用大枣、甘草，芍药，其证候大同而小异。"而其大同小异之处则不能明言也。今按仲景书：

（甲）凡逐水峻剂多以大枣为君药，如十枣汤、葶苈大枣泻肺汤、皂荚丸。

（乙）凡安和肠胃之剂多用大枣，如诸泻心汤、诸柴胡剂（按柴胡剂亦安和肠胃药也，其病灶在胃，故有心烦喜呕、默默不欲饮食等证。妇人热入血室，治法以无犯胃气为戒，而小柴胡汤可以主之，即是明证）。

（丙）凡攻坚逐血之剂多不用大枣，如诸承气汤、抵当汤、桂枝茯苓丸。

（丁）凡表证自汗者多用大枣，如桂枝汤系诸方。

综上刊四组方证而论，挛引急迫之剧者，莫如丙组诸方，而诸方均为无大枣者也。常见患十枣汤证者并无挛引强急之状，而服十枣汤后，其病应手而愈。然则甲组诸方中之大枣亦非为挛引强急而设也。古人谓大枣为健脾之品，今观乙组诸方皆为治肠胃虚弱之方，则古人旧说似尚可从。

再详审甲组诸方所主治之水饮，皆在胃腔之外，胸肋之内。其人胃气自和，未受影响。于是大枣之主治可得而知矣。夫水饮之为患，蓄在肠胃者为易治，匿在一隅者为难治。如悬饮之水在肋膜之内，药力难达之处，若非十枣峻剂，断难奏效。然而用此剂时，悬饮固除，而胃中之津液亦必连带受损。正如用兵剿匪，匪虽被歼，而地方之元气受伤。故十枣汤之用大枣，正欲摄持胃中津液，庶不致随逐水峻剂以俱去也。常见服十枣汤者减用大枣五枚，服后二时许，即觉胃中枯燥，声哑干呕，岂非明证乎？由此观之，古人谓大枣能和脾胃，实未可厚非，盖保持津液即所以和脾胃也。

总之，中医之治疗，以保持胃气为上法。脉有胃气，其病欲愈，诚属不易之论。而大枣者即调和胃气、摄持胃液之圣药也。兹综括大枣之用法如下：

（甲）凡逐水之剂，求其不扰肠胃者，均用大枣摄持胃中津液。

（乙）凡肠胃虚弱，均用大枣以摄持其津液。

（丙）凡肠胃实邪，则攻下之，不用大枣。

（丁）凡表证自汗，胃气自和者，则发表剂中均用大枣，以摄持胃中津液，免为表剂所伤。

（刊《中医新生命》）

闲话桂枝

吴凝轩

本文所讲的桂枝，乃是《伤寒论》中桂枝汤的简称。桂枝汤的真义早经前人表白，不用在下再事饶舌。本文只算是闲话的性质，非敢好奇立异也。

太阳三纲鼎立的学说，现在已经根本摧毁了。寒伤营、风伤卫的见解，也被认为是无谓的了。然而另外还有一件含糊的事，还没有得到彻底的解释，就是桂枝汤发汗的问题。

桂枝汤的功用在《伤寒论》中有时称为解肌，也有时称为发汗，我们试举二条来比较一下：

"桂枝本为解肌，若其人脉浮紧，发热汗不出者，不可与之，常须识此，勿令误也。"

照上面的条文看来，桂枝汤只能解肌，不能发汗。倘使逢到麻黄汤证应该发汗的时候，反把桂枝汤去解肌，那么说不定要闹出乱子了。

"伤寒，发汗已解，半日许，更烦，脉浮数者，可更发汗，宜桂枝汤。"

这里把桂枝汤用于桂枝证，又称作发汗了。可见桂枝汤的发汗，不可与麻黄汤的发汗混同立论（《外台秘要》及《名医别录》，有时麻黄亦称解肌。但研究《伤寒论》，当以经释经，不可妄参他书）。

在下认定发汗的意义，是要把体内过剩的水分，望皮肤外面排泄出去。如麻黄汤证，因寒郁皮毛，水毒不得宣泄，影响及于神经，则为一身尽疼；影响及于肺，则为喘息，这才需到发汗。汗出则水毒尽去，所以也可以说是逐水式的发汗。至于桂枝证，体内原没有过剩水分，而且汗腺也不闭塞，实在不合发汗的原则，只可称为解肌式的发汗。

什么叫作解肌呢？丹波氏曰："解肌者，解散肌表之邪气也。"这种空泛的注释，实在不足深取。我们要知道解肌的真义，须要从煮服法中，探寻出来。

我们在煮服法中，只看到许多"不汗""更汗""又不汗""更作服"，但是经文中不是告诉我们桂枝证是有汗的么？为什么在服药的时候，又变成了无汗了呢？即使说桂枝的目的是要在自汗之外，再加一层药汗（由药力发出来的汗），然后可以病除。那么试问同是汗液，同由汗腺而来，何者是自汗，何者是药汗？倘使不能辨别的话，那么怎样可以断定其为药汗，而可以不必尽剂呢？这真是解人难索了。

柯韵伯的注释颇为奇特，他说："前自汗乃卫中邪汗，服汤后反无汗，是卫中邪汗已尽，但谷气未充，精气未敷于营分耳。依前法，便精胜而汗却，药势促则病除矣。"他认定自汗是邪汗，桂枝汤服下去先把邪汗赶走了，便变为无汗，再服下去，把谷气充实起来，精气就能敷于营分，再来一身药汗，病就霍然而愈了。这样注释未免过于神秘。鄙见颇有不同，容我慢慢地说来。

我以为桂枝证的自汗，是局部之汗；白虎证的自汗，是遍身之汗。何以见得桂枝证的自汗是局部之汗呢？只要看本汤煮服法中"遍身漐漐"四字，就可以知道。因为服汤以后，可以遍身漐漐，就可推想到未服汤时一定是局部淫淫。桂枝汤的功用，就是把局部之汗，化为遍身之汗。服汤后的不汗，乃是不见遍身之汗，并不是连带未服汤前之局部的汗也没有了。虽然，同是汗也，为什么有遍身、局部之异呢？这就须先行明白桂枝证的生理变态了。

我们要讨论桂枝汤证的病理，须要丢开了前人的议论。把桂枝汤内的药味做一个拆字式的探索：

桂枝、甘草；芍药、甘草；甘草、生姜、大枣。

桂、甘：他们在大论里就是桂枝甘草汤。论曰："发汗过多，其人叉手自冒心，心下悸，欲得按者，桂枝甘草汤主之。"恽铁樵氏释此条为真武汤之轻者，那是不对的。因为真武汤夹有水邪，此条则发汗过多所致，非但无水，且有伤津之虑。《活人书》云："悸者，动气也。"什么叫作动气呢？《伤寒今释》云："发汗过多，血液衰少，心房大张大缩，以推持血压。"据此，可知此条证是上部虚性充血，桂枝甘草汤是治上部虚性充血之方，并非为发汗而设。倘使桂、甘可以发汗的话，那么已经过汗，再发其汗，一定要大汗亡阳了。

芍、甘：论曰："……若厥愈足温者，更作芍药甘草汤与之，其脚即伸……"为什么未服汤前，脚不得伸呢？因为下部贫血，血不养筋的缘故。芍、甘二味能使下部血脉通畅，所以前人认定为是养血之品。凡是下部之病，如腹中疼痛、腹肌挛急，多是芍、甘的主证。

甘、姜、枣：这三味一向被人轻视，前人注释汤方，多把他们等闲视之，和掮旗打伞的跑龙套相似，所以要找个满意的注释，十分困难，在下敝帚自珍，把鄙意写上。

大枣摄持胃中津液；甘草安肠；生姜温胃。

总之，这三味多是肠胃之药。这样看来，桂枝证的肠胃状况虽不敢说大虚，要亦不会实足健全罢？

综合以上三组药味看来，我们可以知道桂枝证的生理上变态，原来是：（一）上部虚性充血；（二）下部贫血；（三）肠胃不健全。换句话说，（一）（二）两项就是古人所说的营卫不和。第三项，古人谓之脾病。营卫不和是肌肉间的事，脾病则肌肉亦病，所以赖桂枝汤充实脾胃，调匀血运，也可以称为解肌了。

我们既然知道了解肌的意义，连带还可以知道桂枝汤中五种药味，多没有发汗的能力。因为桂枝汤的焦点是在于血运之不调匀，汗生于血，血运不匀，则充血之处有汗，而贫血之处无汗。桂枝汤的目的是要通调血脉，使畸形的局部的汗态，入于正常的遍身的汗态。换句话说，服汤后遍身漐漐的是血运调匀的结果。是由温覆和啜粥蒸发出来的，并不是桂枝汤真有发汗能力。

谢诵穆先生在他的《温病论衡》里说，温病应该分为肺系的温病和肠胃系的温病，我对于桂枝汤证也有同样的感想。我以为麻黄汤证是肺系的太阳病，桂枝汤证乃是肠胃系的太阳病。凡肠胃之病，实则阳明，虚则太阴，所以桂枝证也可以说是外连太阳，而内系太阴。要是不然的话，那么大论太阴篇中之桂枝汤，真要变成如舒诏所说的"不大合法"了。

倘使时间应许，将来再写出来，请读者诸君指教。现在借曹师颖甫的一个医案，来结束闲话罢。"湖北叶君住霞飞路，大暑之夜，游大世界屋顶花园，披襟当风，兼进冷饮（此时由你快活，等会儿就有苦头来了）。不久，即觉恶寒头痛，急急回家，拥被就寝。适有客来，勉起应酬。夜半送客，头痛恶寒更甚（凉风、冷饮在内作怪）。自作紫苏、生姜煎服，虽得微汗，病仍不解（原不是发汗的事）。次晨邀师诊，病者两手臂汗出（局部之汗也），吐出绿色痰浊甚多（内系太阴），因与桂枝汤加浮萍，一剂愈。"

（刊《中医新生命》）

三承气辨

吴凝轩

三承气同为攻下之剂，夫人而知之矣。然用之者全凭臆中，绝少权衡，故常有太过不及之弊，此皆坐不知以药测证之过也。欲知三承气之用法，须先详究阳明之病理。世徒知承气证为阳明化燥之候。是说也，仅可以言硝、黄，而不足以释厚朴。试问大小承气之用，厚朴为燥而设乎，抑为湿而设耶？吾知其必瞠然莫对矣。

拙巢夫子曰：阳明之为病，上湿而下燥。此说实足发千古之谜。陆九芝尚未能作此语。盖阳明病之可以攻下而愈者，决无上下俱燥之理。设必待其上下俱燥，然后议承气，则其人死矣。试观曹师用承气诸案，泰半有呕逆之证，盖燥热充斥于下，津液被格于上，肝胆之气上冲，此呕逆之所由来也。大论有伤寒呕多，虽有阳明证，不可攻之之戒。世人因之，遂致应下不下，错过极好机会，良可慨也。

仲圣之意盖谓呕而多者，则不可施承气，因胃中湿邪太甚故也。若虽呕而不多，则为承气证应有之象，径下之可矣。此意当另文详之。余常拟三图以释三承气之病理如下：

设遇大承气证而与小承气汤，则上湿虽化，然以攻下之力不峻，故仅能越燥屎而转矢气耳。设遇大承气证而与调胃承气汤，则燥矢虽下而遗其上湿，加以甘草之变湿，必益增其痞满也。盖甘草之用，实因肠虚而设，详拙著《甘草之主治》。读者若因此隅反，则三承气之用，思过半矣。

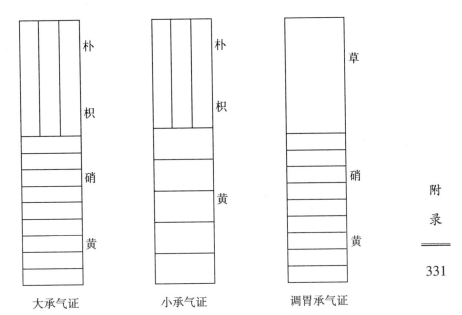

大承气证　　　　　小承气证　　　　　调胃承气证

上湿而下燥（燥重于热）上湿而下热（热轻于燥）　　上虚而下燥

曹颖甫曰： 吴生凝轩辨析三承气汤作用，至为精审。姜生极口称许，诚非阿其所好。然治病之法随证异施，未可拘而不化。故有先用调胃承气，俟其转矢气，然后用大承气以攻之者。又有大便初硬后溏，不可攻，有燥矢方可用大承气者。即亦有津液内竭，虽硬不可攻者，似上湿下燥。上虚下燥之证，方治尚需随时酌定，或不尽如凝轩所言，盖仲师用药，妙在随证变通，而吴生特举其常也。夫凡事不能守经者，势必不能达权，为其根本先已差误也。然则治伤寒学者，不能识立方之正则，而妄图参变，有不谬迷于措施者哉？

（刊《神州国医学报》）

断肠续命记

黄炎培

西下的残阳，辐射到浓绿的草地，反映着办公室的玻窗，平添了空气的郁闷；靠那自动的电扇，从最高顶用强力来一面镇压，一面缓和；一支秃笔，沙！沙！沙！不很经心地写那篇短文，企图满足《国讯》主编者要求的热望；忽然来一个寒噤，不行！不行！电扇让它休息了罢！好得识趣的残阳，没精打采地下山去了。忽然腹微微痛，痛，不行！不行！秃笔让她和我同样的睡觉去罢！掏出时计一看，长短两针重叠着，正是八月二十四日下午六时三十三分。

赶到家，倒头便睡。冷，热，一前一后，有秩序地来临，腹还是痛。

吾生平不多生病，稍有不适，守着惯用而有效的秘诀，尽量地睡。睡一夜不够，再睡半天、一天。大概小小的不适，总不是靠什么药来医好的，总是把"睡"来医好的。睡罢！

明天，腹还是痛。电话招吾外甥张仲明医师来诊，他就说："怕有盲肠炎嫌疑，且待验一下血。"

下午，朱仰高医师来，验血结果，常人血液每一立方厘含白血球八千，如患盲肠炎须增加，我的血液增加到一万二千以上。

仲明再来诊，认为盲肠炎嫌更重。但有一点，左足不能伸直，是盲肠炎的特征，我却屈伸自如。有秩序的一冷一热，冷得发抖，热得狂汗，倒很像疟疾。我十八年前，曾在北京闹过一场很严重的恶性疟疾。难道是老毛病发作么？

二十六日，红十字会第一医院乐文照医师来诊，说来大致与仲明一样。劝我到医院去精细检查一下。果是盲肠炎，不论昼夜须立刻开刀，所以有住院的必要，我想此话说得有理。家中人不很愿意我住院，终于排却众议，在下午三时顷入院。

我向来订下一种不成文的患病延医单行规则。医生非有深切的交情，决不请他诊治。因为我的感觉，医生治病有效，靠他亲切而用心的部分，比靠他本领，总要占到百分之五十以上。这当然是不通的理论。假如我做医生，替人看病，决不该讲交情。可是我做病家，不敢不请有交情的医生，到底不肯把自己的性命做理论的牺牲啦！我入红十字会第一医院，在病的过程中，很多人反对，我却断然不疑，就为院长颜福庆博士是我多年的朋友，而副院长乐文照医师，又是我所熟识而佩服的缘故。

话虽这样，论到医院生活，我还是一个五十八龄老处女。一进门只觉得人山人海，房屋实在太少，病人实在太多。乐副院长好容易替我设法得一间头等病房，是二楼二十七号。怕只有十来英尺宽，十七八英尺深，只有一门一窗，窗是面西的。天气本是酷热，到下半天更热得要命。到晚，蚊虫来得大，我乡俗谚"八月八，蚊子大如鸭"。虽然不能像鸭一样大，到底医院里蚊子特别健康。尽管门窗都装铁纱，他们自会从间道攻打进来。可是我想：算了罢！到底是头等病房，人家二等、三等怎样呢？

从此一天一天，寒热总是循环着。腹上掩护了冰袋，整天整夜似痛非痛。别人看我，总是半眠半醒，昏瞶糊涂的样子。我自己只觉全部身体沉浸着在"汗海"中，心头却非常清楚。不过到现时病好以后，几乎把过去都忘记了。只记得当时对于开刀问题，握定方针：非必要，决不孟浪；是必要，决不游移。

医生天天试验，研究，劝我开刀，而还不敢断然相劝。因为还没有百分之百认定盲肠炎啦！

二十九日下午，院中特地替我延请一位老于割治盲肠炎，曾治过两千盲肠炎病者的欧西白良知医生来，诊断结果，认为盲肠炎的嫌疑很重大，可是即便是盲肠炎，今天尚无割之必要。

从此，寒热慢慢地停止了。腹痛，因冰袋掩护过久，也不很感觉得了。原来几天来食料，只进了些稀薄的粥汤，牛奶也在禁吃之列。到三十一号晚，因以上种种认为可以稍解放些，就吃了半杯，不好了，腹部闹了一夜的不适。因此，我内心决定，开刀罢！我主张开刀的理由，以为盲肠炎即使用冰袋掩护可以收效，但是半杯牛奶，已使我闹了一夜，怕暂时的平安，是靠不住的。我总想病好以后，回复我到处乱跑的习惯。与其将来跑到内地，忽然老病复发，束手无策，还是此时根本解决的好，大有"孤意已决，卿勿多言"的坚定。

原来，我对于盲肠炎必须割治，是早已认识而且有过经验的。我的大女儿路，六年前就在南京割过的；女婿张心一，也在美国割过的，都是经过良好。所以开刀毫不感觉是一件危险的事。病好以后，才知道到底非可轻视的呀！

天明了。第一个来看我的，就是女儿路。我对路说："今天是星期，你去找医生。找到了，对他们说'我决计开力'。就开罢，如果他们不反对的话。"

上午九时半光景，就准备开刀了。事后才知中间还经过许多曲折。医院用大手术，例须家属签字于志愿书。我的夫人闻得要开刀，万分忧惧，不许我次儿敬武签字，还经过陶遗、藕初诸老友来劝慰哩。那天是九月一日，我对于不主张开刀和主张开刀的，却同样地感谢。因为她和他们都是很至诚地爱我啦！

开刀，先换好了特别的衣服，把腹部刮得精光，把眼遮蔽了。抬进手术室，只闻得脚步往来的声音，好像环绕我左右的人很是不少。事后才知主任开刀的是董秉奇医师，而我甥仲明因具有医师资格，特许旁观。

用局部麻醉法，从脊椎打进一针，也不觉的什么，只听得刀剪声清脆而繁忙。那时候，我正在想发明麻醉剂的，尤其是那位发明局部麻醉剂的，真大有功于人类呀！

"黄先生！好了，没有事了。"一听这句话，他们忙碌了一阵，就把我抬回到病房。每四小时，给我打一次针，说是强心针。还从我两个大腿上打下很重的盐水针，注入了一千六百立方厘的盐水，从此真进了昏聩糊涂的境界了。

事后，据仲明告诉我，肚皮剖开时，盲肠早没有了。只见一包脓浆，幸亏外面还包着，脓虽溃而没有散。一散，那就不可收拾了。早几天，张维医生和卫生局李廷安局长来看我，出院后，职教社同人问张医生这病有没有危险？他说："开刀开得早，盲肠没有腐烂，有百分之九十九的把握。开得迟，腐烂了，倒有百分之九十九的危险。"因此，凡识得其中关系的，都着急得不得了。尤其急煞了我甥仲明。

我呢，自从开了刀，整天整夜在昏聩糊涂中。验血，每一立方厘白血球增多至一万六千。温度，摄氏表高至三十九度五。脉搏，常人每分钟七八十，我多至一百四十。呼吸，常人每分钟二十，我多至四十。喘得几乎不能接气。常常作谵语。我却很清楚地听人家说："病人在说昏话了。"

最使我不能忘记的，那时眼前所见的怪现象，把眼一张，只见无数紫黄色的丝网，满布在空际。原来病房已在三十日那天从二十七号迁来三十号。面积较前大一倍，但全室都给那丝网充满笼罩着，有时把室中央的电灯做中心，上下四方缭绕着，飘拂着。把眼揉一下，还是这样。再揉一下，还是这样，讨厌极了。眼闭了罢，只见黑沉沉的巨大的岩壁压将下来，有时几乎压到额角。忽然岩壁中间，现出裂缝，从裂缝内发见河山大地，金碧楼台。有时碧海青天，一轮明月，愉快新适极了。一会儿，裂缝闭合了，依旧是黑沉沉的巨大的岩壁高压着。把眼一张，还是无数紫黄色的丝网笼罩着。有时飘飘荡荡侵及面部，正想用手去撩拨，忽而心头清楚，认明这无非是眼花所结成的幻象。一经撩拨，他人定会说："病人又在'撮空'了。撮空和谵语，都是人病将死的征象。这个境界，我总算亲身到达过，把其中味道尝试过一番了。

那一天一夜情形，大家简直认为凶多吉少。尤其是仲明暗中着急不敢告诉家人。

明晨，热度忽然地降低了，呼吸和脉搏也都缓和了些，竟出于大家意料之外。居然逃过了第一死关。

原来开刀以后，吸去了脓水，并没有缝口，就把成卷的纱布向创口内塞了三卷，把肚子捆好就算了。从第二天起，每天上午九时，下午四时左右，董医生亲自来洗创口，换纱布，而每天脓水总是流个不止。到第四五天，发出臭恶的气味，肠破，粪秽从创口出。大家又惶急得不得了。经过董医生手术，居然好了。可是，脓水还是一天一天流着。每天热度总是往来于三十八九度之间，心头却格外清楚了。第三天的晚上，就感谢医院的待遇，从病榻上制成一个院歌，对几个月前颜院长的委托，总算交了一本卷子。

颜院长天天来看我，从开刀之日起，聘了两位看护，一张女士，一李女士，日夜轮流服侍。医生验血，验便溺，注射这样那样，忙个不了。我的夫人，妹冰佩、惠兼，男敬武，女路、小同，日夜轮流守着。从入院之日起，每天总有一二十起亲友来看我。

可是每天创口脓水总是流个不止，寒热总是不停。外边许多好友，惶恐之下，不免怀疑到医生的手术和医院的成绩。我却深深地信赖着颜院长、乐副院长和董医生，很坚决地把生命全交托与他们。

每天，董医生来，把玻璃管从创口取脓水，把很长的钢钳插入创口，四面搜觅蕴藏着的脓包。直到第十四五天，从肚角极深极弯曲处搜得两个脓包，吸出了臭秽难闻的脓水。从第十八天起，脓水才没有了，寒热也就停止了。从此一天一天创口内的肌肉充满起来，精神逐渐回复起来。到第二十八天，才得起坐，用两人扶着练习行走，可是两腿只剩下皮和骨了。齿不能嚼物，怕冷，怕热，怕硬。睡时起身，坐时躺下，均感头眩。在病厉害的时候，目看不清普通书报上的文字。

到第四十二天出院，创口有深而浅，由面而缩为线，由线而缩为点。到写此文时恰距发病之日一百天，才算完全恢复原状。

事后，问董医生："我病经过危险么？"他说："自然危险。"问："是否危险在肠破，粪秽外流的时候？"他说："不。这只须没有他病，像痨病之类，肠口自然会结疤的。最危险要算在开刀第一二天，如抵抗力薄弱，那就难说了。"我呢，乐医生替我检查结果，断为心脏很强，没有病。肾没有病，肺没有病，肝没有病，病就只是盲肠，这到底是最大的关键。

有一点，很难得，从发病日起，没有受过剧烈的痛苦。不惟开刀剖腹没有觉得。就是天天换药，董医生用长钳向创口里搅，还用三个指头向肚子里挖，逼我吓得要命。恐慌的心理，到底为好胜的心理战胜。从来不作一声。可是痛苦，终算没有，这不能不想到董医生的才大心细，大概没有触着交感神经的缘故。

原来人体的神经系统，除头脑和脊髓以外，别有小中心组织，一触着神经，由中心一方报告中枢，一方就直接发生反应，这叫作交感神经。可见中央政府以外，须留若干余地给地方自治，政治学通于生理学，都是天然的定理。

我呢，在这大病中间，很努力于一种工作，就是想把心灵和肉体分离，无论肉体上如何不舒服、难受，不当作我自己的事。而同时把握住了心灵，谋维护我自由活动。凡能背诵的诗文，都是吾极好的心灵上消遣物。并且从病榻上成了若干作品，院歌一阕以外，还成了赠志光女士诗四首，挽友人联三副，戏作八股文两股，并预备了遗嘱一通，到必要时念给儿辈写。吾向来看生死不算什么一回事。何况我是三十二年以前险被砍头的人。

我在病榻中还发生了种种感想，让我得暇慢慢地写出来。

不过一般亲友的爱我，实使我有生一天，不能忘记一天。当病情发见危险时，外边所传的消息，比实际为甚。有一次二次乃至数次来看我的，有馈送物品的，有体谅我麻烦不来看我而向我服务机关或家里致意的，有托友人致意的，有远道通信致意的，有私下请医生来院诊察的，有约集了医学界同仁研究病状的，并有各就他们的信仰，祷祝平安的。他们为的是什么？怕不是为过去吧，怕责望我将来切实地多干些有益于国家和社会的工作罢？我病现在好了，我不能一一写信，一一登门道谢，难道登一个报端启事就算了么？我将怎样报答他们不让我死的厚意呢？更看看我的夫人为了我一场大病，发白了一大片。

至于我对于病的经过，当时并没有什么，事后才觉到危险，因此我发生几种感想：

（一）任何事总须有一主者。像我此病始终还是我自己作主。如果不能，于家人中总须有一人作主。"发言盈庭"而没有人负责，处国事万万不可以，就是病家也是如此。

（二）里里外外许多家人陪着我，许多亲友探望我，搅得全院空气为平时所未有的紧张，自院长、医生、护士、职员以至工役，一方根据他们自发的热诚，一方接受了外铄的兴奋，个个全神贯注着。我的不死，至少有一大部分受这种空气的影响。

（三）我从此说话要特别谨慎了。譬如人问我盲肠炎，是否该割治？脱口而出的答案：当然！当然！我现在至少要在"当然"之下，加上两个但须：一须没有其他潜伏的病；二医生须有相当的能力和相当的设备。妥当一些，还是说：你快请可靠的医生诊察为妙。

至于中医、西医，我呢？根本都没有研究，只有守着孔子"不知为不知"的教训，不能下一句批评。不过我想，万一生病在内地，没有好的西医怎么办呢？恰好老同学林同庄兄来一信：

（上略）知兄尊体违和，经西医断为盲肠炎，入院受治，经过良好。去冬马一浮兄亦曾得之，未经手术，服孙思邈《千金方》薏苡败酱汤数剂而息。闻此方专治肠痈，有殊效也。世人之有同病者，盍一试之！（下略）

我转问秦伯未医师，得复如下：

（上略）查《千金方》所载肠痈方，凡三：（一）大黄牡丹汤——大黄、牡丹皮、芒硝、冬瓜子、桃仁。（二）肠痈汤——

丹皮、甘草、败酱、生姜、茯苓、桔梗、苡仁、麦冬、丹参、芍药、生地。（三）又方——苡仁、丹皮、桃仁、冬瓜子。三方功效，均为排脓、下瘀血，惟有轻重之别耳。至于败酱之治肠痈，不自《千金》始。实见于张机《金匮要略》之薏苡附子败酱散。败酱系苦菜，取根入药，性味苦平，能清痈肿，排脓，破瘀滞，活血，宜于实热之体，治肠痈确有特效。中医对于肠痈，极早已有记载及办法。近今赖汤药治愈者，亦时有所闻……倘西医而能将中医方平心静气研究，他日当减手术之劳。（下略）

附记于此，设内地有患同病者，或者可供他们参考。

我因这回过了四十二天的医院生活，特别认识医院的难办。医生的不易满人期望，也是常有的事，而上至护士，下至工役，实有特殊训练的必要。乃至衣服、饮食、物品，其他一切，稍一失误，都能影响到病体上。曾与颜院长商谈到这里。我从实际经验上提出两个大字，认为病人所需要，一个"静"字，一个"洁"字，如能切实做到，间接于病人实有大益。像我这回，特聘了两位看护小姐，家人又日夜轮流服侍，实在是"超越恒流"。我自己不胜惭愧，对于一般病人，更不胜歉意！

我对于颜院长、乐副院长、董医师，其他医师和护士、职员、工役，实在万分感谢。出院后，特写《断肠续命》四大字，制额留赠，做个纪念。同时写此文，名曰：《断肠续命记》，以示一般亲友和各地同志爱我者，和各地万一不幸而与我同病者。

我病好了。国事怎样？一听华北消息，站起来，快！快！

二十四，十二，四日

（刊《国讯》）

再论戈公振氏之死与盲肠炎

姜佐景

拜读上期本刊王合三先生之本题论文，具见大声疾呼，旁征博引，启医学之迷途，发世人之朦瞆，仁者之心，何其溥也。顾先生之结论曰："倘盲肠炎而果为肠痈，大黄牡丹皮汤果为盲肠炎之特效药，则千载后之患盲肠炎者，得免剔腹之非刑，岂非戈氏之赐乎？"云云。余不敏，细审二个"果为"，岂先生尚有什一疑虑于其间欤？继思之，非也，此特先生之谦辞耳，不欲作大言以炫世也！余坦直为怀，深恐阅者诸君，亦有如吾之坦直，于大黄牡丹皮一汤与盲肠炎一病，终不免若干之疑虑，爰本吾师拙巢老人之经验，与夫我自己之亲历，再论本题如下。

俞东扶《古今医案》按云："虞恒德治一人，得潮热，微似疟状，小腹右边有一块，大如鸡卵，作痛，右脚不能伸缩。一医作奔豚论治，十余日不验。虞诊其脉，左寸芤而带涩，右寸芤而洪实，两尺两关俱洪数。曰：此大小肠之间，欲作痈耳。幸脓未成，犹可治，与五香连翘汤加减，间以蜈蚣炙黄，酒调服之，三日愈。"

按据报章所载，戈氏病之初起，本为微寒微热，如疟状，西医亦以治疟法治之，不效，乃察其为盲肠炎。然则其初起之状，与上所引医案，乃曾无二致。而一则以生，一则以逝，而逝者又为吾党国之健者，伤矣！按五香连翘汤出《千金要方》卷第六十六，药为青木香、沉香、丁香、熏陆香、麝香、连翘、射干、升麻、独活、寄生、通草各二两，大黄三两，以水九升，煮取四升，纳竹沥二升，更煮取三升，分三服，取快利。余于此方，毫无经验，故不敢赞一词。至有一特效之方，为吾师生所惯用，起人沉疴比比者，即王先生所称之大黄牡丹皮汤是也。

姑引吾师医案数则于下，先为佐证：

"若华之母病肠痈，腰腹俱肿，有时发热，自汗，有时不甚发热，痛不可忍，按之稍定，于冬至前二日，用生大黄五钱，丹皮一两，桃仁五十粒，冬瓜子八十粒，芒硝三钱（佐景按：以上药量系旧秤，折合新秤可得大黄七钱，丹皮一两四钱许矣）。服后，腹中大痛，午后下血半净桶，而腹平痛止，一如平人。"

"辛末四月，强鸿培嗣子福全病肠痈，既进宝慈医院矣，西医指为盲肠炎，并言三日后，大开刀。福全不解，私问看护，以破腹告。福全惧，弃其衣物而遁。翌日，抵小西门寓所，以腹中剧痛求诊，按其脉，紧而数，发热有汗，但不恶寒。予即疏大黄牡丹汤方与之，明日复诊，下经三次，腹痛止而恙瘥。"

"癸酉年治陆姓少女腹右旁痛，痛经四月，身体瘦弱，西医不敢开刀，由同乡高长佑先生推荐，余以大黄牡丹汤减轻授之，当夕下黑粪，痛未止。稍稍加重，遂大下黑粪，如河泥，其痛乃定。调理一月，方能出险，盖亦危矣！"

今请以余之经验论本病之安危如下。余曰：本病之安危，殊不以其病之久暂定之，亦不以病之剧否定之，而以其盲肠蚓突及肠壁之穿孔与否定之。何者？不穿孔，则病菌为肠壁黏膜所阻，无从侵入血液循环之中。一旦穿孔之后，菌得长驱直入，成为西医所称之败血症，以致面白肤冷，即难救药（竟似中医之四逆汤证）矣。

基此观念，可略作本病中西医治法之比较。本病之轻者，西医用外罩法，有治愈之例。余友蒋君患盲肠炎，如此治愈后，其右角小腹，有块不消，隐隐作痛，经余用阳和膏、桂麝散贴之，匝月复常。

本病之重者，西医率主用手术开割，逢病人元气强者，医院之设备周，手术妥者，亦多治愈之人。若其人元气稍差，则不待手术竟而危险生者有之，此不妥之点一也。有于施行手术时，或以消毒之未净，或以手术之欠慎，致病菌混入血循环，转为败血症，此不妥之点二也。况本病有复发者，而二次手术，尤为危险，或竟不能施行，此不妥之点三也。若依中医用大黄牡丹汤，则以上诸种危险，均可免除。即使复发，亦可再下。此非抑西而扬中之论，事实如此，特写出以供探讨，谅西医界当不以为忤也。并祈王先生暨阅者诸公指教。

（刊《现代中医》）

悼黄膺白先生并论肝癌治法

姜佐景

这是很可哀悼的，我们的黄膺白先生逝世了！我们看到先生的遗言，就晓得先生对于国家的忠诚，是何等热烈！我们追悼之余，不免联想到可怕的肝癌病。我们在医言医，姑且来检讨一下所谓肝癌是否有治法的？

据西医说："癌肿的成立，是一定部分（犹如腺体）的上皮细胞起了病的变性，而生有毒性的癌细胞，日积月累，经十年或二三十年之久，才发身体上的自觉症状，根本是一种慢性的毒性肿疡，能使血液变化，全身起恶液质，除非早期把病的细胞完全割除，决没有治愈之望。这是科学上研究的结果，和事实上昭示的明证。况且普通在病人发觉患病，或医师诊断是癌肿的时候，早已失去手术割除的时期，药品决没有些微效果。"（摘录程瀚章先生作《从吹法螺者说到肝癌》，刊《时事新报》）这样，我就有一个严重的疑问：既然肝癌是种必死的病，为什么又把病人剖割呢？难道借此为试验品么？

据黄氏左右详述黄氏患病经过如次：黄氏身体壮年，向极强健，于两年前身体局部始感不适，初亦不以为意。自主持行政院驻平政务整理委员会事务后，以政务繁忙，始感不支。于是鼻臂等病丛生，经医诊治，时痊时发。至今夏病势增剧，时黄氏寓居莫干山，为便利医病计，于八月二十四日到沪，于二十七日入宏恩医院诊治，住院月余，不见成效。

为诊治病根计，乃于九月十四日在该院开刀，发现所患为肝癌，认为绝症，拒绝医治。割腹后，非特癌未割去，且病势见增，腹痛咳嗽，饮食大减。医生为减去病者痛苦计，且打重量麻醉剂。盖断定黄氏病势变化甚速，不久于人世。拟向德国聘请专家飞沪医治，不果。嗣以本埠各国有名西医均告束手，乃延请中医范石生由庐山飞沪诊治。

范氏至沪时，黄体已感不支，且性躁易怒，并关心国事。经范氏悉心诊治后，似有生望。后又聘名医刘正宇由陕西来沪，协同诊治，更见起色。至十一月二十五日，为便利服中药计，乃出医院返寓。至十二月一日夜，病势忽起变化。时黄氏长女公子已由京到沪，侍奉在侧，是夜黄氏忽受刺激，病势增剧，而入昏迷状态。延至六日上午九时二十五分逝世。（录十二月七日《申报》）

根据上述种种，我们知道黄先生的不起，实在含有下列的几种因素：（一）政务繁忙；（二）开刀后病势见增；（三）重用麻醉剂；（四）忽受刺激（关心国事）；（五）创口破裂发炎（根据同月五日《申报》）。以上因素，（一）（四）两项非医者能力所及外，其余（二）（三）（五）三项，显然呈露了现代新医学的缺陷！

那么让我们晓得中医们替黄先生开的方子如何。刘正宇先生报告说："黄氏起初的病情，右肋肿痛，食量减少，是黄中委最初成肝癌的象征。经过日、美、德、比几国在中国行道而享有盛名的西医诊断后，认为一种'恶性肝癌'。就把右肋腹皮剖开，见肝脏肥大，约过正常一半有强。外侧生有似铜钱大小白泡五六处。同时胃脏部位因肝脏肥大而压迫下坠。

那时西医对此，以为绝对毫无办法。黄夫人听到这样的论调，当然异常恐慌。不幸得很，黄氏在开刀后，神志忽然不清起来。肝子因蓄积水分过多的缘故，也大起来了。经过西医对症疗法，如抽水法等，可是结果都归无效。后来黄夫人及诸亲友抱了一种死马当活马医的心理，接受了蒋院长介绍的范将军石生来诊治。

经范先生诊察后，也断为是肝病，就开了一张平肝利水滋阴之剂，里头羚羊角用至一钱左右。服后，很奇怪，小便得三四百西西，神志也清了，不过大便老是不通，就用古方猪胆汁导法，每日施行，方得通利。经过这样有十天左右（中间范先生曾赴汉口一行），乃由焦易掌先生之介绍，我就开始诊治了。

我到上海，看了黄先生的病，断为是肝脏积留瘀血的缘故。那时黄先生的口唇很干燥，舌苔光红，就对他用了一个方子：用'桃仁三钱，芒硝三钱，桂枝二钱，甘草二钱，大黄三钱，厚朴二钱，枳实三钱，当归六钱，白芍八钱，生石膏一两，人参一钱'。都是一派破瘀药品，得了范先生的同意，服后，大便日下四五次。第一次纯粹的粪汁，二次后，则见恶涎瘀血很多，小便得八百西西左右。二剂后，加重药量，那时瘀血存留于肝脏者还有三分之二，以后隔二天或三天，服一帖，中间再服些补品，如参、白术、麦冬等品。到了本月二十日，黄中委已经能够吃面包，食后也没有什么变化。

到二十四日的上午，医院中忽又起了一种恐慌，说黄氏的病在七天内，有性命的危险。黄夫人吓慌了，就来问我们的意见。那时范先生便说：'夫人原谅！我们实在没有断死生的本领，不过我们在黄先生不曾死的时候，还是要尽一点责任'……"（录十二月六日《新闻报》乔寿添先生作《黄郛肝癌治疗的经过》）

观此，我们知道医者原不能操生死之权，而成败更不可以论英雄！然而却引起了西医郭琦元先生的责辞来了："抑可笑者，国手某君竟于某大学院公开演讲，声责黄氏体虚已极，误于西医之操刀，乃日益急。据渠诊断，认为肝有积瘀，次投大量桃仁承气之品，以期攻邪务尽。呜呼！以子矛，攻子之盾。国医所自夸者，常谓西医不明虚实，彼几何知虚实耶？

既曰不应操刀以伐虚虚，安可投大量桃仁承气，以陷黄氏于虚虚不复之境耶？则吾敢言黄氏之病虽必死，国手正速其早死也！是某将军之论治，尚可高出国手一筹，因将军之药未有如此峻极也！此非故作斥词，请观报纸发表黄氏所病之经过，每于服用桃仁承气之后，即须进以大量参、芪以续补之。抑知某国手于捉襟见肘之狼狈。

至于国医通便之法，将军用猪胆汁，正与西医灌肠极相合。国医高明之术，竟在于斯！欲求治世界不能治之病，是呜呼可？吾人痛悼黄氏之不幸，吾人更痛惜国医之既坠，不忍卒言！"

以上郭先生的话，颇带些学者的风度，而不是一般空泛的漫骂，我着实钦佩得很！不过，郭先生也要知道中医之论病证，往往非仅"纯虚""纯实"二字可以包括。像黄先生当时这样的病情，只可以说是"虚中有实，虚由实致"。设使医者不攻其实，但补其虚，只怕邪愈实，而正愈虚，结果反速其危。所以只得攻补来施，先一日攻，后一日补，就是这个道理，并不是自相矛盾。所谓"不入虎穴，焉得虎子？"良医之心苦矣！结果，还是不能邀天之佑，正所谓"非战之罪"，任何人所应该原谅的！还有猪胆汁导法是《伤寒论》方，此方的发明，远在千百年前，似乎还是西医灌肠法的祖师，这也是郭先生所要注意到的。

现在姑且按下黄氏生前的病情不提，让我叙述一段肝癌类病治验的实例，以作陪衬。病者连雅堂先生，福建人，年六十八岁，身体瘦弱。二十四年春，来沪作寓公，寓所在江湾五五二弄二号。平日感到环境的拂逆，每每抑郁不欢。虽或不时小病，尚不以为意。直至二十五年七月间，一日午夜起床小便，突然发病，小便未毕，竟不能自动回床。家人惊起，勉强扶坐床沿上。觉右肋下部痛楚非常，其痛下牵睾丸，上引背部。上下仿佛有一条经脉牵住。就此平卧床上，不能转侧，尤以右肋为甚。

次早，连先生的大女婿林君，任职三井洋行，即请某某医院的洋医来诊，断系肋膜炎，外敷药膏，内服药水，病依然。下午又改请别一位洋医来看，据说不能确断为何病。如此连接四五天，大概用对症疗法，病不稍减。第六日，连先生的第二女婿黄振君（任职《申报》补习学校，住环龙路）认为病机不利。

第七日，急急介绍吾师虞舜臣先生去诊察。但见病者右肋以下（肝位）肌肉高肿，皮色不变，轻按尚可，重按痛剧，卧床不能转侧，小便极少，大便七日中仅行一次，但饮食尚能勉强进。虞先生说："这病在中医叫'肋疽'，西医叫作'肝癌'之类。疏方用：柴胡三钱，白芍六钱，桃仁六钱，归尾三钱，柏子仁四钱，瓦楞四钱，青皮钱半，郁金二钱，香附钱半，橘叶钱半，橘络一钱。

次日二诊，嘱照原方续进一剂。二小时后，即得黑色大便甚多，牵引之痛减却大半。第三方分两略减，仍有黑粪。第四日胀痛将除尽，能坐起行动，改用归身、柏子仁、白芍、阿胶、代赭、吉林参须、炙草、地黄等以资调理。接服三五剂，痊愈。连老先生快乐非常，赠送虞先生一部自著的《台湾通史》以作纪念。并且说："西医的本事真是不及中医呢！"据虞促生说："柏子仁是补肝的特效药，用在攻肝或疏肝的剂中，每收奇功，屡试不爽。"云云。

我引述这一段验案，并非是说虞先生的医术比刘先生高明。要晓得刘先生负重责于剖腹之后，虞先生得施治于完璧之身。其间治和不治，幸与不幸，固已暗里早早注定。怎样呢？请看下列所引的中医书上的记载，也许可以明白。

《灵枢》说："肝藏血……肝气实则怒，肝实则两肋下痛。"报章上说黄先生"性躁易怒"，就是"肝气实"的缘故。"实"即是"邪实"，什么"邪"？就是肝中有积热蓄瘀的意思。

《难经》说："色青善怒，其病四肢满闭，淋沥便难，肝病也。""淋沥"言小便不爽，"便难"言大便闭结，是否和黄先生的病情吻合？因肝病，胆亦病，一部分的胆汁不能下行润肠，故大便难，借用猪胆汁通便，即是此理。

《伤寒论》中的"虚烦不得眠，若剧者，必反复颠倒，心中懊恼""心中结痛""心腹烦满，卧起不安"。你说这是什么病？我道就是肝病！说来话长，义详《经方实验录》第二集中。因为栀子为治肝热的特效药，故仲景先师治这一类证，悉从栀子豉汤加味。因为肝脏既然胀大，势必下压胃肠，故曰："若少气者，栀子甘草豉汤主之；若呕者，栀子生姜豉汤主之。"又因栀子有平肝通便的功效，故又曰："凡用栀子汤，病人旧微溏者，不可与服之。"因此，栀子既为治肝热特效之品，我想范、刘二先生治黄氏方中，谅曾重用。否则，我不能无间然。

《千金方》说："肝胀者，肋下满而痛，引少腹不宁。"并出补肝汤，治"两肋下痛，筋急，不得息"等证。方为："山茱萸、甘草、桂心、桃仁、柏子仁、细辛、伏苓、防风、大枣，水煮服。"方内柏子仁一味，与虞先生之言吻合。

《医宗金鉴·外科》说："渊疽，因忧恚①以致肝胆两伤而成，生于肋下，初起坚硬，肿而不红，日久方溃，得稠白脓者顺，如豆浆水者险。疮口有声，似乎儿啼，此属内膜透也。即于阳陵泉穴灸二七壮，其声即止。穴在膝髌外廉下一寸陷中，蹲坐取之即得。内外治法皆同'肋疽'。凡于胸肋腰腹空软之处发痈疽者，当在将溃未溃之际，多服护膜散，可免透膜之患。"护膜散方为："白蜡、白及各等分，共研细末，轻剂一钱，中剂二钱，大剂三钱，黄酒调服，米汤亦可。"又歌曰："渊疽肝胆忧恚成，生于肋膜硬肿疼。溃破有声内膜透，未溃当服护膜灵。"所谓膜者，即腹膜之一部。中医重视此膜，护之惟恐不力，西医操刀奏剖，破之惟恐不尽。险夷之分，即在于此！

又《金鉴》治此类痈疽，多主以柴胡清肝汤。方为：柴胡、生地、当归、赤芍、川芎、连翘、牛蒡、黄芩、生栀子、天花粉、甘草节、防风等味。此方堪称"平稳"二字。依《伤寒论》法，肝胆属少阳，故柴胡与栀子尤为首要之药。

余听鸿《外科医案·肋痈门》自注云："肝为风木，胆为相火，风火相搏，易窜易溃，倘里膜一穿，立见其危。"按"肝为风木"以下三句，不过言肝胆容易发炎之意，读者不必责其拘泥于玄说，而其重视里膜之观念与《金鉴》切合。

以上援引已多，不必赘列。但西医见此，或者以吾之所论者，为近于"恶性肿瘤病"中的"结缔组织系"又名"肉肿"者，而不合于同病中的"上皮细胞系"又名"癌肿"者。其实肝为一体，体内血流不畅，由瘀滞而发炎，由发炎而肉肿，肝上皮细胞因此失其新陈代谢，安得不成为癌？试看黄氏的肝脏，

---

① 忧恚（huì 汇）：忧愁愤恨。

肥大约过正常一半有强，可为明证（根据刘先生报告）。况且中医治病，活如转珠，实未可以死板之言格之。譬如西医治麻疹，往往得肺炎合并症，那晓得设使先日将麻疹透发得净尽，肺炎将消患于无形。以此例彼，曾无二致。

好了，基于上述的论列，我们可以得到下面的结论：

（一）肝癌一病，并非是中医籍上所没有的，不过是病名稍稍不同罢了。

（二）本病的主证是：右肋硬、痛、肿，二便艰涩，易怒，等等。

（三）本病并非绝对不治。

（四）腹膜破裂是很危险的，所以动手术就是冒险。

（五）柴胡、栀子、桃仁、芍药、黄芩、柏子仁、甘草、当归等是治本病必要之药。

（六）精神上的不良刺激，是本病的重要原因之一，所以医治时期中尤当绝对避免，否则有尽弃医药前功之虞。

（刊《光华杂志》）

原"气"

姜佐景

这是一篇应《现代中医》杂志征求的文字，篇中所引诸位先生的话，均见该志征文中。现在重新读此旧作，自己也觉得好笑。有一位朋友讥笑我说，你这篇大作却可与韩退之的《原道》并垂不朽呢！

佐景附识

神秘稀奇，不可思议，好像是属于我们中医的一个"气"字。但是，与其这样说，毋宁说，神秘稀奇，不可思议，是属于我们研究者自己的头脑！

中医所谓气，任他名称有万有千，总可收括为二类。现在，请先述第一类的气。这一类的气，就是物体三大体系固体、液体、气体中的一种，如"嗳气""噫气"矢气"均是。叶劲秋先生所论的呼吸之气，凌树人先生所提的"如雾如烟"的气，自然都属于这一类。由此可知这一类的气，乃是属于实体的，是占空间的，是可以测量和分析的，是可以用器械来试验的。这一类的气，浅显明白，是毫无疑义的了。

固体、液体、气体各有他们的特性。固体平时一动也不动，除非加以强大的压力。液体流来流去，东西无定（假使得到环境许可的话），但是总逃不出人们的眼帘。只有气体最活泼，当其聚时，浓厚有块，有声有色，真可与固体、液体相仿佛；及其散时，则转瞬之间，化为乌有，捕之不得，捉之不住，简直非固体、液体可以比拟。要之，忽有忽无，若明若昧，这是气体的唯一特性。

　　读者诸君们，或者要疑心我发神经病，在这堂皇的《现代中医》上，对小学生们讲授物理了。非也非也，且慢且慢。现在，我且告诉诸君一段关于医学上神秘的故事。话说在几千年以前，有一位我们的古医圣，正在研究生理、病理，忽然地呆住了。无疑的他是遇到一个困难的问题。你道是什么难题呢？原来他想："一个人过受了风寒，为什么就要生病？一定在这风寒之中，有一种神秘的东西，来侵入人体作祟罢？但是这种神秘的东西，看又看不见，我们叫他作什么呢？"他又想道："假使风寒受得轻，虽然头痛发热，但不久会得自复健康，这又是什么道理呢？哦，我知道了。一定人体之中，又有一种什么的东西，来克服那外来的神秘的东西呀！"

　　最后，古医圣长叹道："要我叙述这些神秘的东西罢，那又无以名之。要我不提这些神秘的东西罢，那么后之医者，必骂我糊涂，怎么遗漏了这种重要而神秘的东西呢？"他踌躇再三，乃决心道："那么，先让我给这些神秘东西起一个代名词，再让后人继续发明改正罢！"但是以什么做代名词呢？古医圣正拿了一杯热水，喝之以助神思，陡然间看见那热水上的热气，腾腾上蒸，由浓而淡，由淡而隐，接上去又起一阵浓厚的热气，不禁想起气体的特性。拍桌叫道："有了！有了！'气'字真可做这神秘的东西的代名词，你看这二者的特性正是一样！"由是"正气""邪气"……一一产生。凡是思想上认为有这种东西，而事实上难能证明的，均可以气字代之。这所谓"气"，就是我所谓第二类的气。

　　气字这样解释，或者无疑义罢？姑再引医学以外的所谓气，又那能逃得出上述的意义？孟老夫子所说的浩然之气，文天祥所说的天地有正气，同是心理上认为有，事实上难能证明的一种东西。电学家所谓电气、磁气，也是同一情形：电能生光、生磁、生声、生影，但电的本身究竟是什么东西，电学家到现在，还莫名其妙。磁石能吸铁屑，显有一种磁力线的存在，但是看不见，故总称之曰气。由是可知第二类的气的特性是变幻的，忽有忽无的，不易测验的，属于理论的，总之是代名词性质的。

后人不明先圣限于时代环境，艰难创作的苦衷。对于这个气字，不晓得改良发挥，乃只会头赞叹曰："神矣哉！我中医之气也！"于是遂无往而不气，于原有许多气外，更增出许多的气来。结果，医书凌乱，只见"气"字在书本上跳跃着。梁任公先生有一段文章，说中医之气字种种不通，嬉笑怒骂，皆成文章。可惜手头没有参考书，不能抄下来，好作我们的反省。

现在让我们研究种种气的真义。

第一，就生理方面说。先讲"气血"之气，这个血字实不止那样鲜红的血液，凡肢体形骸之有实质的，似皆包括在内。但单有肢体形骸，若不能互相工作，还不能成为一个活人，若欲成为一个活人，那么还要"气"的补充。这个气的意义可大极了。再讲"正气""邪气"之气。邪气就是风寒（即是体外空气的侵人的病菌），正气近似西医所谓"自然疗能"。再讲"营气""卫气"之气，诸家皆认卫气即人身的体温。恽氏一派学说，释营气为血浆，更有人释为白血球。我都不敢赞一辞。其他"胃气""肝气"或指其正常的作用，或指其失常的作用，似皆逃不出"作用"二字的意思。

第二，就病理方面说。仲圣说"心下有水气"，此岂言水之蒸气哉？不过说心下有一种不正当的东西，虽不能知它的究竟，但是晓得这种东西是属于痰饮秽浊之类，逃不出"水"字的范围，故名之曰水气。又如后人所说的病在"卫气营血"之气，岂真是病入气分，有显明的界限吗？否，这个气字不过是病到某种程度的代名词罢了。

第三，就药理方面说。药犹寒热温平四气，药的颜色，一望而知，药的味道，一尝而得。惟有一种药服了，使人觉热；有一种药服了，使人形寒，这种寒热作用的特性，又是很神秘的。于是又无以名之，而名之曰气。

第四，就天时方面说。风寒暑湿燥火，变化莫测，伟大莫京，当然尊之曰六气。若吴又可之所谓厉气，又何非就是时疫流行时的带有病菌的空气罢了。

这样看来，气在广泛定义之中，一种气又有一种气特殊的意义。你若说正气之气即是气血之气，气血之气即是营卫之气，营卫之气就是温热病中所谓卫气营血之气，那就似是而实非了！现在让我作本篇的结论如下：

中医之所谓气，有二大类，第一类可称他为实体的气，因为他是有实物的，如"噫气""矢气"之类。第二类的可以称他为想象的气，很难测知的，如"邪气""正气"之类。气在各方面的含义与解释各异，已详于上。至于应用起来，则限制方面，我以为第一类的气不妨多，分析愈清愈妙。譬如说，人呼吸空气一句话，是不错，若能如叶劲秋先生的研究，空气中有氧气、碳气、氮气，等等，那就更好了！至于第二类的气越少越好，能省则省，能代以别的有正确意义的字面则代。或曰，谈何容易？是的，这确乎不是容易的事，但这正是我们的责任！尤其是自号为科学化的中医的责任！老实说，将来中医书本能少见这一类气字的存在，那才能说是中医真正的进步。我这肤浅的答复，未知能邀编者、读者们的满意否？

（刊《现代中医》）

《伤寒论》中虚字的检讨

姜佐景

读《伤寒论》的人都晓得论中一字一珠，必须仔细钻研，方能得到其中的奥妙。我现在且将论中几个重要的虚字来检讨一下，就晓得虚字也有虚字的精义呢！

一、而

凡曾翻阅过《伤寒》的人，大都记熟这么一条："太阳之为病，脉浮，头项强痛，而恶寒。"

但他们曾否注意到这一个极其平淡无奇的"而"字，我可不得而知了。据我说来，这个"而"字除了有通常的连续功用以外，却另有一个更重要的意义。什么意义？就是"而"字能表明它下面的一种或二种证状是极重要的，或者可说是注意证状。我们由这原则，就可晓得"恶寒"是太阳主证了。因为恶寒就是表未解，表未解就是太阳未罢。我常以恶寒之有无为取舍表药之标准，恒不失之。诸君对于"而"字这一种功用，一定还不能十分见信。那么让我提出别的证据来。

（一）"太阳病，发热，'而'渴，不恶寒者，为温病。"

（二）"太阳病，头痛，发热，身疼，腰痛，骨节疼痛，恶风，无汗，'而'喘者，麻黄汤主之。"

（三）"太阳中风，脉浮紧，发热，恶寒，身疼痛，不汗出，'而'烦躁者，大青龙汤主之……"

（四）"伤寒，表不解，心下有水气，干呕，发热，'而'咳，或渴，或利，或噎，或小便不利，少腹满，或喘者，小青龙汤主之。"

（五）"下之后，复发汗，昼日烦躁，不得眠，夜'而'安静，不呕，不渴，无表证，脉沉微，身无大热者，干姜附子汤主之。"

（六）"发汗后，不可更行桂枝汤，汗出'而'喘，无大热者，可与麻黄杏仁甘草石膏汤。"

（七）"心下痞，'而'复恶寒，汗出者，附子泻心汤主之。"

（八）"少阴病，下利，若利自止，恶寒'而'蜷卧，手足温者，可治。"

（九）"下利清谷，里寒，外热，汗出，'而'厥者，通脉四逆汤主之。"

好了，例证引得太多了。试问第一例"渴"是否为太阳温病之主证？第二例"喘"是否麻黄汤之主证？陆渊雷先生在此条解释"喘"字津津有味，可以知之。第三例"烦躁"是否为大青龙之主证？柯氏韵伯指石膏对烦躁而设，辟三纲鼎立之说，其言卓尔不群，可知柯氏早已知此"而"字的精义了。第四例小青龙汤的干姜、细辛、五味子，乃治痰饮之主药。何以知其有痰饮，以"咳"而知之，故本条以"咳"为主证，反将温病的"渴"和麻黄汤的"喘"均放在一个"或"字下面去，可以明其用意了。

第五例观病者烦躁不得眠，或要误会到大青龙汤证的烦躁，故又特别加一个"而"字，曰：夜而安静，此乃干姜附子汤热药之主证也。第六例与第二例，虽有寒热之分，但病在肺则一，故同着重"喘"字，"喘"与麻黄，如响斯应。以我历年经验所得，麻黄治小儿之喘，用二三分即已效如桴鼓，若用麻黄以发汗，则非二三钱不济。故这一条的"而"字又是省不脱的。第七例恶寒、汗出为附子之主证，甚为明显。第八例"而"下之"蜷卧"是辨别太阳少阴恶寒之异。第九例"而"下之"厥"尤为通脉四逆之主证。综此九例以观,"而"字之重要如此,其精义可得而知矣。

二、仍

仍者,再次也。有再次,必有初次。譬如说,"仍不解",那么其先必有一个"不解"在。所以读《伤寒论》读到这一个"仍"字,就要留心条文中的省字了。例如:"太阳病,三日,已发汗,若吐,若下,若温针,仍不解者,此为坏病,桂枝不中与之也。观其脉证,知犯何逆,随证治之。"

这条里有"仍不解"三字,应当晓得省掉"不解"二个字。吾们试给这条补充起来如下,那么文义就更明白了:"太阳病,三日,已发汗,不解,若吐……"

三、若

上面的一条里"若"字除有"或"字的意思外,实在还兼有"于是"二字的意思,试把上文引申开来,就成:"太阳病,三日,已发汗,不解,于是或吐之,或下之,或温针之……"

则文义岂不更为明白了解?又例:"发汗,若下之,病仍不解,烦躁者,茯苓四逆汤主之。"

我们看了这一条,就晓得非但把"不解"二字省去,就是在"发汗"上的"太阳病"或"伤寒"等字也省去了。因此,吾们明白仲圣的省字,是采用"逐步增进法",就是说先省了一句,再省了一句,便成为省二句。如是既可使书页的地位经济,又可使愚笨的后人不致钻到牛角尖里去,又例:

"伤寒,若吐,若下后,心下逆满,气上冲胸,起则头眩,脉沉紧,发汗则动经,身为振振摇者,茯苓桂枝白术甘草汤主之。"

这一条各本条文微有出入:《玉函》本在"若下"下有"若发汗"三字,《脉经》《千金翼》则皆云"伤寒发汗吐下后",窃意还以上载本条条文为是,试述如下:

"若吐"二字之上,依上所举各例,省掉"发汗"二字,这是不用说的。因为汗吐下是伤寒之太阳经转阳明经按次之治法。若云"若吐,若下,若发汗",就是违背这原则了。若云"发汗吐下后"则"发汗"二字与以下之"发汗则动经"之"发汗"二字相重,在文法上似不好看了。但是《伤寒论》是活命之书,当就医理解释本条如下:

"伤寒,发汗不解,于是或吐之,或下之。此后心下逆满,气上冲胸,起则头眩,脉沉紧(此时若医者不识此为茯苓桂枝白术甘草汤证,而更误发其汗,则必动经,身为振振摇,一转而为真武汤之重证)者,茯苓桂枝白术甘草汤主之。"

四、微似、欲似

"微似"这二个字,人人认得。这两个字的意思,人人明白。所以微似汗者,就是微微好像有汗的意思。岂不是吗?

但是你如果肯仔细一想,对于这意思未免有点怀疑了!怎么呢?因为有汗就说有汗,为什么说似乎有汗呢?似乎有汗就等于没有汗了。但仲圣明明说"若一服,汗出,病瘥""若不汗,更服""又不汗,后服小促其间""若汗不出,乃服至二三剂"云云,可见这汗是一定要出,并有形质可凭,绝非"似乎"一个意思可以解决的。

《金匮》曰:"若治风湿者,发其汗,但微微似欲汗出者,风湿俱去也。"这一个"似"字,若仍作"似乎"解说,好像更不通了。欲出汗是想出汗,想出汗已是没有汗,更加似乎想出汗，那么这汗的有无，请阅者细心凝神想一想看。但原条条首又明明说"法当汗出而解"，岂不两相冲突？翻遍中土新旧医书，对于这"似"字毫没有切当的解释，心存怀疑者久矣！

恰巧前天中国医学院开一个"日本汉医勃兴展览会"，我尝抽暇参观，偶然看到山田正珍氏的《伤寒论集成》。正珍氏曰："似者，嗣也。欲者，续也。故似欲汗即嗣续有汗之谓。"（赅其大意如此，原文引《诗经》为证，词长不录）那么这样看来，微似汗者即微嗣汗，或微续汗，但乎较为有理。《伤寒论》中非但桂枝汤是取微似汗，就是麻黄汤、大青龙汤也是取微似汗。你想服这样的峻剂，难道其中反应也不过微似有汗么？大论曰"脉暴出者死，微续者生"，可见"微续"二字本是连用的。

我们读书治病，又岂可如此咬文嚼字？那么让我引二则亲历的经验，以为佐证。我尝治晨报馆编辑曹陶成先生恙，恶寒发热，苔腻口苦，左右耳后肿如杨梅大，周身骨节酸楚，不可名状。我曰：此本湿而感风也。服初次药后，约一小时许，觉周身舒适，慢慢的漐漐汗来，并不湿衣，好像清明时节细雨纷纷，人行其中，非但不觉得湿，反有一种莫名其妙的快感。隔了一小时，又来了一阵微汗。二次药后，又来同样的小汗凡二次，连前共五次。次日，诸恙大减，稍予调理而已。

我又有一个友人陈德生君，初患发热恶寒，自服某种成药二片，大汗淋漓，汗后身热不除，嘱我诊治。我以其既经大汗，且不恶寒，不再用表药。次日病不瘥，急请虞舜臣师治之，药味相似。次日非但不解，转成发黄之象，目黄溲赤，他恙亦加，改用茵陈等治黄之品。次日又不效，虞师计无所出，只得师麻黄加术汤意，返用表剂。结果微微嗣续汗出，二剂痊愈。《金匮》风湿俱去之言不欺后人，其理我不敢凿说，而微似之义赖以益明！

大论中虚字值得检讨的甚多甚多，我现在因忙于编按《经方实验录》，姑暂止于此，并祈海内方家指正！

（刊《神州国医学报》）

经方不盛行的原因和补救

姜佐景

我们试缩小视野，姑且不问经方以往的历史如何，但问经方在现在应用的程度；姑且不问经方在全国以及外国推行的情形如何，但看在上海一隅的概况，那么我可以叹息地说一句："经方是太不盛行了！"怎见得呢？你不妨抽一刻的功夫，到大药铺里参观一下子，那么包你可以在柜台上看见不少的通套时方方子，像桑叶啦、菊花啦、连翘啦、银花啦，大概统是十多味药成一张方子的，很难得机会看见一张道地的经方，甚至连桂枝呀、柴胡呀、石膏呀、大黄呀，都不容易找到，这不是一个极明显的证据么？经方这样不盛行的原因，究竟在哪里呢？难道是经方的功效远不及时方么？我想这句话是谁也不敢肯定的。我以为方的用不用，完全在医士的手里，现代的中医士所以不用经方，要不外三种情形：其一是"不知用"，其二是"不敢用"，其三是"不肯用"。

现在先说第一种"不知用"的。原来有一般医士，在匆匆三年的从师期中，或者在短期无师自习的期中，除掉读过几本平易的基本书籍，如《药性赋》《本草从新》之类，和抄录几首平淡玲珑的案方之外，从来也不曾读过《伤寒》《金匮》，更不论《千金》《外台》。他们的脑子里根本未有经方的存在。一旦大证当前，怎能叫他应用经方呢？这就叫作"不知用"。好在这一班的医士在中医界里并不占怎样的多数，所以尚不致影响到整个中医。

至于第二种"不敢用"的呢。他们读过《伤寒》《金匮》

《条辨》《经纬》，以及其他诸书。更有的甚至于读得滚瓜烂熟，开卷了然。但因未经名师的指导，未有临床的实验，明知某方某药可以治某险证，但是胆子特别的小，既怕方药的功力太大，病人要受不起，又怕别人批评太酷，自己更受不了，畏首畏尾，终于坐视病人的待毙，你道可惜不可惜呢？

更有一般德高望重、齿尊位隆、学问渊博、经验丰富的大名医。他们都是奋斗过来的人，他们知用经方，敢用经方，但是既经达到了这样优异的地位，就有点不肯用经方了。原来他们熟悉人情世故，看穿社会心理，晓得用经方是于己利少弊多，用时方是于己利多弊少，只因为趋利而避弊，经方就慢慢地忘记了。

怎说是利少弊多呢？病人一服经方，病霍然地好了，那他还肯来再诊么？假使经方用得不对，病情急切地变坏了，那医士不有吃官司的危险么？反之怎说是利多弊少呢？就是既没有上公庭的麻烦，却有添生意的好处。这样解说，总可以了然的了！更有可笑的，用上桂枝三五分，自以为桂枝汤了。用上柴胡七八分，自以为柴胡汤了。除了主要的药不用，却添上了不关痛痒的药作陪衬，哪里还有功效可期呢？

我记得年前有一个朋友做一篇医论，开头就说："医不可使名也。方其未名，一日能活十人，及其已名，十日不能活一人……"。所以十日不能活一人者，坦白地说，无非是不肯用经方罢了！

除此以上三种不用经方的人，所剩下用经方的先生们，若不是那闲情逸致的高人，便是那负才不羁的名士。更不然，便是那有创作精神初出茅庐的后生。那三种人或以出世自期，或喜独善其身，或以信望未孚，怎能敌得住以上三种人的势力呢？

于是乎形成了今日中医的局面，既不能发挥吾中医学原有的权威，遂难能得到全般民众的信仰，更难得敌住西医汹涌的学说。虽有少数中坚的刊物作中流的砥柱，数百刚毅的学者作仗义的辩护，然而中医渺茫的前途还不知究竟啦。

不管怎样，我们要讨论补救的办法了。就是怎样使经方盛行起来，以发扬吾中医学哩。

第一，吾希望那不知用经方的人能够抽出一些功夫，多读写经方的书，久而久之，心领意会，那就晓得时方虽佳，多发源于经方，一旦懂得经方之后，更可帮助时方的活用了。同时政府考试中医士的时候，也应当注重关于经方的学识，那么上行下效，见功更加容易了。我写到此处，刚巧接到《光华杂志》第三卷第十一期，看见红色的封面上载着卫生署公布中医考询项目内，有《古方概要》一项，这实在是需要的事呀。

第二，我希望那不敢用经方的医士们肯虚心地找一位真实有经方经验的人做导师，同时在临床方面下一番苦功，那么就可以事半功倍，获益无穷了。虽说这样的导师少若凤毛麟角，贵若鲁殿灵光，但只要肯留心探访，谅来也不难达到目的的。还有在实验方面，我们常常可以得到珍奇的收获，甚至为古书上所找不到的。譬如《伤寒论》上但说某某汤主之，意思是说吃了这个汤方，一切病证就好了。但是要经过怎样的一番瞑眩景象，往往略而不屑道。那么我们就只好凭实验以知道他了。

我们还要根据以往的经验，预先警告病家，使不因慌张而出乱子。随便举个例罢，吃十枣汤有人要暂时喑哑的，吃巴豆有人要发厥的，吃附子有人要头眩的，更有吃麻黄却毫不出汗的，吃大黄却毫不泄下的。这种变化多端的现象都详在拙编的《经方实验录》里，表而出之，无非使不敢用经方者敢用罢了。

第三，我希望那不肯用经方的大人先生们稍稍改移一下利己的主义，而实行救世的工作。于己既无十分损害，于人却有大利。而且对得起仲圣在天之灵，挽得住中医垂绝之绪，真是何乐而不为呢？好在现在各地传来的医讯，肯用经方的大医渐渐地多了。这正是我所馨香祷祝的呢。

我更希望那闲情逸致的高人多做一点入世的工作，以救那茫茫的苍生，像我们的拙巢夫子虽也耽吟咏，嗜画梅，却曾写成二部伟大的书——《伤寒发微》和《金匮发微》，传给我们。这二部书不但可以医病，简直可以医医，就是一个很好的例子。而恽氏铁樵、陆氏渊雷二处函授学社数年来不断的努力，造成今日经方复兴的景象，也委实大有功劳。

我还希望那负才不羁的名士稍稍抑得住骄矜的气概，但求善与人同，先天下之忧而忧，后天下之乐而乐，看见别人的疾苦，无异自己的病痛。一方面循循善诱，教人以用经方的方法。至于那有希望的后生们却是我医界将来的主人翁。此时多努力一分，将来即多收成一分，说不定经方复兴的事业还在他们的肩上！青年们，努力前进罢，璀璨的锦标即在你们的眼前！

以上都是我个人的希望，倘使那被希望的人都能照此最低限度做去，那经方岂非就可以盛行了么？吾中医岂非借此得到挽救了么？好，完了。

（为纪念《中医世界》五周年作）

大胆和细心

姜佐景

"胆欲大而心欲小"，这一句话是我们先哲孙思邈先生的遗教。我们做医师的应当恪遵无违，尤其是经方家更要切实地奉行。因为经方的药力比较的锐利，如果没有大胆，哪能开得成方？如果不加小心或细心，怕不吃坏病人么？

或者有一部分的读者，未曾有怎样用方的经验，看见本书药效的敏捷，起病的神奇，偶或遇见病证，不免要怦怦心动，跃跃欲试，就开一张经方，给病人吃。如果这是真的话，那么让我先声明一下："倘或你把这病人治好了，本书是与有荣焉。倘或你把这病人吃坏了，本书却不负一丝一毫的责任，我编书者更恝不代你受一分一毫的罪过！"我并不是做专听赚钱、不听亏本的生意。请容我慢慢道来。

诸位，"天下莫如吃饭难"当改作"天下莫如行医难"，倒觉得确切些。现在姑省掉病家的自误，社会的迷信，种种问题不论，但论我们医道分内的事。

经方家首重辨证，辨证即是大不易事。如本集所说，治病人身热的主方，至少有数十首。究竟要用哪一首呢？就要严格地辨别选择一下了。而本集所没有讲到的，还不知有多少。例如麻黄加术汤证也有发热，小柴胡汤证也有发热，等等。又如本集说大承气汤、葛根芩连汤、白头翁汤是治下利的，哪晓得理中汤、四逆汤也是治下利的。寒热误投，祸患立至，这都是待第二集的继续说明。故若但凭本集以治病，以为大道尽在于此，那就危险万分了！呸，《经方实验录》有什么用？还是请诸位下一点刻苦的功夫，细读《伤寒》《金匮》的原文。一旦贯通之后，那才是伟大的成功！

"桂枝下咽，阳盛则毙。承气入胃，阴盛则亡"，这虽是吓人的话，但初学者为细心起见，究要防备防备。何况不要说药吃得不对，或者要受苦，就是有时方药都对，而分量不合，也要出乱子的。因为分量轻了，必不能一击而中，邪乃扰扰作乱。分量重了，又多起瞑眩现象。初治医者好譬新上战场的兵士，闻炮声而振栗，谁又晓得这是瞑眩不是瞑眩呢？若不是瞑眩，又怎样补救呢？

你要晓得病人的病是不依照我们医书上的例子生的。医书上的例子往往是单纯的，而病人的病往往是复杂的，因此初治医者就不免迷惑了。看看这一个汤证有点像，那一张方子也可用。疑则生难，故曰疑难。医者当此疑难的时候，切要定一定神，清一清心，究竟哪一张方子可用？其余的方为什么不可用，才是道理。

药量方面宁自轻小递加，一味药用惯了，方可重用。切不可毫无经验的冒昧用重量，因为一次出了恶果之后，你的胆子自然而然地小了，甚至于就此不敢用这味药了，到那时反贻笑柄。孟子说："我善养吾浩然之气。"苏子说："道可致而不可求。"所谓"养"，所谓"致"，都是慢慢的意思。"欲速则不达"，慎之慎之。

"师者，所以传道解惑者也"，一位学医者倘能得到良师的指教，无疑的可收事半功倍之效。而在临床方面，更可以目睹师长的治验，省却自己盲目的试验了。倘然得不到良师的话，那么宁多读书。中医书汗牛充栋，只好在"择"字上用心了。

等到学力孟晋①了，经验丰富了，处处细心了，才可以大胆治病。即遇险证当前，应立予急救之方，晓得病人不服此必死，服此或有生望，除此别无他法。泰山前崩于前而不惊，死神追于后而无畏。这样才是大医的风度！

我所以说细心辅大胆，大胆方不流为鲁莽。大胆佐细心，细心方不变作姑息。而大医的细心，当学"诸葛一生惟谨慎"样！大医的大胆，又当像"赵子龙一身是胆"样！

① 孟晋：进取。

本书第一集的检阅和第二集的展望

姜佐景

好了，本书第一集将就此完成了。我很惭愧地费了读者们宝贵的光阴，我依然呈不出什么贡献。倘有读者原谅我的浅陋，而希望我续出第二集，将功补过的话，那么我也是乐于遵命的。现在我们姑且把第一集检阅一下，同时把第二集的内容预告一下，就算是展望，谅来读者们也是乐闻的罢。

现在分作三点，大略说明如下：

（一）先依《伤寒论》六经来说。本集是讲太阳、阳明二经，第二集讲其余的少阳、太阴、少阴、厥阴四经。至于太阳、阳明二经的余义，也想补充一点。这样就可完成了伤寒六经的大圈子。到那时候，六经的真实价值怎样，总可以分晓罢。

（二）现代的医者都喜欢把外感病分作三大体系，就是伤寒、温病和湿温。假使这话是对的，那么本集就算是讲伤寒和温病，而第二集专讲湿温，就是西医的肠热病了。时医治湿温病，认为很是棘手，因此创作"如油入面"的俗说。西医治肠热病，竟由棘手进而为束手，不惜造出"期待疗法"的美名——我敢说这就是"守株待兔"的呆法。本书第二集对于这种种的俗说和呆法，将毫不客气地给以迎头的痛击，驳得他体无完肤，好让看官们鉴赏个痛快！

（三）本集对于儿科的病似乎多讲一点，第二集将对于妇科病注意一些。本集曾论痰饮，第二集将进一步述水肿。本集似偏重于痢，第二集将轮到了疟。其他一切杂病，在第二集里将应有尽有。而其陆离光怪，骇人听闻之处，或要驾本集而上之呢。

　　有许多读者们来函，希望本书一集一集的出下去，虽出到十集，也不算多。但我却不这样想。试看今日的医书好像雨后的春笋，古本珍本之类源源地映入眼帘，我又何必多多献丑呢？所以我希望在第二集里，将把我骨鲠在喉的医话，择要地说完了他。但因诸务纷忙，第二集的出版期，并未有定。多劳读者们的殷望，只好请求原谅了，再会。

病证分类治法举例①

姜佐景

依吾中医内科治病惯例：一病者来，经望闻问切以后，普通开予一方，嘱照配依法煎服。倘患者病证简单，一张药方固即可以胜任。设或病证复杂，即患者同时患二种以上病或证时，就有分开两张药方，分时煎服的必要。这就是本题所称"病证分治法"的意思。现在举例如下。

一、疟与痢分治举例

抗战时期，笔者退居浙东，地方不靖，疫病丛生。一童方十五六岁，同时患疟与痢二种病。病家固自知之，遍求诊治于诸大名医之门，医家当更悉其症结所在。但服药三余月，非但未愈，反益加重。后到余处请诊，并提供前医所开药方数十纸。察之，按病疏方，对证发药，可谓丝丝入扣，贴题已极。然而方药未能愈病却是事实，奈何？

病童既来就诊，余未便辞以不能治，欲为立方，又岂能胜越前医？不得已，聚精沉思，发觉前医诸方有一共通之点在：即一方并列治疟治痢诸药味是也。余何不独辟蹊径，将疟与痢二病分治之。于是先开一方，专门治疟，简单直接，十来味已足。嘱病家于疟发冷前二小时，服第一次汁，又前一小时服第二次汁，并在服后盖被取汗。加开一张方，专门治痢，明瞭了当，十来味亦足。嘱其于有暇之上午或下午，分服药汁二次。

---

① 病证分类治法举例：此篇为《经方实验录》（第三版）新增，今依1979年文光图书有限公司出版的《经方实验录》（第三版）删减本补录。

如是诊治七八次，服药约半月，二病竟告齐息。

按：吾医界有谚语云："痢变疟，勿吃药（表示病势转轻）；疟变痢，买块地（表示病势加重）。"今疟变痢同时并患，足证颇不简单，而上述分治法能奏肤功，是此法确有注意之价值。

二、疟之寒证热证分治举例

当时浙东流行所谓"恶性疟"者，吾中医逢此，得手者固多，而焦头烂额者更不少。其疟先发寒冷，时间较短，转化为壮热，甚至神昏谵语，治颇棘手。后余采分治法：先开一温性治疟药方（不参凉药），嘱病家冷前一二小时服之。又开一凉性治疟药方（不加温药），嘱于转热后随服。如是分次服药后，寒热发作之程度果然均较减轻，病愈迅速许多。

后余更想到：热退之后，还应加服一帖补剂，如补中益气汤之类，以复元神，而培体力，且可间接减轻下回之寒热。但余究未曾一次开出过三张药方，给同一个患疟者。诚以移风易俗，颇非易事，果或行之，彼无识之病家或将目医师本身为有神经病乎？

三、风湿麻痹病分治举例

抗战期间，城市医师大疏散到乡村轮回治病。因之见到许多在城市见不到的光怪陆离的病证（乡村经济贫困，医药设备欠缺，高明医生不多，诸种因素造成）。一病人，自谓患风气病，且谓系"七十二种风气病"中最厉害的一种。姑妄言之，姑妄听之。其病周身瘫痪，终日卧床不能起，午时后尤甚，略呈恶寒之状，足腿更不得动弹，形如僵去。服药乏效，医者束手。

余为适应环境，并替病家着想，力求简药、省费、速效，采用上述分治法。先开桂枝汤一方，嘱煎二次，均在上午服下。又开芍药甘草汤加味一方，嘱煎二次，均在下午服下。如是每日均用此二首基本方，略略加减药味，以安其心。不意服药后逐日见佳，半月后竟能起床行动，邻居乡里，引为奇谈（经方施用得当，见效每出意表。桂枝汤及芍药甘草汤之药理，及二汤证之病理，均详见笔者编按《经方实验录》曹师颖甫医案内）。

四、上热下寒证治法阙疑

一日，余巡视乡村，见一奇证。其证上热津竭，下寒水泛，上虚神疲，下实邪滞。病家无力延医，证象加剧。察其舌质光绛，毫无苔意（有人因服热剂劫津，致舌绛苔剥者，但本证非是）。面不肿，但瘦削，神疲力乏。如依此疏方，则鲜生地、鲜石斛、玄参、麦冬、知母、玉竹辈滋阴生津之味，当在可用之列。但察其两腿及足，水肿颇甚，皮色黄白，不能移步。似又当用温药，逐水退肿，则附子、桂枝、干姜、麻黄、茯苓、泽泻等应为适用之品。

虽然在理论上，一方中可以并列寒温，令其互见功能，但应付若是上热下寒、上虚下实的病证，余尚缺少临床经验，加以当时巡视乡村，限于时间，好像走马看花，无法施治。后思若果施以上述分治法，或比较可能见效乎？但应如何分法，用何方剂，始终未得定论，更不敢自信。所以十余年来，对本证之治法问题，一直萦回脑际，未曾淡漠。倘承高明见教，开启茅塞，下工之愿也！

余曾谓，治病犹如解数学上的方程式，方程式有一元的，有二元的，更有多元的，皆有其一定的解法。但遇特殊的方程式，又当采取特殊的解法，方称直截了当。本篇所述"病证分治法"亦好譬一种特殊的治法，以治特殊的病证罢了。是否有当，还希高明教正。

奇迹：今本《伤寒论》中竟无"肠"字①

姜佐景

曾读一则小品文字，略谓："某帝微服游，途遇一童子，欲试其学。适见道旁一榜，示曰：此路不通。因问曰：尔识是四字乎？童子答曰：首一字不识。并朗诵余三字，帝不以为异。续问曾读何书？曰：诵毕《论语》，帝乃以为异。安有诵毕《论语》，而不识"此"字者？归检《论语》细审之，果无"此"字。凡可用"此"字处，悉以"斯"字代之，如曰：斯人而有斯疾。惊称奇迹！"

上述孔圣《论语》有奇迹，安料仲圣经书《伤寒论》也有类似奇迹。试翻遍今本论中三百九十七节，竟无一个"肠"字！按大肠小肠居六腹之二，其重要可知。又《伤寒论》主论伤寒，正包括真性肠窒扶斯在内，宜其所论随时牵连到肠，更不能不用到"肠"字。那晓得今本《伤寒论》非但不论大肠小肠，竟连一个"肠"字的影子都找不到，宁非奇迹？而此奇迹超越《论语》处不知多少倍？

在《伤寒论》中，仲景医圣所以不喜用"肠"字，究系基于何种因素，实在很难索解。据我臆测，或者是：仲圣之学专重"脉证治法"，不重五脏六腑的内景病理。"脉"可由手"切"而知之，"证"可由"望问闻"而得之。故《伤寒论》书中叙述证状之名称，等等，详尽非常。至旁及于脏腑，则简

---

① 奇迹今本伤寒论中竟无肠字：此篇为《经方实验录》（第三版）新增，今依 1979 文光图书有限公司出版的《经方实验录》（第三版）删减本补录。

略特甚。

即以五脏言：论中"肝"字三见，"脾"字仅一见（又一见于论后"阴阳易瘥后劳复篇"末节"脾胃气尚弱"句）而已。且并非论及肝、肺、脾之实体若何，病理若何，仅因术语名称，偶然一及之，如"肝乘脾"是。或且曰凡此"肝乘脾，刺期门"，等等说法，皆类《针经》语恐非仲圣原文。论中用到"心"字较多，但除"心动悸""心悸"可说是指实体的心脏外，其他"心烦""心乱""心痛"等，都难能说是实指心脏。至于"肾"字，《伤寒论》正文中亦不见，所殿"霍乱篇"中，理中丸方后，才见"肾气动也"的一个"肾"字。按"霍乱篇"应属《金匮》范围，不隶《伤寒论》内。

事实上，《伤寒论》说到实质的"肠"时，不用"肠"字，却用"胃中"二字来代替。例如："胃中必有燥屎五六枚"倘易作"肠中必有燥屎五六枚"谁说不宜？又例："胃中干燥，故令大便硬""今为小便数少，以津液当还入胃中，故知不久必大便也"均可证明"胃中"即指"肠"。仲圣何以用"胃中"代替"肠"字，不明。而如此的"胃中"即是"肠"，确无疑义。因此，"调胃承气汤"倘改作"调肠承气汤"似也无不可，盖所谓"胃"即指"胃中"，又即指"肠"也。

《伤寒论》条文中"属胃""入胃"皆有"肠"的意思。其他"胃气弱""胃气不和""当和胃气""今胃气和""胃和""胃不和"等，皆指机能言，并不指实质。事实上，讲到实质的"胃"时，论中又每以"心下"二字代之。例如："心下有水气""心下痞""心下满""心下痞硬""心下痛""水停心下""心下温温欲吐"等皆是指"胃"，或胃部神经的感觉。阅者不妨按条详细复核之。

诸"泻心汤"之"心"字，读者倘认为是指实质的心脏，恐将自觉不安。因为诸心汤的药味，几乎全是治胃肠病的，不是治心脏病的。又，诸泻心汤症状，也几乎全是属于胃肠病的，不是属于心脏病的。倘或认这"心"字就是指"心下"或"胃"，甚或概括"胃肠"，那却允洽恰当。

诚抄条文方药一则如下："伤寒，汗出，解之后，冒中不和，心下痞硬，干噫食臭，胁下有水气，腹中雷鸣，下利者，生姜泻心汤主之。"生姜泻心汤方：生姜四两，甘草、人参各三两，干姜一两，黄芩三两，半夏半斤，大枣十二枚，黄连一两。

本条依我解释："胃中不和"即是"肠不和"，"心下痞硬"却是"胃痞硬"，"干噫食臭"是胃病之症状"，"腹中雷鸣，下利"是肠病之症状，"胁下有水气"是胃肠病所引起之肋膜之症状。伤寒汗出热退后，胃肠各显病证。生姜泻心汤综药八味，统治胃肠，故能见功。惜乎一般注家被"心"字印定眼目，不敢明指本泻心汤为一种胃肠同病合治之专方，而注文往往缠住"心"字发挥，自以为贴题，却不知迷途已远矣。《金匮·呕吐篇》"半夏泻心汤"条，总算明白刊出"呕而肠鸣"，正好像画龙点睛，让我们很幸运的看到一个显目的"肠"字。

尤有奇者，《伤寒论》中的"心中"竟是指"肝"，所谓"心中懊忱""心中结痛""心中疼硬""心中烦""心中疼热"竟都是肝脏的症状。栀子正是治肝脏的良药。乡村妇孺每逢小儿女肝热烦躁，率以炒栀子善治之。症状方药，两相对勘，一难遁形，而"心中"指肝，明显益甚。大论阳明篇有云："阳明病，无汗，小便不利，心中懊忱者，身必发黄。"谁都知道：发黄或黄疸原属肝胆之病。如是，"心中"指肝，又得一个铁证。

综上所述，今本《伤寒论》不采用"肠"字，因以"胃中"代之。"胃"字既被占用，因以"心下"代胃，顺便以"心中"代肝。至在方名中，但求简约，"胃中"又简作"胃"，"心下"又简作"心"，于是得"调胃""泻心"之名。或者方名由来已古，仲圣但寻面集之，沿而用之。然乎否乎，质诸高明。奇迹首揭，愿供共赏！然而《伤寒论》中奇迹正多，固非仅此一端而已也。他日有暇，愿续于诸君子共研之。

跋

我国古代医术，至后汉长沙而极，非以其理论之能动视听，盖由其用方之有实效也。奈自金元以来，诸家别树异帜，沽名钓誉，舍治绩而重玄说，引五运而伸六气。时人不察其非，竟群起而附会之。近年科学之说自西欧来，学者又以国医不合科学，欲以毁运气者，并古圣实学而弃之，宁非过乎？

拙巢大师宗法南阳，诚当代医界之泰斗。而及门之士，大抵慕其文章、诗句、书法、丹青，凡鲜注意于医，此何故欤？盖时俗用药每喜轻淡，而师则不欲随俗同流，独标其学曰"南阳学派"焉！

姜先生佐景于医学先有深造，求益于拙师之门，窥其论治与师若合符节。先生常心伤中医学之衰微，急欲奋起挽救，乃集师历验之医案，整理而编辑之，附以心得，发为按语，沥心血，绞脑汁，数易寒暑，方告厥成。不以培生为浅陋，嘱肩缮抄之任，故培生先得而捧读焉。

书中经纬花纹条举不紊，叙述有抑扬之妙，释理无矛盾之弊。其倡言葛根汤为太阳温病主方，罗列三化热方于三太阳方之后，足使气化医夺魄。其指举盲肠炎、肋膜炎、肺炎、心脏病之主方，足使科学医震撼。更揭示脉证治法，应用之广泛，外感疾病传变之原则，大阳、阳明两经之骨干，伤寒、温病二说之归纳。又出之以沉着之笔，伸之以透快之辞，无一非吾医界之创举，洵可称破天荒之盛业。

逆知读者快诵之际，恍似置身灵梦之中，秉烛以游，骤见山高水长，月皎风清。又喜峰回路转，柳暗花明，其间宇宙之大，品类之盛，有难以形容者在焉。然则斯书也，表彰师道，发扬圣学，导学者于康庄之路，脱斯民于疾苦之乡，厥功伟矣！用涂数语于简末，以志钦佩云。

丁丑元宵节拙师门下晚学生唐培生谨跋

主要参考文献

［1］张仲景. 伤寒论［M］. 钱超尘，郝万山，整理. 北京：人民卫生出版社，2005.

［2］张仲景. 金匮要略［M］. 北京：人民卫生出版社，2005.

［3］曹颖甫，姜佐景. 经方实验录［M］. 上海：大东书局，1937.

［4］曹颖甫，姜佐景. 经方实验录［M］. 上海：千顷堂书局，1947.

［5］曹颖甫，姜佐景. 经方实验录［M］. 香港：实用书局，1959.

［6］中医编辑学会. 经方实验录［M］. 台湾：文光图书有限公司，1979.

［7］方隅. 医林绳墨［M］. 北京：中医古籍出版社，2012.

［8］吴有性. 瘟疫论［M］. 张志斌，整理. 北京：人民卫生出版社，2007.

［9］曹颖甫. 伤寒发微［M］. 邹运国，整理. 北京：中国医药科技出版社，2014.

［10］曹颖甫. 金匮发微［M］. 邹运国，整理. 北京：中国医药科技出版社，2014.

［11］（日）吉益东洞. 药征［M］. 卢承顶，薛远亮，田思，校注. 北京：中国医药科技出版社，2019.

［12］陆渊雷. 金匮要略今释［M］. 王霞，高侃，整理. 北京：中国中医药出版社，2018.

［13］陆渊雷. 伤寒论今释［M］. 郭江，李炜，高学松，整理. 北京：中国中医药出版社，2020.